S3-Leitlinie Rauchen und Tabakabhängigkeit: Screening, Diagnostik und Behandlung

Deutsche Gesellschaft für Psychiatrie und Psychotherapie,
Psychosomatik und Nervenheilkunde e. V. (DGPPN);
Deutsche Gesellschaft für Suchtforschung und Suchttherapie
e. V. (DG-Sucht)

S3-Leitlinie
Rauchen und Tabakabhängigkeit:
Screening, Diagnostik
und Behandlung

Langversion

2. Auflage 2021 (Redaktionell überarbeitet 2022)

(Gültig bis 31.12.2025)

publiziert bei

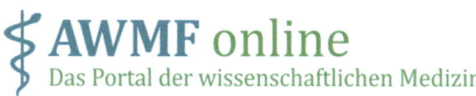

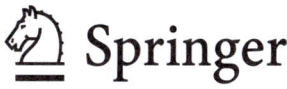

Herausgeber

- Prof. Dr. Anil Batra, Dt. Gesellschaft für Psychiatrie und Psychotherapie, Psychosomatik und Nervenheilkunde e. V. (DGPPN) (Leitung)
  Universitätsklinik für Psychiatrie und Psychotherapie, Universität Tübingen
- Dr. Kay Uwe Petersen (Methodik)
  Universitätsklinik für Psychiatrie und Psychotherapie, Universität Tübingen
- Sabine Hoffmann (Methodik)
  Zentralinstitut für Seelische Gesundheit, Medizinische Fakultät Mannheim, Universität Heidelberg
- Prof. Dr. Falk Kiefer, Dt. Gesellschaft für Suchtforschung und -therapie e. V. (DG-Sucht) (Leitung)
  Zentralinstitut für Seelische Gesundheit, Medizinische Fakultät Mannheim, Universität Heidelberg

---

Herausgebende Fachgesellschaften

Arbeitsgemeinschaft der Wissenschaftlichen Medizinischen Fachgesellschaften (AWMF)

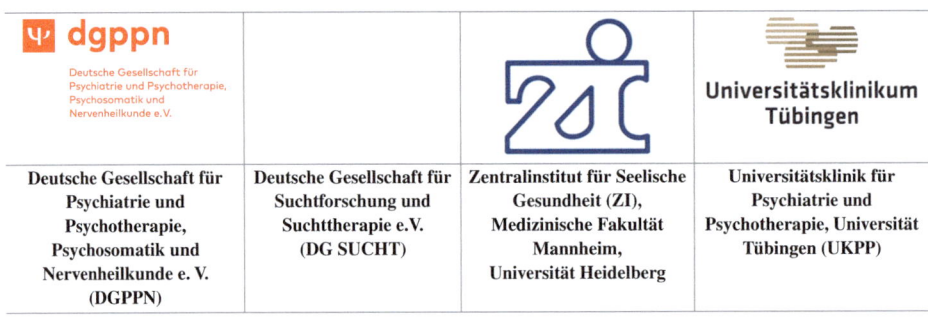

Deutsche Gesellschaft für Psychiatrie und Psychotherapie, Psychosomatik und Nervenheilkunde e. V. (DGPPN)	Deutsche Gesellschaft für Suchtforschung und Suchttherapie e.V. (DG SUCHT)	Zentralinstitut für Seelische Gesundheit (ZI), Medizinische Fakultät Mannheim, Universität Heidelberg	Universitätsklinik für Psychiatrie und Psychotherapie, Universität Tübingen (UKPP)

Ergänzendes Material finden Sie unter https://link.springer.com nach Eingabe der ISBN unter dem Kapitel 3.

AWMF-Registernummer: 076-006

ISBN 978-3-662-63678-7   ISBN 978-3-662-63679-4 (eBook)
https://doi.org/10.1007/978-3-662-63679-4

Die Deutsche Nationalbibliothek verzeichnet diese Publikation in der Deutschen Nationalbibliografie.

Springer
© DGPPN; DG-Sucht 2015, 2022
Das Werk einschließlich aller seiner Teile ist urheberrechtlich geschützt. Jede Verwertung, die nicht ausdrücklich vom Urheberrechtsgesetz zugelassen ist, bedarf der vorherigen Zustimmung des Verlags. Das gilt insbesondere für Vervielfältigungen, Bearbeitungen, Mikroverfilmungen und die Einspeicherung und Verarbeitung in elektronischen Systemen.
Die Wiedergabe von allgemein beschreibenden Bezeichnungen, Marken, Unternehmensnamen etc. in diesem Werk bedeutet nicht, dass diese frei durch jedermann benutzt werden dürfen. Die Berechtigung zur Benutzung unterliegt, auch ohne gesonderten Hinweis hierzu, den Regeln des Markenrechts. Die Rechte des jeweiligen Zeicheninhabers sind zu beachten.
Der Verlag, die Autoren und die Herausgeber gehen davon aus, dass die Angaben und Informationen in diesem Werk zum Zeitpunkt der Veröffentlichung vollständig und korrekt sind. Weder der Verlag noch die Autoren oder die Herausgeber übernehmen, ausdrücklich oder implizit, Gewähr für den Inhalt des Werkes, etwaige Fehler oder Äußerungen. Der Verlag bleibt im Hinblick auf geografische Zuordnungen und Gebietsbezeichnungen in veröffentlichten Karten und Institutionsadressen neutral.

Umschlaggestaltung: deblik Berlin

Springer ist ein Imprint der eingetragenen Gesellschaft Springer-Verlag GmbH, DE und ist ein Teil von Springer Nature.
Die Anschrift der Gesellschaft ist: Heidelberger Platz 3, 14197 Berlin, Germany

Mitarbeiter

Steuerungsgruppe

- Prof. Dr. Anil Batra, Dt. Gesellschaft für Psychiatrie und Psychotherapie, Psychosomatik und Nervenheilkunde (Leitung)
  Universitätsklinik für Psychiatrie und Psychotherapie, Universität Tübingen
- Prof. Dr. Falk Kiefer, Dt. Gesellschaft für Suchtforschung und -therapie (Leitung)
  Zentralinstitut für Seelische Gesundheit, Medizinische Fakultät Mannheim, Universität Heidelberg
- Prof. Dr. Ina Kopp, AWMF (Externe methodische Beratung, Expertise und Moderation)
- Dr. Kay Uwe Petersen (Methodik)
  Universitätsklinik für Psychiatrie und Psychotherapie, Universität Tübingen
- Sabine Hoffmann (Methodik)
  Zentralinstitut für Seelische Gesundheit, Medizinische Fakultät Mannheim, Universität Heidelberg

Wissenschaftliche Leitung

- Prof. Dr. Anil Batra

Methodik/Koordination

- Dr. Kay Uwe Petersen, Carolin Sanzenbacher, Annika Deufel

Redaktionsteam

- Prof. Dr. Anil Batra, Dr. Kay Uwe Petersen, Carolin Sanzenbacher, Annika Deufel

Verantwortlicher Ansprechpartner

- Prof. Dr. Anil Batra, anil.batra@med.uni-tuebingen.de

Beteilgung der Interessengruppen

Weitere teilnehmende Fachgesellschaften, Berufsverbände und Organisationen zur Vertretung von Patientinnen und Patienten (alphabetisch):

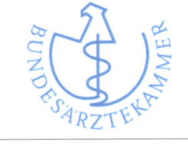	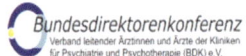	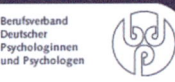	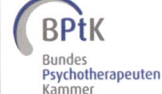
Arbeitskreis der Chef-ärztinnen und Chefärzte der Kliniken für Psychiatrie und Psychotherapie an Allgemeinkrankenhäusern in Deutschland (ACKPA)	Bundesarbeitsgemeinschaft der Leitenden Klinikärzte für Kinder- und Jugendpsychiatrie, Psychosomatik und Psychotherapie e.V. (BAG KJPP)	Bundesarbeitsgemeinschaft Künstlerische Therapien (BAG KT)	Bayerische Akademie für Suchtfragen e.V. (BAS)

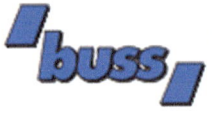	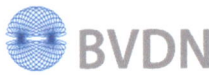	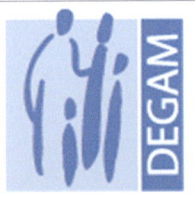	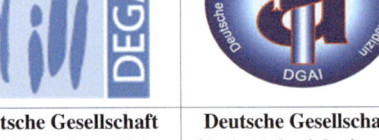
Bundesärztekammer (BÄK)	Bundesdirektorenkonferenz, Verband leitender Ärztinnen und Ärzte der Kliniken für Psychiatrie und Psychotherapie (BDK)	Berufsverband Deutscher Psychologinnen und Psychologen (BDP)	Bundespsychotherapeutenkammer (BPtK)

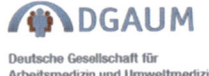	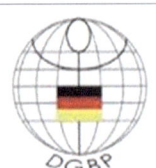	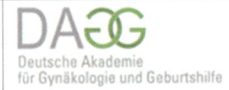	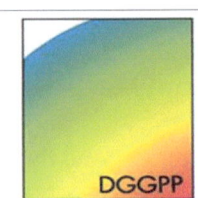
Bundesverband für Stationäre Suchtkrankenhilfe (BUSS)	Berufsverband Deutscher Nervenärzte (BVDN)	Deutsche Gesellschaft für Allgemeinmedizin und Familienmedizin (DEGAM)	Deutsche Gesellschaft für Anästhesiologie und Intensivmedizin (DGAI)

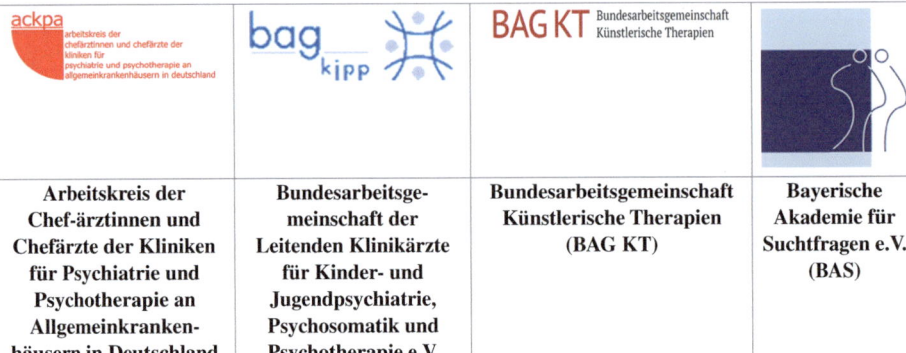

Deutsche Gesellschaft für Arbeitsmedizin und Umweltmedizin (DGAUM)	Deutsche Gesellschaft für Biologische Psychiatrie (DGBP)	Deutsche Gesellschaft für Gynäkologie und Geburtshilfe (DGGG)	Deutsche Gesellschaft für Gerontopsychiatrie und -psychotherapie e.V. (DGGPP)
Deutsche Gesellschaft für Hebammenwissenschaft (DGHWi)	Deutsche Gesellschaft für Innere Medizin (DGIM)	Deutsche Gesellschaft für Kardiologie, Herz- und Kreislaufforschung e.V. (DGK)	Deutsche Gesellschaft für Kinder- und Jugendpsychiatrie, Psychosomatik und Psychotherapie e.V. (DGKJP)
Deutsche Gesellschaft für Nikotin- und Tabakforschung e.V. (DGNTF)	Deutsche Gesellschaft für Mund-, Kiefer- und Gesichtschirurgie (DGMKG)	Deutsche Gesellschaft für Pneumologie und Beatmungsmedizin (DGP)	Deutsche Gesellschaft für Psychosomatische Medizin und Ärztliche Psychotherapie (DGPM)
Deutsche Gesellschaft für Pflegewissenschaft e.V (DGP)	Deutsche Gesellschaft für Psychologie (DGPs)	Deutsche Gesellschaft für Rehabilitationswissenschaften (DGRW)	Deutsche Gesellschaft für Soziale Arbeit in der Suchthilfe (DG-SAS)
Deutsche Gesellschaft für Suchtmedizin (DGS)	Deutsche Gesellschaft für Sozialmedizin und Prävention (DGSMP)	Deutsche Gesellschaft für Suchtpsychologie (dg-sps)	Deutsche Hauptstelle für Suchtfragen (DHS)

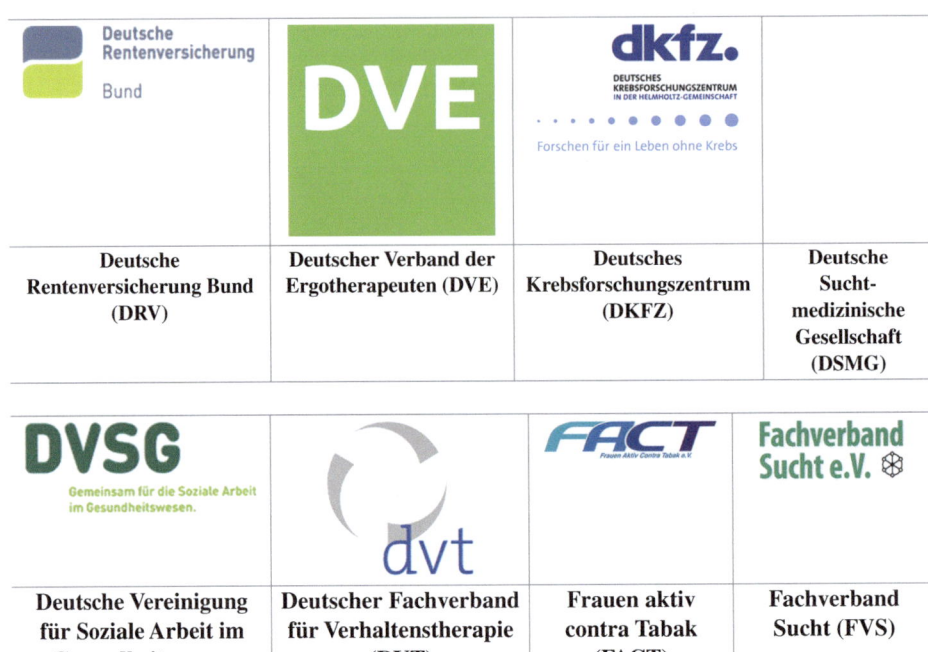

Deutsche Rentenversicherung Bund (DRV)	Deutscher Verband der Ergotherapeuten (DVE)	Deutsches Krebsforschungszentrum (DKFZ)	Deutsche Suchtmedizinische Gesellschaft (DSMG)
Deutsche Vereinigung für Soziale Arbeit im Gesundheitswesen (DVSG)	Deutscher Fachverband für Verhaltenstherapie (DVT) 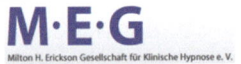	Frauen aktiv contra Tabak (FACT)	Fachverband Sucht (FVS)
Milton Erickson Gesellschaft für klinische Hypnose (MEG)	Wissenschaftlicher Aktionskreis Tabakentwöhnung (WAT)	Deutsche Suchtstiftung	
Deutscher Bundesverband der Chefärztinnen und Chefärzte von Suchtfachkliniken (DBCS)	Deutsche Gesellschaft für Verhaltenstherapie (DGVT) 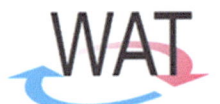	Österreichische Gesellschaft für Suchtforschung und Suchttherapie (ÖGS)	Gesamtverband für Suchthilfe (GVS)	Berufsverband der Kinder- und Jugendlichen-Psychotherapeutinnen und -therapeuten (BKJ)

Arbeitsgruppenleiterinnen und -leiter, Autorinnen und Autoren (alphabetische Reihenfolge)

Prof. Dr. Stefan Andreas, Prof. Dr. Anil Batra (Ltg.), Prof. Dr. Dr. Dörthe Brüggmann, PD Dr. Tobias Effertz, Dr. Dieter Geyer, Prof. Dr. Helmut Gohlke (Ltg.), Dr. Thomas Hering, PD Dr. Andreas Jähne, Dr. Julia Jückstock, Dr. Marianne Klein (Ltg.), Michael Kölch, Prof. Dr. Daniel Kotz, Dr. Christoph Kröger, Dr. Timo Krüger, Evelyn Lesta, Peter Lindinger, Dr. Johannes Lindenmeyer, PD Dr. Ute Mons (Ltg.), Prof. Dr. Stephan Mühlig (Ltg.), PD Dr. Tim Neumann, Dr. Kay Uwe Petersen, Dr. Thomas Polak, Dr. Martina Pötschke-Langer (Ltg.), Prof. Dr. Ulrich Preuss (Ltg.), Dr. Ulf Ratje, Christa Rustler (Ltg.), PD Dr. Tobias Rüther, Sophie Luise Schiller, Prof. Dr. Christiane Schwarz, Dr. Cornelie Schweizer, Prof. Dr. Rainer Thomasius (Ltg.), Prof. Dr. Sabina Ulbricht (Ltg.), Dr. Clemens Veltrup, Dr. Volker Weissinger.

Arbeitsgruppenleiterinnen und -leiter, Autorinnen und Autoren der vorherigen Leitlinienversion (alphabetische Reihenfolge)

Prof. Dr. Stefan Andreas, Gabriele Bartsch, Prof. Dr. Anil Batra (Ltg.), Dr. Tobias Effertz, Prof. Dr. Helmut Gohlke, Dr. Andreas Jähne, Dr. Christoph Kröger (Ltg.), Peter Lindinger, Prof. Dr. Stephan Mühlig (Ltg.), PD Dr. Tim Neumann, Dr. Kay Uwe Petersen, Dr. Martina Pötschke-Langer, Dr. Ulf Ratje (Ltg.), Dr. Tobias Rüther, Dr. Cornelie Schweizer, Prof. Dr. Norbert Thürauf, Dr. Sabina Ulbricht.

Externe Bewertung potenzieller Interessenkonflikte: Prof. Dr. Gerhard Bühringer, Dr. Robert Czernecka.

Vorwort

Zwischen dem 20. und 50. Lebensjahr raucht in Deutschland immer noch ein Drittel der Männer und ein Viertel der Frauen. Etwa die Hälfte der Raucherinnen und Raucher erfüllt die Kriterien des ICD-10 für eine Tabakabhängigkeit. Alle anderen Raucher betreiben einen riskanten oder „schädlichen Tabakkonsum".

Es werden daher nicht nur Behandlungsempfehlungen für abhängige Raucher benötigt, sondern darüber hinaus Strategien, die im Rahmen einer Frühintervention die Motivation von Tabakkonsumentinnen und -konsumenten zur Änderung des Rauchverhaltens fördern. Sowohl Motivationsstrategien als auch Behandlungsansätze mit psychologischen oder somatischen und pharmakologischen Mitteln wurden in den letzten Jahrzehnten vielfach untersucht. Entsprechend breit ist die Evidenzlage für unterschiedlichste motivationsfördernde, frühinterventionelle und therapeutische Maßnahmen. Dieses Wissen ist disziplinenübergreifend und interprofessionell in die Praxis umzusetzen und bezieht professionelle Helferinnen und Helfer aus dem gesamten Bereich des Gesundheitswesens ein.

Das bis 2014 vorhandene Wissen war in der 1. Auflage der S3-Leitlinie „Screening, Diagnostik und Behandlung von schädlichem und abhängigem Tabakkonsum" gebündelt worden. Daraus waren evidenzbasierte Empfehlungen für den Umgang mit Raucherinnen und Rauchern in verschiedenen Setting-Bedingungen abgeleitet worden. Der Forschungsstand hat sich seither erheblich weiterentwickelt. Zudem fordern die strengen Kriterien der Arbeitsgemeinschaft wissenschaftlich-medizinischer Fachgesellschaften (AWMF) nach fünf Jahren eine Überarbeitung und Neuabstimmung der S3-Leitlinien, damit sie weiterhin ihre Funktion als aktuelle Leitlinien erfüllen können.

An dieser S3-Leitlinie, die in den letzten zwei Jahren zeitgleich mit der S3-Leitlinie für alkoholbezogene Störungen überarbeitet und neu abgestimmt wurde, waren mehr als 50 Expertinnen und Experten beteiligt, die rund 50 Fachgesellschaften, Verbände und Organisationen vertraten. Ganz besonderer Dank gebührt den beiden federführenden Fachgesellschaften, der DGPPN und der DG-Sucht, die mit finanzieller und fachlicher Unterstützung, sowie der AWMF, insbesondere Frau Prof. Dr. Ina Kopp, die mit ihrer methodischen Expertise zum Gelingen der Leitlinie beigetragen haben.

Mit Ausnahme der im Projekt beschäftigten Methodikteams arbeiteten alle anderen beteiligten Expertinnen und Experten, Delegierte von Fachverbänden und -gruppen ehrenamtlich und honorarfrei an den Leitlinien mit. Gemeinsam wurden auf der Basis der Ergebnisse der Arbeitsgruppen in den Konsensus-Konferenzen praxisorientierte Empfehlungen entwickelt, die durch die Einbeziehung unterschiedlichster Fachvertreter interdisziplinär und unabhängig gestaltet wurden.

Diese überarbeitete S3-Leitlinie erfüllt die höchsten Qualitätskriterien der AWMF. Die Methodik, der Entwicklungsprozess sowie alle fachlichen Diskussionen der daran beteiligten Institutionen und Personen sind ausführlich im Leitlinienreport beschrieben worden (siehe Content-Plus-Kapitel"). Der Einfluss von Interessenskonflikten wurde stets sorgfältig geprüft, Delegierte mit potenziellen Interessenskonflikten aufgrund von fachlichen oder finanziellen Verflechtungen mit Interessensverbänden bzw. pharmazeutischen Firmen wurden von den jeweiligen Abstimmungsrunden ausgeschlossen.

Wir hoffen, mit dieser Leitlinie Raucherinnen und Rauchern sowie professionellen Helfenden im Gesundheitswesen einen Leitfaden für den Umgang mit Raucherinnen und Rauchern bzw. mit der Unterstützung eines Aufhörprozesses an die Hand zu geben.

Allen Mitarbeiterinnen und Mitarbeitern an den S3-Leitlinien sei sehr herzlich gedankt: Den Mitgliedern der Steuergruppe, den Arbeitsgruppenleiterinnen und -leitern, allen Expertinnen und Experten als Mitglieder der Arbeitsgruppen, den Vertreterinnen, Vertretern und Vorständen von Fachgesellschaften, Berufs- und Angehörigenverbänden, allen im Hintergrund unterstützenden wissenschaftlichen Mitarbeiterinnen und Mitarbeitern, die sich im Gesamtprozess einbrachten, gilt unser Dank für ihre Expertise, Ideen, Energie, Zeit, Motivation und ideelle Unterstützung, durch die dieses Projekt realisiert werden konnte.

Tübingen, Mannheim
Januar 2021

Anil Batra
Kay Uwe Petersen
Sabine Hoffmann
Falk Kiefer

Inhaltsverzeichnis

1 Zusammenfassung der Leitlinie 1
Anil Batra und Kay Uwe Petersen
   1.1 Einleitung... 1
   1.2 Methode.. 2
   1.3 Ergebnisse und Diskussion 4

2 Einleitung und Begriffsdefinitionen 7
Anil Batra, Tobias Effertz, Stephan Mühlig, Christoph Kröger,
Ulf Ratje und Kay Uwe Petersen
   2.1 Einleitung... 8
   2.2 Phänomenologie und Epidemiologie 12
   2.3 Gesundheitskosten 16
   2.4 Lebensqualität 17
   2.5 Ätiologie 18
   2.6 Behandlungsbezogene ökonomische Faktoren 22

3 Diagnostik und Dokumentation 25
Anil Batra, Kay Uwe Petersen, Thomas Hering, Christoph Kröger,
Peter Lindinger und Daniel Kotz
   3.1 Begriffe und Definitionen 26
   3.2 Diagnostik: Kategorial und dimensional 29
   3.3 Dokumentation... 37

4 Behandlung von schädlichem und abhängigem Tabakkonsum 41
Stefan Andreas, Anil Batra, Dörthe Brüggmann, Dieter Geyer,
Helmut Gohlke, Thomas Hering, Andreas Jähne, Julia Jückstock,
Marianne Klein, Daniel Kotz, Christoph Kröger, Timo Krüger,
Michael Kölch, Evelyn Lesta, Johannes Lindenmeyer, Peter Lindinger,
Ute Mons, Stephan Mühlig, Tim Neumann, Kay Uwe Petersen,
Thomas Polak, Ulrich W. Preuss, Martina Pötschke-Langer,
Christa Rustler, Tobias Rüther, Sophie Luise Schiller, Christiane Schwarz,
Cornelie Schweizer, Rainer Thomasius, Sabina Ulbricht und Clemens Veltrup

4.1 Motivationsbehandlung und Kurzinterventionen.................... 44
4.2 Harm Reduction... 60
4.3 Psychotherapeutische Interventionen............................ 68
4.4 Arzneimittel zur Entzugsbehandlung und Rückfallprophylaxe......... 86
4.5 Somatische Therapieverfahren................................. 105
4.6 Gender- und Altersaspekte (Jugendliche, Frauen, Schwangere
und ältere Menschen).. 112
4.7 Somatische Komorbidität..................................... 133
4.8 Psychische Komorbidität..................................... 146
4.9 Setting, Versorgungssituation und Aspekte der Finanzierung 164

Anhang... 173
Literatur.. 185

Zusammenfassung der Leitlinie

Anil Batra und Kay Uwe Petersen

Inhaltsverzeichnis

1.1 Einleitung 1
1.2 Methode 2
1.3 Ergebnisse und Diskussion 4

1.1 Einleitung

Tabakrauch gehört zu den gefährlichsten Substanzgemischen mit psychotropen Inhaltsstoffen. Mit der regelmäßigen Inhalation des Tabakrauchs werden große Mengen karzinogener, teratogener und atherogener Stoffe aufgenommen, ohne dass regelmäßige Raucherinnen und Raucher kurzfristig eine störend wahrgenommene Beeinträchtigung ihrer körperlichen, psychischen oder sozialen Funktionsfähigkeit erleben. Obwohl nahezu alle Raucherinnen und Raucher von den mittel- und langfristigen gesundheitlichen Gefahren des Rauchens wissen, raucht in Deutschland immer noch mehr etwa ein Viertel der erwachsenen Bevölkerung (vgl. Abschn. 2.2.2). Die Ursachen dafür sind vielfältig: persönliche und aus der Umgebung stammende Werthaltungen, im Zusammenhang mit dem Zigarettenrauchen entwickelte Verhaltensgewohnheiten, der Umgang mit der kognitiven

---

A. Batra (✉)
Universitätsklinik für Psychiatrie und Psychotherapie, Eberhard-Karls-Universität, Tübingen, Deutschland
e-mail: anil.batra@med.uni-tuebingen.de

K. U. Petersen
Universitätsklinik für Psychiatrie und Psychotherapie, Eberhard-Karls-Universität, Tübingen, Deutschland
e-mail: Kay.Petersen@med.uni-tuebingen.de

© DGPPN; DG-Sucht 2022
A. Batra et al. (Hrsg.), *S3-Leitlinie Rauchen und Tabakabhängigkeit: Screening, Diagnostik und Behandlung*, https://doi.org/10.1007/978-3-662-63679-4_1

Dissonanz und eine bei etwa der Hälfte der Rauchenden bestehende physische oder psychische Abhängigkeit fördern den Einstieg oder erschweren den Ausstieg aus dem Tabakkonsum und machen ihn zu einem langwierigen und von Rückfällen geprägten, vielfach lebenslangen Prozess.

Ungeachtet dessen erreichen viele Raucherinnen und Raucher im Lauf ihres Lebens aus eigener Vorsatzbildung und Anstrengung heraus eine Abstinenz. Für Raucherinnen und Raucher, die bei ernsthaften Rauchstoppversuchen aus eigener Kraft die Abstinenz nicht erreicht haben, ist eine therapeutische Unterstützung indiziert.

Um den Prozess der Absichtsbildung zur Verhaltensänderung, den Aufhörprozess selbst und die erfolgreiche Bewältigung von rückfallgefährlichen Situationen zu unterstützen, wurde eine Vielzahl von psychologischen und pharmakologischen Interventionsmethoden entwickelt, von denen einige nachgewiesenermaßen effektiv, andere aber den Nachweis ihrer Wirksamkeit schuldig geblieben sind. Anders als bei vielen anderen gesundheitlichen Interventionen schlägt den Betroffenen in der Regel nicht ein ärztlicher Berater die nach wissenschaftlichem Erkenntnisstand effektivste Methode vor. Vielmehr informieren sich die Betroffenen häufig selbst auf einem wenig regulierten Markt von Tabakentwöhnungs-angeboten. Für jeden professionellen Beratenden, für jede Therapeutin und jeden Therapeuten ist es daher sinnvoll, auf eine Sammlung des Wissens über erfolgreiche Tabakentwöhnungsmethoden und eine wissenschaftlich fundierte, evidenzbasierte Sammlung von Behandlungsempfehlungen zugreifen zu können.

Für die Sammlung und Verbreitung des Wissens über Behandlungsverfahren hat die Arbeitsgemeinschaft der Wissenschaftlichen Medizinischen Fachgesellschaften e.V. (AWMF) strenge methodische Kriterien entwickelt, damit eine diesen Qualitätskriterien entsprechende und daraus entwickelte Behandlungsleitlinie den aktuellen Wissenstand maximal objektiv und nicht interessengeleitet wiedergibt.

Den höchsten Qualitätsstandard der AWMF stellt die S3-Leitlinie dar, so auch die vorliegende interdisziplinäre S3-Leitlinie „Rauchen und Tabakabhängigkeit: Screening, Diagnostik und Behandlung" (im Folgenden kurz „Tabakleitlinie").

1.2 Methode

Die von der Deutschen Gesellschaft für Psychiatrie, Psychotherapie, Psychosomatik und Nervenheilkunde e.V. (DGPPN) und der Deutschen Gesellschaft für Suchtforschung und Suchttherapie e.V. (DG-Sucht) initiierte und 2014 eingereichte S3-Leitlinie „Screening, Diagnostik und Behandlung des schädlichen und abhängigen Tabakkonsums" war in einem fünfjährigen Erarbeitungsprozess entstanden und damals die erste deutsche Tabakleitlinie auf diesem Niveau. Wie alle AWMF-Leitlinien war sie allerdings nur fünf Jahre gültig. Im Jahr 2019 übernahmen die DGPPN und DG-Sucht den geplanten Auftrag zur Aktualisierung und Überarbeitung der Leitlinie.

Während bei der Erstellung der ersten Version der Tabakleitlinie noch 17 Autorinnen und Autoren aktiv waren, wurde diese Zahl bei der Überarbeitung mit 34 verdoppelt. Insbesondere gelang es, den Anteil der beteiligten Frauen von nur 4 auf 11 zu erhöhen. Die Überarbeitung der Tabakleitlinie wurde von insgesamt mehr als 50 am Entstehungsprozess des Textes beteiligten Personen in weit überwiegend ehrenamtlicher Tätigkeit entwickelt. Dies geschah innerhalb von nur zwei Jahren. Für die zwischen Januar 2019 (Planungsbeginn) und Dezember 2020 (Einreichung der Leitlinie bei der AWMF) entstandenen Kosten wurden ausschließlich nicht interessengeleitete Spenden (z. B. Beiträge der DG-PPN und der DG-Sucht), aber auch Zuwendungen in Form personeller Unterstützungen durch die Sektion (Suchtforschung und Suchtmedizin in Tübingen) verwendet und insbesondere keine Drittmittel privater Unternehmen angenommen.

Die Tabakleitlinienüberarbeitung entstand in einem parallelen, von der AWMF wissenschaftlich unterstützten und von einer gemeinsamen Steuergruppe aus Suchtforschern geleiteten methodischen Prozess zusammen mit der S3-Behandlungsleitlinie „Screening, Diagnose und Behandlung alkoholbezogener Störungen". Die konstituierende Telefonkonferenz dieser Steuergruppe fand am 09.01.2019 statt.

Nach Zusammensetzung des Methodikteams der Tabakleitlinienüberarbeitung wurde – bezogen auf die Fragestellungen der 1. Auflage der Tabakleitlinie – eine Systematische Recherche zu den seit der Fertigstellung erschienen Systematischen Reviews und Metaanalysen sowie Quellleitlinien geplant und durchgeführt. Sämtliche deutsch- oder englischsprachigen Quellen wurden beschafft.

Auf einer, mit Unterstützung aus Mitteln des Bundesministeriums für Gesundheit am 29.04.2019 in Mannheim durchgeführten, Fachtagung mit dem Titel „Neue Impulse zur Optimierung der Behandlung von Tabakabhängigkeit" diskutierten 30 Delegierte unterschiedlicher Fachgesellschaften über neue Entwicklungen der Behandlung der Tabakabhängigkeit. Die Ergebnisse dieser Fachtagung flossen in den Entstehungsprozess der Leitlinie ein.

Nachfolgend wurden elf Arbeitsgruppen gebildet: (1) Diagnostik und Dokumentation, (2) Motivationsbehandlung und Kurzintervention, (3) Harm Reduction, (4) Psychotherapeutische Interventionen, (5) Arzneimittel zur Entzugsbehandlung, (6) Somatische Therapieverfahren, (7) Jugendliche und Ältere, (8) Frauen und Schwangere, (9) Somatische Komorbiditäten, (10) Psychische Komorbiditäten, (11) Setting, Versorgungssituation und Aspekte der Finanzierung. Die Arbeitsgruppen wurden im Verlauf durch weitere Expertinnen und Experten ergänzt. Ebenso wurden weitere Systematische Literaturrecherchen (z. B. eine de novo-Recherche zur elektronischen Zigarette) und zwei Aktualisierungsrecherchen bis November 2019 durchgeführt. Auf der Basis dieser Literatur sollten die Arbeitsgruppen die Empfehlungen der alten Tabakleitlinie auf ihren Veränderungsbedarf hinterfragen sowie neue Empfehlungen entwickeln, wo dies notwendig und begründbar erschien.

Das Ziel der Leitlinienarbeit ist im Kern die Formulierung von Behandlungsempfehlungen: Was soll, sollte oder kann Raucherinnen und Rauchern im Allgemeinen oder in speziellen Konstellationen zur Motivation oder zur Unterstützung der Tabakentwöhnung angeboten werden? Auch Fragen zum Screening, zur Diagnostik und Dokumentation und zum adäquaten Setting wurden beantwortet. Empfehlungen können darüber hinaus auch problematische Vorgehensweisen thematisieren, die nicht angeboten werden sollten oder sollen.

Den Empfehlungen zugeordnete Evidenzgrade („Level of Evidence" – LoE) informieren darüber hinaus, in welcher Qualität und damit wie zuverlässig die wissenschaftliche Information zu dieser Empfehlung vorliegt. Die Empfehlungsgrade (A: starke Empfehlung, formuliert mit „soll", B: „sollte", 0: „kann") ergeben sich aus einer komplexen Abwägung des LoE im Hinblick auf die klinische Relevanz, das Nutzen-Risiko-Verhältnis, Patientenpräferenzen, Umsetzbarkeit in der Versorgung und ggf. weitere Einflussgrößen. Wurde keine Systematische Literaturrecherche durchgeführt, konnten als notwendig erachtete Empfehlungen auch als „Klinische Konsenspunkte" (KKP) formuliert werden.

Die Organisatoren hatten für zwei Termine in der ersten Hälfte 2020 Präsenzkonferenzen in Tübingen organisiert, jedoch erlaubte jeweils das deutschlandweite Infektionsgeschehen in Bezug auf Covid-19 die Anreise der Delegierten nicht.

Sämtliche durch Hintergrundtexte begründete Empfehlungen, Empfehlungsgrade und Einschätzungen der Evidenzlevel wurden in zwei Onlinevorabstimmungen im Frühjahr 2020 sowie auf einer von einer Vertreterin der AWMF moderierten Onlinekonferenz am 30.06.2020 den Delegierten der beteiligten Fachgesellschaften vorgelegt. Der potenzielle Einfluss von Interessenskonflikten wurde bei allen Abstimmungen beachtet: Von allen Delegierten und Autorinnen/Autoren vorliegende Erklärungen zu potenziellen oder tatsächlichen Interessenkonflikten dienten als Grundlage, um von dritter Seite zu entscheiden, ob Delegierte an Abstimmungen in Bereichen, wo potenzielle Interessenkonflikte deklariert worden waren, teilnehmen durften.

Die Anzahl der Empfehlungen stieg nach der Überarbeitung im Vergleich zur alten Tabakleitlinie von 78 auf jetzt 80, zugleich stieg auch die mittlere Zustimmung zu den Empfehlungen im Konsensusprozess von 95,2 % auf 98 % für die Empfehlungen der Überarbeitung (s. Tab. 1.1).

Eine detaillierte Beschreibung der Methodik kann dem dieser Leitlinie zugeordneten Leitlinienreport entnommen werden.

1.3 Ergebnisse und Diskussion

Wenn Menschen als Patientinnen und Patienten mit dem Gesundheitssystem in Kontakt kommen, soll systematisch in geeigneter Weise der Rauchstatus erfragt werden. Diese Information soll auch in die Patientendokumentation einfließen. Soll im Rahmen weiterführender Diagnostik die Stärke der Tabakabhängigkeit festgestellt werden, soll dies durch den Fagerströmtest für Zigarettenabhängigkeit (FTCD; deutsch: FTZA) erfolgen. Raucherinnen und Rauchern, die sich als aufhörwillig, wenn auch als nicht ohne Unterstützung aufhörfähig einschätzen, sollen zunächst Angebote niederschwelliger Verfahren (insbesondere Kurzberatung, Telefonberatung oder Internet- bzw. Smartphone-gestützte Verfahren) gemacht werden. Wenn eine intensivere Behandlung benötigt und gewünscht

1 Zusammenfassung der Leitlinie

Tab. 1.1 Übersicht über die Empfehlungen der Tabakleitlinie

Teilkapitel	A (+)	B (+)	0	B (-)	A (-)	KKP	Anzahl der Empfehlungen	Mittlere Zustimmung
Diagnostik und Dokumentation	2	-	-	-	-	1	3	100 %
Motivationsbehandlung und Kurzintervention	3	4	1	-	-	-	8	100 %
Harm Reduction	-	1	-	-	-	2	3	98 %
Psychotherapeutische Interventionen	3	-	2	1	-	1	7	100 %
Arzneimittel	6	-	5	1	-	1	13	99 %
Somatische Therapieverfahren	-	-	-	-	-	1	1	89 %
Frauen	-	1	-	-	-	-	1	100 %
Schwangere	2	1	1	-	-	1	5	100 %
Kinder und Jugendliche	2	2	-	-	-	1	5	100 %
Ältere	4	-	-	-	-	1	5	100 %
Somatische Komorbidität	9	-	-	-	-	1	10	100 %
Psychische Komorbidität	4	2	3	-	-	4	13	100 %
Setting, Versorgungssituation	-	-	-	-	-	6	6	100 %
Gesamt:	**35**	**11**	**12**	**2**	**-**	**20**	**80**	**98 %**

Anmerkungen. Die Empfehlungsgrade: A (starke Empfehlung, „soll angeboten werden") B (Empfehlung, „sollte angeboten werden") 0 (unklare Empfehlung, „kann angeboten werden"). (+) die Empfehlung, etwas anzubieten, (−) die Empfehlung, etwas *nicht* anzubieten. KKP ist eine Entscheidung im klinischen Konsens (Klinischer Konsens-Punkt), d. h. nicht auf der Basis eines systematischen Reviews. Konsensregel: > 75 % = Konsens; > 95 % = starker Konsens

wird, soll eine verhaltenstherapeutische Einzel- oder Gruppenbehandlung, ggf. in Verbindung mit Medikamenten, vorgeschlagen werden. Bei einer Entzugssymptomatik sollen Medikamente vorgeschlagen werden. Wenn eine Nikotinersatztherapie (z. B. Pflaster + schnell wirksames Nikotinpräparat) nicht wirksam sein sollte, soll nach Prüfung von Indikationen bzw. Kontraindikationen Vareniclin oder Bupropion angeboten werden. Cytisin kann ebenfalls vorgeschlagen werden. Kinder, Jugendliche und Schwangere sollten keine Medikamente zur Unterstützung des Rauchstopps einnehmen, nur in genau spezifizierten Ausnahmefällen kann Nikotinersatz eingesetzt werden. Rauchenden Patientinnen mit Tabak-assoziierten Erkrankungen, sowie Menschen mit psychischen Störungen soll eine leitliniengerechte Behandlung angeboten werden; ebenso bei Krankenhausaufenthalt vor Operationen.

Maßnahmen zur Beratung und Behandlung von Rauchern sollen insgesamt stärker in die Aus- und Weiterbildung von Gesundheitsberufen integriert werden. Evidenzbasierte Interventionen zur Förderung des Rauchstopps sollen in allen Einrichtungen/Settings des Gesundheitswesens systematisch implementiert und in Qualitätsziele aufgenommen werden. Insbesondere sollen alle Angehörige von Gesundheitsberufen in der Kurzberatung zur Förderung des Rauchstopps qualifiziert werden.

Eine Gesamtübersicht über die allgemeinen Behandlungsempfehlungen der Tabakleitlinie geben die drei klinischen Algorithmen (Abschn. 4.2.7, 4.3.7 und 4.4.7). Die Empfehlungen der vorliegenden Leitlinie decken sich in weitgehender Übereinstimmung mit anderen neueren nationalen und internationalen Leitlinien zur Tabakentwöhnung. Lediglich bezüglich der pharmakologischen Interventionen legt die deutsche Tabakleitlinie im internationalen Vergleich mehr Wert auf die Abschätzung potenzieller Risiken und Kontraindikationen.

Einleitung und Begriffsdefinitionen

Anil Batra, Tobias Effertz, Stephan Mühlig, Christoph Kröger,
Ulf Ratje und Kay Uwe Petersen

Inhaltsverzeichnis

2.1	Einleitung	8
	2.1.1 Vorbemerkungen	8
	2.1.2 Schädlicher Gebrauch	10
	2.1.3 Abhängigkeit	10
	2.1.4 Klinische Algorithmen	11
2.2	Phänomenologie und Epidemiologie	12
	2.2.1 Tabakkonsum bei Jugendlichen	12
	2.2.2 Tabakkonsum bei Erwachsenen	14
	2.2.3 Konsummuster	15
2.3	Gesundheitskosten	16
2.4	Lebensqualität	17

A. Batra (✉)
Universitätsklinik für Psychiatrie und Psychotherapie, Eberhard-Karls-Universität,
Tübingen, Deutschland
e-mail: anil.batra@med.uni-tuebingen.de

T. Effertz
S. Mühlig
C. Kröger
U. Ratje

K. U. Petersen
Universitätsklinik für Psychiatrie und Psychotherapie, Eberhard-Karls-Universität,
Tübingen, Deutschland
e-mail: Kay.Petersen@med.uni-tuebingen.de

© DGPPN; DG-Sucht 2022
A. Batra et al. (Hrsg.), *S3-Leitlinie Rauchen und Tabakabhängigkeit: Screening,
Diagnostik und Behandlung*, https://doi.org/10.1007/978-3-662-63679-4_2

2.5	Ätiologie	18
	2.5.1 Psychologie: Entstehung und Verlauf des Tabakkonsums	18
	2.5.2 Neurobiologie und Pharmakologie	21
2.6	Behandlungsbezogene ökonomische Faktoren	22

2.1 Einleitung

Kay Uwe Petersen und Anil Batra

2.1.1 Vorbemerkungen

Diese Leitlinie beschreibt als Ergebnis eines aufwendigen methodischen Prozesses eine Bewertung des Forschungsstandes zum Screening, zur Diagnostik und zur Behandlung „des schädlichen und abhängigen Tabakkonsums".

Alle Formen des Tabakkonsums (Rauchen, Schnupfen, Kauen) führen langfristig zu gesundheitlichen Problemen – es gibt keinen unschädlichen Tabakkonsum. Die schädlichste Form des Tabakkonsums ist allerdings die Inhalation der Tabak-Verbrennungsprodukte (U.S. Department of Health and Human Services 2014). Diese Leitlinie fokussiert daher auf die am meisten verbreitete Tabakkonsumform: das Rauchen von Zigaretten. Zu anderen Tabakkonsumformen (dem Rauchen von Tabakpfeifen, Zigarren oder Shishas, sowie dem verbrennungsfreien Konsum von Tabak (Kauen, Schnupfen, „heat-not-burn")) reicht der Forschungsstand derzeit nicht aus, um evidenzbasierte Behandlungsempfehlungen entwickeln zu können.

Behandlungsleitlinien beziehen sich primär auf die Behandlung von Krankheiten. Tabakkonsum ist per se ist keine Krankheit, sondern in seinem langfristigen Resultat primär ein selbstschädigendes Verhalten. Neben dem Konsum sind diagnostische Kategorien wie der „schädliche Gebrauch" genauso wie die Entwicklung einer Abhängigkeit eine mögliche Folge des regelmäßigen Konsums. Daher werden in den folgenden Abschn. 2.1.2 und 2.1.3 die diagnostischen Kriterien des ICD-10 für den „schädlichen Gebrauch" (F10.1) und die „Tabakabhängigkeit" (F10.2) eingeführt und definiert.

Unabhängig von der klinischen Zuordnung zu einer dieser beiden Störungskategorien schädigt das Rauchen die Gesundheit kontinuierlich und bedeutsam. Somit liegt im Sinne der Prävention ein interventionsbedürftiger Zustand vor, der ganz pragmatisch eine Reaktion erfordert, die ebenfalls Teil der Leitlinie sein muss. Die Leitlinie hat daher in der Konzeption eine strenge Trennung zwischen der Behandlung tabakbezogener seelischer Störungen und der Prävention von Folgeerkrankungen des Rauchens vermieden. Es geht in dieser Leitlinie folglich nicht nur um die nach der ICD-10-Diagnostik behandlungsbedürftige Raucherin bzw. den Raucher, sondern letztlich um alle Raucherinnen und Raucher, die zur Konsumbeendigung motiviert sind und denen bei Bedarf individualisierte, in der Intensität gestufte und an die individuelle Problematik angepasste Unterstützungsangebote vermittelt werden sollen.

Es ist unbestritten, dass viele Raucherinnen und Raucher im Lauf ihres Lebens aus eigener Vorsatzbildung und Anstrengung heraus eine Abstinenz erreichen können. Gesundheitsbezogene Informationen aus der Umgebung, die direkte Ansprache durch Partner und andere nahestehende Personen, die Ratschläge des Arztes, aber auch die Sorge vor tabakbezogenen Erkrankungen, tatsächlich eingetretene gesundheitliche Probleme oder die Wahrnehmung der eigenen Abhängigkeit sind Hintergrund und Motivationsfaktoren für die Abkehr vom Rauchen. Aus medizinischer und psychologischer Sicht wäre allerdings in vielen Fällen eine Beendigung des Rauchens zu einem sehr viel früheren Zeitpunkt des Lebens wichtig und aus sollte aus diesem Grund frühzeitig angeraten werden.

Auf der Basis des derzeitigen Wissenstands ist keine sichere Unterscheidung zwischen hilfsbedürftigen Menschen und solchen Menschen möglich, die auch unassistiert die Tabakabstinenz erreichen könnten (vgl. Abschn. 2.5.1), wenngleich einige Maße existieren, die die Schwere der Abhängigkeit und damit indirekt die Wahrscheinlichkeit für eine erfolgreiche, anhaltende Tabakabstinenz messen können. Es ist jedoch durch einfache Nachfrage immer möglich, Menschen mit unterschiedlichen Beratungs- bzw. Behandlungswünschen von solchen zu unterscheiden, die eine Unterstützung ablehnen.

Abschließend wird daran erinnert, dass die Framework Convention on Tobacco Control (FCTC) der Weltgesundheitsorganisation WHO vom 21. Mai 2003 am 19. November 2004 als „Gesetz zu dem Rahmenübereinkommen der Weltgesundheitsorganisation vom 21. Mai 2003 zur Eindämmung des Tabakgebrauchs" deutsches Gesetz wurde. In Artikel 14 verpflichtete sich der deutsche Staat, für die Erstellung einer nationalen Behandlungsleitlinie für Tabakabhängigkeit zu sorgen. In ihrer Studie zu Tabak-Behandlungsleitlinien in 121 Staaten bedauerten Piné-Abata et al. (2013), dass weniger als die Hälfte der Unterzeichnerstaaten der WHO-Rahmenkonvention bereits diese Behandlungsleitlinien vorweisen konnten („Fewer than half of the Parties to the WHO FCTC have developed national tobacco treatment guidelines, but, where guidelines exist, they broadly follow FCTC Article 14 guideline recommendations", S. 1470).

Piné-Abata et al. (2013) fassen sieben Qualitätskriterien (S. 1470 f.) zusammen, die die Behandlungsleitlinien nach WHO-Kriterien zu erfüllen haben. Die interdisziplinäre S3-Leitlinie „Rauchen und Tabakabhängigkeit: Screening, Diagnostik und Behandlung" erfüllt diese Kriterien. Sie umfasst eine möglichst große Bandbreite an Interventionen und alle Settings und Anbieter des Gesundheitswesens, ist evidenzbasiert und enthält einen Disseminations- und Implementationsplan. Die Leitlinie und ihre hier vorliegende erste Überarbeitung entstanden durch aktive Zusammenarbeit mit allen relevanten Interessengruppen und Fachgesellschaften und strebten durch ein aufwändiges Konsensverfahren eine breite Zustimmung auf nationaler Ebene an. Mit großer Sorgfalt wurden die Abstimmungsprozesse vor möglichen Interessenkonflikten der abstimmenden Delegierten geschützt.

2.1.2 Schädlicher Gebrauch

„Schädlicher Gebrauch" (F17.1) ist nach ICD-10 ein Konsummuster psychotroper Substanzen, das zu einer Gesundheitsschädigung geführt hat (Dilling et al. 2014). Wie die weiter unten im Wortlaut zitierten diagnostischen Leitlinien zeigen, benötigt die Diagnose „Schädlicher Gebrauch" das Vorliegen einer körperlichen oder seelischen Störung, die durch den Substanzkonsum verursacht und/oder aggraviert wurde. Diese Diagnose wäre zum Beispiel bei nicht tabakabhängigen Raucherinnen und Rauchern mit einer chronisch-obstruktiven Lungenerkrankung (COPD) zu stellen, nicht jedoch bei einer beliebigen Raucherin oder einem Raucher, die oder der in Zukunft mit einer ungewissen Wahrscheinlichkeit eine tabakassoziierte Folgeerkrankung zu erwarten hat.

Diagnostische Leitlinien

> „Die Diagnose erfordert eine tatsächliche Schädigung der psychischen oder physischen Gesundheit des Konsumenten. Schädliches Konsumverhalten wird häufig von anderen kritisiert und hat auch häufig unterschiedliche negative soziale Folgen. Die Ablehnung des Konsumverhaltens oder einer bestimmten Substanz von anderen Personen oder einer ganzen Gesellschaft ist kein Beweis für den schädlichen Gebrauch, ebenso wenig wie etwaige negative soziale Folgen z. B. Inhaftierung oder Eheprobleme. Eine akute Intoxikation (siehe F17.0) oder ein „Kater" (hangover) beweisen allein noch nicht den „Gesundheitsschaden", der für die Diagnose schädlicher Gebrauch erforderlich ist. Schädlicher Gebrauch ist bei einem Abhängigkeitssyndrom (F17.2), einer psychotischen Störung (F17.5) oder bei anderen spezifischen alkohol- oder substanzbedingten Störungen nicht zu diagnostizieren." (Dilling et al. 2014, S. 114)

2.1.3 Abhängigkeit

„Tabakabhängigkeit" (F17.2) ist nach ICD-10 (Dilling et al. 2014, S. 115 f.) durch ein eingeengtes Verhaltensmuster im Umgang mit Tabak sowie durch einen starken Wunsch nach Tabakkonsum charakterisiert. Der innere Zwang zu rauchen wird meist dann bewusst, wenn versucht wird, den Konsum zu beenden oder zu kontrollieren.

Diagnostische Leitlinien

> „Die sichere Diagnose „Abhängigkeit" sollte nur gestellt werden, wenn irgendwann während des letzten Jahres drei oder mehr „der folgenden Kriterien gleichzeitig vorhanden waren" (Dilling et al. 2014, S. 115):
> 1. Ein starker Wunsch oder eine Art Zwang, psychotrope Substanzen zu konsumieren.
> 2. Verminderte Kontrollfähigkeit bezüglich des Beginns, der Beendigung und der Menge des Konsums.
> 3. Ein körperliches Entzugssyndrom (siehe F17.3 und F17.4) bei Beendigung oder Reduktion des Konsums, nachgewiesen durch die substanzspezifischen Entzugssymptome oder durch die Aufnahme der gleichen oder einer nahe verwandten Substanz, um Entzugssymptome zu mildern oder zu vermeiden.

4. Nachweis einer Toleranz. Um die ursprünglich durch niedrigere Dosen erreichten Wirkungen der psychotropen Substanz hervorzurufen, sind zunehmend höhere Dosen erforderlich (Anmerkung: eindeutige Beispiele hierfür sind die von manchen Raucherinnen und Rauchern konsumierten Tagesdosen von Nikotin, die bei Konsumenten ohne Toleranzentwicklung zu einer schweren körperlichen Beeinträchtigung führen würden).
5. Fortschreitende Vernachlässigung anderer Vergnügen oder Interessen zugunsten des Substanzkonsums, erhöhter Zeitaufwand, um die Substanz zu beschaffen, zu konsumieren oder sich von den Folgen zu erholen.
6. Anhaltender Substanzkonsum trotz des Nachweises eindeutiger schädlicher Folgen, wie z. B. Leberschädigung durch exzessives Trinken, depressive Verstimmungen infolge starken Substanzkonsums oder drogenbedingte Verschlechterung kognitiver Funktionen. Es sollte dabei festgestellt werden, dass der Konsument sich tatsächlich über Art und Ausmaß der schädlichen Folgen im Klaren war oder dass zumindest davon auszugehen ist."

Das Tabakentzugssyndrom könnte als eigenständige Diagnose gestellt werden (F17.3), gehört aber auch als Leitsymptom zur Tabakabhängigkeit. Die charakteristischen Symptome des Tabakentzugssyndroms sind: Irritierbarkeit, Frustration oder Ärger, Angst, Konzentrationsschwierigkeiten, gesteigerter Appetit, Ruhelosigkeit, depressive Stimmung und Schlaflosigkeit.

2.1.4 Klinische Algorithmen

Das Glossar der Arbeitsgemeinschaft der Wissenschaftlichen Medizinischen Fachgesellschaften (AWMF) definiert „Algorithmus" als „… genau definierten Handlungsablauf zur Lösung eines Problems oder einer bestimmten Art von Problemen" (, ÄZQ 2007, S. 8). Diese Leitlinie beschreibt insgesamt einen Algorithmus, der das gesammelte Wissen darüber zusammenfasst, wie ein Tabak rauchender Mensch das Tabakrauchen aufgeben kann.

Um die algorithmische Logik der Schlüsselempfehlungen dieser S3-Leitlinie angesichts der Vielzahl der Empfehlungen besser überschaubar zu machen, wurden grafische Darstellungen (im Folgenden als „Klinischer Algorithmus" bezeichnet) unter Nutzung der von der ÄZQ empfohlenen Standardelemente (Abb. 2.1) erstellt.

Die in den Abschn. 4.2.7, 4.3.7 und 4.4.8 präsentierten drei klinischen Algorithmen sind als Teilalgorithmen eines einzigen klinischen Algorithmus aufzufassen, der der Übersichtlichkeit halber aufgeteilt wurde. Alle drei klinischen Algorithmen verweisen aufeinander und ergänzen sich zu einem Gesamtbild der evidenzbasierten Unterstützung zur Erlangung der Tabakabstinenz nach aktuellem Forschungsstand.

Der klinische Algorithmus in Abschn. 4.2.7 beschreibt Harm-Reduction-Empfehlungen für Raucherinnen und Raucher, die ihren Tabakkonsum nicht beenden wollen oder können. Gleichzeitig werden die Empfehlungen niederschwelliger Verfahren thematisiert.

Der klinische Algorithmus in Abschn. 4.3.7 skizziert den empfohlenen Behandlungspfad für Raucherinnen und Raucher, die einer intensiveren, psychotherapeutisch fundierten Behandlung bedürfen.

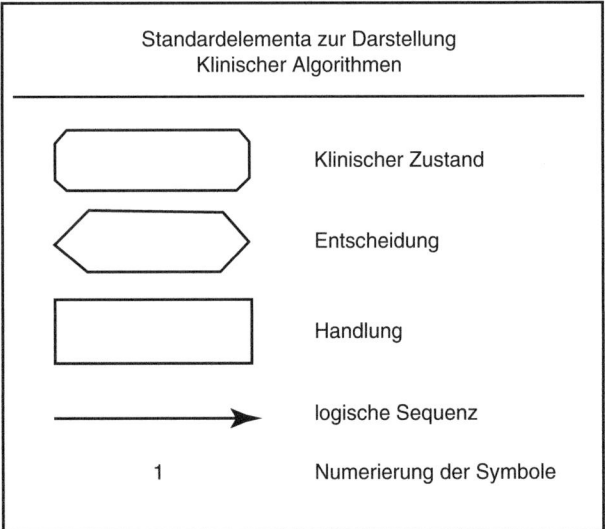

Abb. 2.1 Standardelemente klinischer Algorithmen. (Quelle: ÄZQ 2007)

Wenn die Problematik des Tabakentzugssyndroms den Prozess zur Tabakabstinenz erheblich behindert, ist die Einnahme von Psychopharmaka zur Unterstützung der Beratung oder Behandlung zu erwägen. Der diesbezüglich relevante Entscheidungsprozess wird in Abschn. 4.4.8 abgebildet.

2.2 Phänomenologie und Epidemiologie

2.2.1 Tabakkonsum bei Jugendlichen

Die methodischen Unterschiede der Studien, die zum Rauchverhalten von Jugendlichen und jungen Erwachsenen durchgeführt werden, spiegeln sich in deren Ergebnisse wider.

Die langfristige Entwicklung der Rauchprävalenzen bei Jugendlichen lässt sich anhand der Repräsentativerhebungen der Bundeszentrale für gesundheitliche Aufklärung (BZgA) darstellen. Bereits seit 1973 führt die BZgA regelmäßig eine Studie zur Affinität von Jugendlichen gegenüber Drogen durch. Für diese Repräsentativbefragung werden bundesweit Jugendliche im Alter von 12 bis 25 Jahren nach dem Zufallsprinzip ausgewählt. Die Daten der Befragung aus dem Jahr 2018 mit 7002 Teilnehmenden zeigen, dass ein Anteil von 8,7 % der 12- bis 17-jährigen Jugendlichen entweder täglich oder gelegentlich raucht. Eine deutliche Mehrheit von 79,5 % gab an, noch nie geraucht zu haben (Orth und Merkel 2019). Das durchschnittliche Alter der ersten Zigarette lag für die 12- bis 25-Jährigen, die schon einmal geraucht hatten, bei 15,5 Jahren. Während bei den 12- bis 17-Jährigen 14,5 % den Konsum von E-Zigaretten ausprobiert haben, sind es bei den 18- bis 25-Jährigen 29,9 %. Insgesamt hat sich der Anteil rauchender Jugendlicher im Alter zwischen 12 und

17 Jahren zwischen 2001 und 2016 von 27,5 % auf 6,6 % deutlich verringert (Orth und Merkel 2019). Die Daten der zwischen 2014 und 2017 durchgeführten Studie zur Gesundheit von Kindern und Jugendlichen (KiGGS Welle 2) bestätigen eine Rauchprävalenz von 7 % für die 11- bis 17-Jährigen (Zeiher et al. 2018). Kinder und Jugendliche aus Haushalten mit einem höheren sozioökonomischen Status weisen niedrige Rauchquoten auf, verglichen mit Gleichaltrigen aus sozial schlechter gestellten Haushalten. So gaben 9,2 % der Jungen und 6,7 % der Mädchen aus Haushalten mit niedrigem Sozialstatus an, täglich oder gelegentlich zu rauchen. In der Gruppe derjenigen mit einem hohen Sozialstatus war der Anteil mit 4,3 % bei den Jungen und 3,7 % bei den Mädchen deutlich kleiner (Zeiher et al. 2018). Im Rahmen der Europäischen Schülerstudie zu Alkohol und anderen Drogen (ESPAD) wurden 2015 und 2019 in Deutschland Daten ausschließlich in Bayern erhoben. Befragt wurden Schülerinnen und Schüler der 9. und 10. Klassenstufe. Bei den Mädchen bzw. Jungen gab ein Anteil von 20 % bzw. 23 % an, in den letzten 30 Tagen geraucht haben (Seitz et al. 2020). Die Lebenszeitprävalenz war an Mittelschulen mit 62 % am höchsten, gefolgt von Realschulen mit 46 %, und Gymnasien mit 35 %. Von denjenigen Schülerinnen bzw. Schülern, die in den letzten 30 Tagen mindestens eine Zigarette am Tag geraucht hatten, rauchten 25,1 % sechs bis zehn Zigaretten am Tag und 20,3 % mehr als zehn Zigaretten am Tag (Seitz et al. 2020).

Betrachtet man die Rauchprävalenzen nach dem Alter, so wird deutlich, dass der Anteil der Raucherinnen und Raucher nach dem 14. Lebensjahr deutlich ansteigt. Bei den Mädchen zeigt sich dieser Anstieg bereits nach dem 13. Lebensjahr. Während bei den 11- und 12-Jährigen weniger als 1 % rauchen, sind es bei den 17-Jährigen ungefähr 20 % (Zeiher et al. 2018). Unter den bayrischen Befragten der ESPAD-Studie im Alter zwischen 16 und 17 Jahren war der Anteil der aktuellen Raucherinnen und Raucher mit 21,4 % höher als bei den Befragten der KiGGS Studie mit 16,8 % (Seitz et al. 2020). Im Einklang mit anderen epidemiologischen Studien wiesen die Daten der ESPAD Studie nur geringe geschlechtsspezifische Unterschiede in der Konsumprävalenz auf (Seitz et al. 2020; Zeiher et al. 2018). Allerdings zeigen die Daten der ESPAD Studie für bayrische Jugendliche geringere Prävalenzwerte des starken Konsums von 10 oder mehr Zigaretten pro Tag bei Mädchen, verglichen mit Jungen. So waren 23,4 % der Jungen starker Raucher, hingegen bei den Mädchen 16,9 %. Trendbeobachtungen der ESPAD Studie zeigen, ähnlich wie vergleichbare Studien in Deutschland, einen Rückgang des Tabakkonsums in den letzten 10 bis 15 Jahren. Lag in der bayerischen ESPAD-Studie der Anteil aktueller Konsumentinnen und Konsumenten im Jahr 2003 noch bei 43,5 %, gaben in der aktuellen Erhebung 2019 nur noch 21,4 % der Schülerinnen und Schüler der 9. und 10. Jahrgangsstufe an, in den letzten 30 Tagen geraucht zu haben (Seitz et al. 2020).

Der Trend des verringerten Konsums von Zigaretten geht jedoch, international sowie national, einher mit der Nutzung von Produkten wie Wasserpfeife, E-Zigaretten oder E-Shisha. Der kombinierte Konsum von Produkten führt zu einer Erhöhung der Prävalenzen. Während von den 12–17-jährigen Jungen (Mädchen) im Jahr 2011 ein Anteil von

6,2 % (3,5 %) ausschließlich Wasserpfeife, E-Zigarette oder E-Shisha rauchte, waren es 2016 bereits 9,0 % (6,5 %). Der Anteil derjenigen, die ausschließlich Tabak-Zigaretten rauchten, sank im gleichen Zeitraum von 8,8 % (9,2 %) auf 2,9 % (2,8 %). Die Nutzung mindestens einer dieser Produkte lag in 2016 bei 6,9 % bei den Jungen und 3,3 % bei den Mädchen (Orth und Merkel 2019).

2.2.2 Tabakkonsum bei Erwachsenen

Nach Daten des Mikrozensus aus dem Jahr 2017 rauchte in Deutschland ein Anteil von 22,4 % der deutschen Gesamtbevölkerung über dem 15. Lebensjahr. Der Raucheranteil betrug bei Frauen 19 % und bei Männern 26 % (Statistisches Bundesamt 2018). Am stärksten verbreitet ist das Rauchen im jungen und mittleren Erwachsenenalter. Zwischen dem 20. und 50. Lebensjahr raucht ein Drittel der Männer und ein Viertel der Frauen (Statistisches Bundesamt 2018). Ein deutlicher Rückgang des Rauchens ist erst ab einem Alter von 60 Jahren zu beobachten. Doch auch hier ist der Raucheranteil mit 22 % bei Männern und 18 % bei Frauen immer noch bedeutsam (DHS 2020). Auch Daten des Sozioökonomischen Panel (SOEP, Datenerhebung ab 18 Jahre), der Studie „Gesundheit in Deutschland aktuell" (GEDA, Datenerhebung ab 18 Jahre), der Studie zur „Gesundheit Erwachsener in Deutschland" (DEGS1, Datenerhebung zwischen dem 18. und 79. Lebensjahr) sowie der Deutschen Befragung zum Rauchverhalten (DEBRA, Datenerhebung ab 14 Jahre) und dem Epidemiologischen Suchtsurvey (Datenerhebung zwischen dem 18. und 64. Lebensjahr) belegen ebenfalls, dass etwa ein Viertel bis ein Drittel der erwachsenen Männer und ein Fünftel bis ein Viertel der erwachsenen Frauen raucht (DHS 2020).

Zeitliche Entwicklungen zeigen einen Rückgang des Raucheranteils in der erwachsenen Bevölkerung. Dies lässt sich anhand der Daten des Mikrozensus von 2003 bis 2017 mit einem Rückgang der Raucherquote von 33 % auf 26 % bei Männern und 22 % auf 19 % bei Frauen belegen (DHS 2020). Der Rückgang des Raucheranteils resultiert in erster Linie auf der Verhaltensänderung junger Erwachsener. Der Rückgang der Raucherquote im mittleren und höheren Lebensalter fällt, wenn überhaupt beobachtbar, deutlich schwächer aus. Daten der DEGS-Studie zufolge nahm zwischen 2003 und 2011 der Anteil der Raucherinnen im Alter zwischen 18 bis 29 Jahren von 46,2 % auf 40 % ab, bei Rauchern von 54,5 % auf 47 % (Lampert et al. 2013). Eine ähnliche Entwicklung zeigen die Daten des Epidemiologischen Suchtsurveys für die 18- bis 59-jährige Bevölkerung. Danach ist der Anteil der Raucherinnen im Zeitraum von 2003 bis 2018 von 30,5 % auf 18,5 % zurückgegangen, der Anteil der Raucher im gleichen Zeitraum von 37,1 % auf 24,2 % (Seitz et al. 2019). Bei Frauen ist der Rückgang des Rauchens vor allem im Alter zwischen 18 und 44 Jahren zu beobachten, bei Männern darüber hinaus auch in den höheren Altersgruppen (Lampert et al. 2013). Trotz dieser Entwicklungen ist das Rauchen, insbesondere bei Erwachsenen im jüngeren und mittleren Lebensalter mit 33 % bei Männern und mehr als 20 % bei Frauen weit verbreitet (Statistisches Bundesamt 2018). Eine

Prävalenz des Tabakkonsums unter 10 % bei Frauen und Männern wird erst in der Altersgruppe ab 70 Jahre erreicht (Statistisches Bundesamt 2018). Eine systematische Übersichtsarbeit zur Prävalenz von Tabakabhängigkeit (ICD-Begriff) bzw. Nikotinabhängigkeit (DSM-Begriff) ermittelte für Deutschland und die USA bei 15 % der erwachsenen Bevölkerung eine aktuelle Diagnose von Tabakabhängigkeit (Hughes et al. 2006). Etwa die Hälfte der gegenwärtigen Raucherinnen und Raucher erfüllten die DSM-IV/ICD-10-Kriterien nicht. Nach Daten des Epidemiologischen Suchtsurveys aus dem Jahr 2018 erfüllt ein Anteil von 33,2 % der Konsumentinnen und Konsumenten der letzten 12 Monate die Kriterien für Nikotinabhängigkeit nach DSM IV (Seitz et al. 2019). Bei Männern lag der Anteil mit 34,5 % etwas höher verglichen mit 32,3 % bei Frauen (Seitz et al. 2019).

Die Raucherquote in Deutschland unterscheidet sich regional erheblich und ist tendenziell im Norden höher als im Süden, im Osten höher als im Westen und in den Stadtstaaten höher als in den Flächenstaaten. Sie ist unter Männern in Sachsen-Anhalt am höchsten, hingegen in Bayern am niedrigsten (30,2 % vs. 24 %). Für Frauen wurde in Bremen die höchste Raucherquote ermittelt, in Sachsen die niedrigste (25,1 % vs. 16,7 %) (Zeiher und Kuntz 2017). Darüber hinaus ist in Deutschland das Rauchen in einem hohen Maße mit niedrigerer Bildung assoziiert. So beträgt die Raucherquote in der 18- bis 29-jährigen Bevölkerung in der unteren Bildungsgruppe 28,5 %, in der oberen Bildungsgruppe hingegen 19,5 %. In der Altersgruppe der 30- bis 44-Jährigen bzw. der 45- bis 64-Jährigen beträgt der Unterschied in der Prävalenz des Rauchens zwischen unterer und oberer Bildungsgruppe 12,2 % bzw. 9,1 % (Zeiher und Kuntz 2017).

2.2.3 Konsummuster

Nach Angaben des Mikrozensus beträgt in Deutschland der Anteil gelegentlicher Raucherinnen und Raucher in der Bevölkerung ab 15 Jahren 15,3 %. Der Anteil ist bei Frauen mit 17,8 % geringfügig höher, verglichen mit 16,8 % bei Männern (Statistisches Bundesamt 2018). Gefragt nach täglichem Zigarettenkonsum in den zurückliegenden 30 Tagen gaben 31,9 % der Befragten des Epidemiologischen Suchtsurveys an, nicht täglich geraucht zu haben. Auch hier lag die Quote nicht täglich rauchender Personen mit 33,8 % bei Frauen etwas höher als mit 30,4 % bei Männern (Seitz et al. 2019). Regelmäßiges Rauchen impliziert tägliches Rauchen. Als starke Raucherin bzw. starker Raucher gilt, wer entsprechend den Empfehlungen der Weltgesundheitsorganisation (WHO) mehr als 20 Zigaretten pro Tag raucht. Daten des Mikrozensus 2017 zufolge erfüllt ein Anteil von 10 % in der Bevölkerung ab 15 Jahren dieses Kriterium. Der Anteil der stark Rauchenden ist mit einem Anteil von 6,9 % bei Frauen deutlich geringer als mit 12,3 % bei Männern (Statistisches Bundesamt 2018). Der Epidemiologische Suchtsurvey weist für die 18- bis 64-jährige Bevölkerung eine Quote starker Raucherinnen und Raucher von insgesamt 23,4 % aus, für Männer 29,6 % und für Frauen 15,4 % (Seitz et al. 2019).

2.3 Gesundheitskosten

Tobias Effertz

Mit den zahlreichen durch den Tabakkonsum verursachten Erkrankungs- und Todesfällen gehen nach wie vor große finanzielle Belastungen für das Gesundheitswesen und die Volkswirtschaft eines Landes einher. Die tabakbedingten Kosten erhält man durch die Summierung der direkten und der indirekten Kosten. Schmerz und Leid durch Tabakkonsum lässt sich in Form der intangiblen Kosten zusätzlich quantifizieren.

Die direkten Kosten umfassen den Wert, der im Gesundheitssektor aufgrund der tabakbedingten Krankheiten verbrauchten Güter, etwa von Arzneimitteln, medizinischen Dienstleistungen wie Operationen sowie die Kosten von Rehabilitationsmaßnahmen. Auf Basis der Abrechnungsdaten der Gesetzlichen Krankenkassen sowie aktualisierten makroökonomischen Parametern und Raucherprävalenzen ergeben sich in Deutschland pro Jahr direkte tabakbedingte Kosten in Höhe von 30,32 Mrd. Euro (Effertz 2019).

Die indirekten Kosten des Rauchens sind diejenigen Kosten, die dadurch entstehen, dass aufgrund von Krankheit und vorzeitigem Tod ansonsten von den Betroffenen hergestellte Güter und Dienstleistungen nicht mehr erstellt werden können. Indirekte Kosten sind somit die Produktivitätsausfälle einer Volkswirtschaft, die auf den Konsum von Tabakprodukten zurückzuführen sind. Um die indirekten Kosten in Geld zu beziffern, verwendet man meist den Humankapitalansatz. Dabei wird angenommen, dass der krankheitsbedingte Verlust eines Lebensjahres Kosten in Höhe des von den Betroffenen ansonsten am Markt erzielbaren Jahresbruttoeinkommens verursacht. Nach neuesten Berechnungen ergeben sich für Deutschland indirekte Kosten des Tabakkonsums in Höhe von 66,92 Mrd. Euro pro Jahr (Effertz 2019).

Die intangiblen Kosten umfassen zusätzlich die Einschränkungen der Lebensqualität und der Teilhabe, das Leid und die Schmerzen der Betroffenen. In der medizinischen Literatur werden intangible Kosten bei Kostenschätzungen auf Grund methodischer Probleme häufig nicht berücksichtigt, obwohl es sich um relevante und wesentliche Größen handelt. Um die Ungenauigkeit individueller subjektiver Einschätzungen zu reduzieren und die Vielfalt des Wertes der Lebensqualität zu „objektivieren", kann man sich überlegen, welchen Geldbetrag eine Raucherin oder ein Raucher als Entschädigung von einem deutschen Gericht als Schadensersatz zugesprochen bekäme, wenn die Tabakindustrie für Schmerz und Leid der Konsumentinnen und Konsumenten haften müsste. Hierbei lassen sich pro Jahr zusätzlich 98,71 Mrd. Euro an potenziellem Schmerzensgeld für Raucherinnen und Raucher ableiten, wobei es sich hierbei um rein hypothetische und nicht am Markt ermittelte und realisierte Werte handelt.

Verändert man die Betrachtungsweise von den jährlichen Kosten (Prävalenzansatz) auf die Kosten, die eine zusätzliche Raucherin oder ein Raucher über seine Lebenszeit verursacht (Inzidenzansatz), ergeben sich hohe Umverteilungen innerhalb der Steuer-, Sozial- und Krankenversicherungssysteme. Renten werden zeitlich früher ausgezahlt, während

2 Einleitung und Begriffsdefinitionen

die Einzahlungen der Kranken entfallen oder sich vermindern. Die verbleibenden Beitragszahler müssen damit erhöhte Beiträge zahlen, soll das Niveau der Sozialleistungen erhalten bleiben, während eine wirksame Prävention des Rauchens die Kosten und damit die Beitragssätze zu verschiedenen Sozialversicherungen deutlich senken könnte.

Grundsätzlich wirkt ein Faktor wie das Rauchen zwar aufgrund der Erhöhung der Mortalität „entlastend", dennoch stellt ein Raucher bzw. eine Raucherin etwa für die gesetzliche Rentenversicherung eine Mehrbelastung über die Lebenszeit in Höhe von 6000 Euro respektive 44.000 Euro dar. Diese Mehrbelastung entsteht vor allem durch deutlich niedrigere Beitragszahlen an die GKV infolge von höherer Krankschreibungsraten und Arbeitslosigkeit sowie niedrigerer Produktivität in Kombination mit einem früheren Verrentungszeitpunkt (Effertz 2015).

In der Gesetzlichen Krankenversicherung treten die Belastungen noch deutlicher zutage: hier verursacht ein Raucher Zusatzkosten gegenüber einem Nichtraucher in Höhe von 27.578 Euro, Raucherinnen aufgrund niedriger Beiträge sogar von 146.164 Euro (Effertz 2015).

Alle Sozialversicherungen haben damit einen starken Anreiz zu wirksamer Tabakprävention. Die Zusatzkosten des Rauchens übertreffen damit die Einnahmen des Staates durch die Tabaksteuer, immerhin mit 14. Mrd. Euro die zweitwichtigste Verbrauchssteuer, um ein Vielfaches. Damit wird deutlich, dass mit den tabakbedingten Erkrankungen und der erhöhten Mortalität der Raucherinnen und Raucher bei den Kostenträgern kein Gewinn verbunden sein kann.

Die direkten und indirekten Kosten des Tabakkonsums betragen somit jährlich 97,24 Mrd. Euro. Da einige Kosten (z. B. durch Brände, Umweltverschmutzungen oder kriminelle Aktivitäten wie Schmuggel) nicht berücksichtigt wurden, stellt dieser Betrag eine untere Grenze der durch das Tabakrauchen verursachten Kosten dar.

2.4   Lebensqualität

Anil Batra

Tabakrauch enthält über 4800 Substanzen, darunter sind mehr als 90 gesichert oder mutmaßlich mutagen oder carcinogen. Der Tabakkonsum hat aufgrund der im Tabakrauch enthaltenen Schadstoffe (u. a. CO, Stickstoffoxide, Wasserstoffcyanide, Kadmium, Zink, Kohlenstoffdisulfide, flüchtige Aldehyde, Stickstoffoxide, Benzole, N-Nitrosamine, Vinylchlorid, polyzyklische aromatische Kohlenwasserstoffe, Polonium – 210, Cadmium, Blei, Nickel, Chrom, Aluminium) weitreichende Konsequenzen in Form gesundheitlicher Folgeschäden. Der Tabakkonsum stellt eine anhaltende, ernstzunehmende Bedrohung der Gesundheit der Bevölkerung dar. Zu den sogenannten tabakassoziierten Erkrankungen gehören in erster Linie Gefäßprozesse, die zu kardialen Infarkten, zu cerebralen Insulten oder peripheren Gefäßverschlüssen führen, Karzinomerkrankungen, darunter vor allem Lungenkarzinome, aber auch andere Malignome, die durch das Rauchen begünstigt werden, sowie Lungenerkrankungen wie die COPD (Chronisch obstruktive Lungenerkrankung). Jedes Jahr sind ca. 14 % der Todesfälle in Deutschland auf die Folgen eines langjährigen Tabakkonsums zurückzuführen.

Das Zigarettenrauchen verursacht in der Bundesrepublik jährlich mehr Todesfälle als AIDS, Alkohol, illegale Drogen, Verkehrsunfälle, Morde und Suizide zusammengenommen. Die Rate tabakassoziierter Todesfälle liegt auch bedeutend höher als die alkohol- oder drogenbedingte Mortalität. Raucherinnen und Raucher leben durchschnittlich 10 Jahre kürzer als Nichtraucherinnen und -raucher (Doll et al. 2004). In dieser Studie an ca. 35.000 britischen Ärztinnen und Ärzten, die prospektiv über viele Jahrzehnte untersucht worden waren, erreichten etwa 81 % der Nichtraucherinnen und Nichtraucher das 70. Lebensjahr, jedoch nur 58 % der regelmäßigen Zigarettenraucherinnen und -raucher; 59 % der Nichtraucherinnen und Nichtraucher und 26 % der Raucherinnen und Raucher erreichten das 80. Lebensjahr; 90 Jahre alt wurden nur 4 % aller Raucherinnen und Raucher, aber 24 % aller Nichtraucherinnen und Nichtraucher. Eine erhöhte Mortalität ist auch mit einer erhöhten Morbidität verbunden, Raucherinnen und Raucher erleben daher weniger gesunde Lebensjahre als Nichtraucherinnen und Nichtraucher und dadurch bedingt eine Einschränkung der Lebensqualität und Teilhabe.

Auch „passivrauchende" Nichtraucherinnen und Nichtraucher sind einem erhöhten Gesundheitsrisiko ausgesetzt. Weltweit ist ein drastischer Anstieg der tabakbedingten Todesfälle innerhalb der nächsten 30 Jahre zu erwarten – bis zum Jahr 2030 wird mit 10 Millionen tabakassoziierten Todesfällen pro Jahr weltweit gerechnet (WHO 1997), der Anstieg betrifft auch die Industriestaaten, die präventive Maßnahmen gegen das Rauchen eingeleitet haben.

2.5 Ätiologie

2.5.1 Psychologie: Entstehung und Verlauf des Tabakkonsums

Stephan Mühlig und Christoph Kröger

Der erste Kontakt zu Tabak findet meist im späten Kindes- bis frühen Jugendalter statt. Das Durchschnittsalter, in dem die erste Zigarette probiert wird, beträgt etwa 14 Jahre, das des Beginns von täglichem Tabakkonsum 15 Jahre (Zeiher et al. 2018). Ein Rauchbeginn jenseits des 20. Lebensjahres kommt heute in Deutschland nur noch selten vor.

Über Lernmechanismen werden Einstellungen zum Rauchen und das Rauchverhalten erworben. Durch soziales Lernen werden schon im Kindesalter Erwartungen, Einstellungen und Vorstellungen zum Rauchen und den damit assoziierten Wirkungen ausgebildet, bevor die erste Zigarette selbst probiert wird. Das Rauchen der ersten Zigarette entspringt meist aus Neugierde, Experimentierfreude oder dem Wunsch nach Zugehörigkeit zu einer Peergroup bzw. dem „Erwachsensein". Bei der Entwicklung vom Probierkonsum zum regelmäßigen bis hin zum abhängigen Tabakrauchen spielen Lernprozesse eine entscheidende Rolle. Das initiale Rauchverhalten tritt zunächst fast nur in Situationen auf, in denen eine entsprechende soziale Verstärkung, zum Beispiel durch andere Gruppenmitglieder, erwartet wird. Es werden häufig noch keine positiven psychotropen Wirkungen erlebt. Nicht selten treten eher negativ empfundene, aversive Körperrektionen wie Schwindel, Übelkeit oder Erbrechen auf, die einen weiteren Konsum verhindern oder bei fortgesetztem Konsum in den Hintergrund treten und zu einer körperlichen Gewöhnung führen. Anfangs ist das Rauchverhalten noch nicht stabil. Ob die Experimentierphase in einen gewohnheitsmäßigen, regelmäßigen Konsum mündet, ist von verschiedenen biologischen, psychologischen und sozialen Einflüssen abhängig.

Durch die zunehmende Entwicklung einer körperlichen und psychischen Abhängigkeit verselbstständigt sich das Rauchverhalten und mündet in ein stabiles Konsummuster, das negativ verstärkt wird. Das hohe Abhängigkeitspotenzial beim Tabakrauchen resultiert u. a. daraus, dass das Gehirn einer Gewohnheitsraucherin/eines Gewohnheitsrauchers täglich 200 bis 400 (und im Jahr: 73.000 bis 146.000) Mal mit Nikotin überflutet wird. Interne und externe Auslösereize lösen i.S. einer respondierten Konditionierung automatisch das Suchtverlangen aus. Zusätzlich werden Einflüsse positiver operanter Verstärkungen des Rauchens (z. B. Geselligkeit, „Belohnungs"- oder „Pausenzigarette" etc.) wirksam. Für die langfristige Aufrechterhaltung der Abhängigkeit sind dann hauptsächlich Prozesse der negativen Verstärkung verantwortlich, also die Linderung von Entzugssymptomatik durch erneuten Konsum. Eine Abnahme oder die Vermeidung unangenehmer Empfindungen (z. B. Reizbarkeit, Langeweile, Ängste, depressive Verstimmungen, Hungergefühle) durch das Rauchen wirken im Sinne einer negativen Verstärkung ebenfalls verhaltensstabilisierend.

Die Entwicklung einer Tabakabhängigkeit ist von weiteren Faktoren beeinflusst, die sowohl Personenmerkmale als auch spezifische Umgebungsbedingungen umfassen: familiäre Modelle, Verhalten und Einstellungen der Peergroup, Schichtzugehörigkeit, eine vorbestehende psychische Komorbidität und ungünstige Einflüsse des familiären und sozialen Milieus (psychische Störung oder Substanzkonsum der Eltern). Ein früher Rauchbeginn ist mit erhöhtem Abhängigkeitsrisiko wie auch überproportionalen Gesundheitsgefährdungen korreliert.

Die meisten Raucherinnen und Raucher hören irgendwann in ihrem Leben wieder mit dem Rauchen auf. Der Raucheranteil in der Erwachsenenbevölkerung ist zwischen 2003 und 2015 um 8 Prozentpunkte bei den Frauen bzw. 11 Prozentpunkte bei den Männern zurückgegangen (Zeiher und Kuntz 2017), bei den 11- bis 17-Jährigen 2003 und 2017 sogar über 14 Prozentpunkte auf jetzt 7 % bei beiden Geschlechtern (Zeiher et al. 2018). Die Aufhörquote, d. h. der Anteil von Personen, die jemals mit dem regelmäßigen Rauchen begonnen, dann aber wieder aufgehört haben, liegt unter männlichen Rauchern bei 51 % und unter weiblichen bei 46 % (Lampert et al. 2013). Der Prozentsatz der Ex-Rauchenden an der Gesamtheit aller Jemals-Rauchenden nimmt mit zunehmendem Lebensalter kontinuierlich zu. In den Altersgruppen der 50-Jährigen und älteren gibt es mehr Ex-Rauchende als aktuell Rauchende (Kröger et al. 2010). Im höheren Lebensalter ab 65 beträgt die Raucherquote nur noch 10 % (Männer 12 %; Frauen 9 %; DEGS1). Für diesen signifikanten Abfall der Raucherprävalenzen im hohen Alter ist nicht allein die Übersterblichkeit von Raucherinnen und Rauchern verantwortlich, da der Anteil der Ex-Raucherinnen und -Raucher in den älteren Kohorten zugleich proportional zunimmt (Pabst et al. 2010).

65 % der befragten Raucherinnen und Raucher gaben an, bereits mindestens einmal einen ernsthaften Aufhörversuch unternommen haben, davon ungefähr die Hälfte innerhalb der letzten zwei Jahre. Jedes Jahr versuchen zwischen 20 und 30 % aller Raucherinnen und Raucher mit dem Rauchen aufzuhören (Kröger et al. 2016). Unter den Exrauchern berichtet gut die Hälfte (54 %), den Rauchstopp ohne professionelle oder soziale Unterstützung geschafft zu haben, die andere Hälfte nahm Unterstützung durch das soziale Umfeld, Selbsthilfemanuale, Nikotinersatzprodukte oder Tabakentwöhnungskurse in Anspruch (Kröger et al. 2016). Die Erfolgsaussichten selbstinitiierter Aufhörversuche sind insgesamt sehr gering.

In der Tabakentwöhnung sind die Rückfallraten besonders hoch. Nur 3 bis 7 % der Raucherinnen und Raucher mit eigenständig durchgeführten Rauchstoppversuchen sind über den Zeitraum eines halben Jahres erfolgreich (Fiore et al. 2008; Hughes et al. 2004a; Kotz et al. 2020; Meyer et al. 2003; West et al. 2001). In der Versorgungspraxis werden bei professionellen Tabakentwöhnungsbehandlungen 12-Monats-Abstinenzraten von 25–40 % berichtet. Die Rückfälle treten häufig erst 2–3 Monate nach dem Rauchstopp bzw. dem Ende der Entwöhnungsintervention auf, d. h. meist erst nach Abklingen der körperlichen Entzugssymptomatik (Covey et al. 2007; Stapleton et al. 1995; Schneider et al. 1996). Selbst Jahre und Jahrzehnte nach dem Entzug können geringste Hinweisreize genügen, um heftiges Verlangen (Craving) nach der Zigarette und einen Rückfall auszulösen. Die neurobiologischen und kognitionspsychologischen Ursachen für diese anhaltende Rückfallneigung sind bislang nicht vollständig geklärt. Die hochgradig löschungsresistente Hypersensitivität („cue reactivity") gegenüber Suchtreizen wird in aktuellen Ätiologiemodellen auf neuroplastische Veränderungen u. a. im mesolimbischen Dopaminsystem zurückgeführt (Chiamulera 2005; Due et al. 2002). Langfristig kommt es bei der Tabaksucht zu einer zunehmenden Sensitivierung und Reagibilität auf Rauchreize (Annäherungstendenz). Nach der Dual-Prozess-Modelle zur Erklärung von Suchtverhalten (Bechara 2005; Evans und Coventry 2006; Wiers und Stacy 2006) erfolgt die Reaktion abstinenter Raucherinnen und Raucher mit Abhängigkeitssyndrom auf tabakassoziierte Reize im Zusammenwirken von zwei unterschiedlichen Prozessen: a) der Annäherungsreaktion auf die suchtassoziierten Auslösereize („automatic processing") und b) der gegensteuernden Selbstkontrolle zur Aufrechterhaltung der Abstinenz Kontrollfunktionen („controlled processing").

Stress, negative sowie positive Gefühle, Craving, mangelnde Motivation, Entzugssymptome oder Verführung sind häufige Gründe für einen Rückfall. Die Wahrscheinlichkeit eines Rückfalls verringert sich mit der Dauer der Abstinenz, bleibt zu einem gewissen Ausmaß aber dauerhaft bestehen. Mehrere Aufhörversuche sind typischerweise notwendig, um dauerhaft mit dem Rauchen aufzuhören (Kröger et al. 2016).

Gründe oder Anlass für Aufhörversuche können individuelle körperliche und gesundheitliche Veränderungen (akute Erkrankung, Gesundheitsschäden, Wunsch nach verbesserter körperlicher Fitness, Verlust der Verstärkerqualität des Rauchens) oder soziale und gesellschaftliche Auslöser (sozialer Druck durch soziales Umfeld, ärztlicher Ratschlag, Rauchverbote, Kosten) sein.

2.5.2 Neurobiologie und Pharmakologie

Anil Batra

Einflussfaktoren für einen Beginn des Tabakkonsums sind soziale Verstärker, die Koppelung des Rauchens an positive Werthaltungen (Jugendlichkeit, Sportlichkeit, Extraversion, unkonventionelles Handeln), der Einfluss durch die Werbung, die gute Verfügbarkeit, die geringen Kosten und die besondere Bedeutung des Zigarettenkonsums als Ausdruck „erwachsenen" Verhaltens.

Für die Aufrechterhaltung des Tabakkonsums sind weitere Gründe verantwortlich: nicht allein gesellschaftliche Faktoren fördern das Rauchen, sondern auch die unmittelbaren biologischen und psychologischen Verstärkerwirkungen des Tabakkonsums begünstigen die Beibehaltung des Rauchverhaltens. Nikotin, die hierfür entscheidende Substanz, gelangt wenige Sekunden nach der Inhalation mit dem Tabakrauch aus der Lunge zusammen mit dem oxygenierten Blut direkt in das Gehirn und stimuliert über präsynaptische nikotinerge Acetylcholinrezeptoren die dopaminerge Aktivität, die mit den als befriedigend wahrgenommenen Wirkungen des Nikotins assoziiert ist. Zusätzlich sind das serotonerge, noradrenerge und andere Transmittersysteme involviert (Heinz et al. 2012).

Oral oder transdermal aufgenommenes Nikotin muss zunächst die Leber passieren und wird hier bereits über die Cytochrome P450 2 A6 (CYP2A6) und 2 D6 (CYP 2 D6) abgebaut. Dies reduziert die psychotrope Wirkung, die mit der Dosis und Anflutgeschwindigkeit verbunden zu sein scheint. Die Halbwertszeit von Nikotin beträgt bei Raucherinnen und Raucher ca. 30 bis 60 Minuten. Vermutlich erfolgt durch die regelmäßige Nikotinzufuhr eine hepatische Enzyminduktion, die zu einem rascheren Abbau führt. Abbauprodukte des Nikotins sind Cotinin, Nikotin-N-oxid und Nor-Nikotin. Nikotin wird überwiegend als Cotinin über die Niere ausgeschieden.

Zu beachten ist die dosisabhängige neurotoxische Wirkung von Nikotin. Intoxikationserscheinungen sind Kopfschmerzen, Übelkeit, Erbrechen, Schwindelgefühl, psychomotorische Unruhe und Kreislaufregulationsstörungen, Schweißausbrüche, Speichelfluss, Tachykardie (bei fortgeschrittener Intoxikation Bradykardie), Sehstörungen, Schlafstörungen, auch Tremor oder Veränderungen der Stimmungslage. Bei hoher Dosierung kommt es zur Ateminsuffizienz, zu epileptischen Anfällen und kardialen Beeinträchtigungen, die zum Tod führen können.

Abhängiges Rauchen ist durch ein komplexes Zusammenspiel von biologischen und psychologischen Faktoren gekennzeichnet: Auf der biologischen Seite sind die über die verschiedenen angeregten Transmittersysteme psychotropen Verstärkerfunktionen des Nikotins, wie positive Empfindung, Beruhigung, Anxiolyse, Unterdrückung von Nervosität,

Steigerung der Vigilanz, Aufmerksamkeit und Konzentrationsfähigkeit oder Dämpfung des Hungergefühls (DiChiara und Imperato 1988) relevant. Zum anderen lassen neuroadaptative Vorgänge (insbesondere eine Vermehrung der Bindungskapazität des zentralen Nervensystems für Nikotin durch eine chronische Nikotinaufnahme) auf der Basis einer erhöhten Dichte zentraler nikotinerger Acetylcholinrezeptoren u. a. im Hippocampus infolge einer prolongierten und repetitiven Rezeptordesensibilisierung, sowie einer Sensibilisierung auf molekularer Ebene eine körperliche Abhängigkeit entstehen, die klassifikatorische Kategorien wie das „zwanghafte Rauchen", „Entzugssymptome" und „Toleranzentwicklung" erklärt.

Möglicherweise besteht bei manchen Raucherinnen und Rauchern eine genetische Prädisposition zum abhängigen Tabakkonsum. Mögliche Kandidatengene kodieren zentrale Dopaminrezeptoren (D2, D3, D4), den Dopamintransporter, Serotoninrezeptoren oder das nikotinabbauende Enzym Cytochrome P450 2A6. Psychologisch bedeutsam sind intrinsische, subjektive Verstärker (z. B. emotionale Selbststeuerung, kognitive Aktivierung) und die Funktion des Rauchens unter konsumfördernden sozialen Rahmenbedingungen (Arbeitsplatz, rauchende Freunde usw.).

2.6 Behandlungsbezogene ökonomische Faktoren

Ulf Ratje

Die Kostenübernahme für Maßnahmen zur Förderung des Rauchstopps und zur Tabakentwöhnung im Gesundheitswesen ist im Wesentlichen gesetzlich geregelt. Weiterhin haben die Kostenträger verschiedene Ausgestaltungsmöglichkeiten in der Vergütung von Leistungen. Der Gesetzgeber hat im fünften Sozialgesetzbuch (SGB V) verschiedene Paragrafen geschaffen, die die Rahmenbedingungen für den Umgang mit Maßnahmen der Prävention und Therapie schaffen.

Gesetzliche Regelungen: Prävention
Der § 20 (1) SGB V regelt Prävention und Selbsthilfe:

> „Die Krankenkasse soll in der Satzung Leistungen zur primären Prävention vorsehen, die die in den Sätzen 2 und 3 genannten Anforderungen erfüllen. Leistungen zur Primärprävention sollen den allgemeinen Gesundheitszustand verbessern und insbesondere einen Beitrag zur Verminderung sozial bedingter Ungleichheit von Gesundheitschancen erbringen.
>
> Der Spitzenverband Bund der Krankenkassen beschließt gemeinsam und einheitlich unter Einbeziehung unabhängigen Sachverstandes prioritäre Handlungsfelder und Kriterien für Leistungen nach Satz 1, insbesondere hinsichtlich Bedarf, Zielgruppen, Zugangswegen, Inhalten und Methodik. …"

2 Einleitung und Begriffsdefinitionen

Gesetzliche Regelungen: Therapie
Im § 27 (1) SGB V (Stand 16.08.2019) ist die Krankenbehandlung geregelt:

> „(1) Versicherte haben Anspruch auf Krankenbehandlung, wenn sie notwendig ist, um eine Krankheit zu erkennen, zu heilen, ihre Verschlimmerung zu verhüten oder Krankheitsbeschwerden zu lindern. Die Krankenbehandlung umfasst
> 1. Ärztliche Behandlung einschließlich Psychotherapie als ärztliche und psychotherapeutische Behandlung,
> 2. zahnärztliche Behandlung,
> 2a. Versorgung mit Zahnersatz einschließlich Zahnkronen und Suprakonstruktionen,
> 3. Versorgung mit Arznei-, Verband-, Heil- und Hilfsmitteln,
> 4. häusliche Krankenpflege und Haushaltshilfe,
> 5. Krankenhausbehandlung,
> 6. Leistungen zur medizinischen Rehabilitation und ergänzende Leistungen.
> …"

Der § 34 (1) SGB V betrifft ausgeschlossene Arznei-, Heil- und Hilfsmittel:

> „… Von der Versorgung sind außerdem Arzneimittel ausgeschlossen, bei deren Anwendung eine Erhöhung der Lebensqualität im Vordergrund steht. Ausgeschlossen sind insbesondere Arzneimittel, die überwiegend zur Behandlung der erektilen Dysfunktion, der Anreizung sowie Steigerung der sexuellen Potenz, zur Raucherentwöhnung, zur Abmagerung oder zur Zügelung des Appetits, zur Regulierung des Körpergewichts oder zur Verbesserung des Haarwuchses dienen. …"

Leistungen der Gesetzlichen Krankenversicherung (GKV) 33
Auf Grundlage der gesetzlichen Bestimmungen haben die Krankenkassen einen Leistungskatalog entwickelt. Dieser umfasst Leistungen zur Primärprävention und in wesentlich größerem Umfang Leistungen zur Therapie.

Präventionsleistungen
Laut „Leitfaden Prävention" des Spitzenverbandes der GKV (1) zielen Maßnahmen nach § 20 SGB V auf den Schutz vor Krankheiten und die Förderung der Gesundheit ab. Die Leistungen der Primärprävention sollen den allgemeinen Gesundheitszustand verbessern und insbesondere einen Beitrag zur Verminderung sozial bedingter Ungleichheit von Gesundheitschancen leisten. Die aktuelle Fassung des Leitfadens enthält auch die Präventions- und Gesundheitsförderungsziele der GKV ab 2019 bis 2024 und formuliert die Voraussetzungen für die Anbieterqualifikation in der individuellen verhaltensbezogenen Prävention neu.

Für die Ausgaben für Leistungen nach §§ 20, 20a bis 20c zusammen gilt 2020 ein Richtwert von 7,52 € pro Jahr und Kopf der Versicherten (https://www.sozialgesetzbuch-sgb.de/sgbv/20.html).

Für Präventions- bzw. Gesundheitsförderungsangebote nach §§ 20 und 20a SGB V gelten die gleichen Rahmenbedingungen wie für andere Leistungen der GKV (vgl. § 12 Abs. 1 SGB V). Danach müssen „die Leistungen ausreichend, zweckmäßig und wirtschaftlich sein; sie dürfen das Maß des Notwendigen nicht überschreiten. Leistungen, die nicht notwendig oder unwirtschaftlich sind, können Versicherte nicht beanspruchen, dürfen die Leistungserbringer nicht bewirken und die Krankenkassen nicht bewilligen". Die Handlungsfelder betreffen Bewegungsgewohnheiten, Ernährung, Stressmanagement und Suchtmittelkonsum. Für Maßnahmen aus diesen Bereichen gelten Kriterien der Struktur-, Planungs-, Prozess- und Ergebnisqualität. Es sind eine geeignete Grundqualifikation, eine spezifische Zusatzqualifikation und eine Einweisung in das durchzuführende Programm nachzuweisen. DDie Krankenkassen müssen Programm und Kursleiter anerkannt haben. Dann erhalten Teilnehmer, die den Kurs absolviert haben, eine nachträgliche (teilweise) Kostenerstattung. Die Prüfung und Anerkennung erfolgt über die Zentrale Prüfstelle für Prävention. Programme zur Förderung des Nichtrauchens können in medizinischen und psychosozialen Settings eingesetzt werden. Aufgrund der Kriterien der Primärprävention sind Kontraindikationen auszuschließen. So ist die Kursteilnahme im Feld Suchtmittelkonsum/Förderung des Nichtrauchens bei vorhandener Tabakabhängigkeit (ICD-10 F17.2) oder bei Vorliegen eines schädlichen Gebrauchs von Tabak (ICD-10 F17.1), d. h. bei bestehenden Krankheiten wie die koronare Herzkrankheit, Herzinfarkt, periphere arterielle Verschlusskrankheiten, Lungenkrebs oder die chronisch-obstruktive Lungenerkrankung, ausgeschlossen. Daraus ergibt sich, dass viele Patienten für diese Angebote nicht in Frage kommen. Hier sind Therapieangebote angezeigt.

Therapieleistungen
Der § 27 (1) SGB V regelt die Bedingungen der Krankenbehandlung. Danach haben Versicherte einen Anspruch, bei Krankheitsverdacht oder bestehender Erkrankung Therapien zu erhalten.

Bei über 50 % der Raucherinnen und Raucher besteht ein klinisch bedeutsames Abhängigkeitssyndrom, das in der Regel nicht ohne therapeutische Intervention beendet werden kann. Arzneimittel zur Raucherentwöhnung stellen hier indizierte Suchttherapeutika da. Hier steht die Therapie einer Abhängigkeitserkrankung im Vordergrund, die Folgeerkrankungen mit einer Lebensverkürzung von durchschnittlich 10 Jahren nach sich zieht (2). Die nach § 27 (1) SGB V beschriebene Leistung wird von den Krankenkassen zurzeit jedoch nicht gewährt.

Private Leistungsvergütung
Bei der privaten Leistungsvergütung handelt es sich um vom Patienten privat zu zahlende Leistungen. Leistungen außerhalb der GKV-Vergütung, sogenannte Privatleistungen oder individuelle Gesundheitsleistungen (IGeL), können nur dann angesetzt werden, wenn die GKV keine entsprechende Leistung anbietet. Diese Leistungen sind nach der Gebührenordnung für Ärzte (GOÄ) abzurechnen. Ein vorheriges schriftliches Einverständnis ist ebenfalls eine Voraussetzung für die korrekte Erbringung einer Privatleistung. Die Diagnostik bei schädlichem Gebrauch von Tabak oder bei Tabakabhängigkeit sowie die Tabakentwöhnungsbehandlung ist zurzeit in Deutschland privat zu bezahlen. Die entsprechenden Leistungen sind bisher nicht in die GOÄ aufgenommen worden, sodass Analogziffern angesetzt werden müssen.

Diagnostik und Dokumentation

Anil Batra, Kay Uwe Petersen, Thomas Hering, Christoph Kröger, Peter Lindinger und Daniel Kotz

Inhaltsverzeichnis

3.1 Begriffe und Definitionen 26
    3.1.1 Diagnosestellung nach ICD 10 26
    3.1.2 Weitere Begriffe aus anderen Klassifikationssystemen 27
    3.1.3 Weitere Begriffe 28
3.2 Diagnostik: Kategorial und dimensional 29
    3.2.1 Einleitung 29
    3.2.2 Klinische Fragestellungen 30
    3.2.3 Schlüsselempfehlungen 30

(Autoren vorige Leitlinienversion: Anil Batra, Christoph Kröger, Peter Lindinger, Ulf Ratje, Kay Uwe Petersen)

Ergänzende Information Die elektronische Version dieses Kapitels enthält Zusatzmaterial, auf das über folgenden Link zugegriffen werden kann https://doi.org/10.1007/978-3-662-63679-4_3.

T. Hering
C. Kröger
P. Lindinger
D. Kotz

A. Batra (✉)
Universitätsklinik für Psychiatrie und Psychotherapie, Eberhard-Karls-Universität, Tübingen, Deutschland
e-mail: anil.batra@med.uni-tuebingen.de

K. U. Petersen
Universitätsklinik für Psychiatrie und Psychotherapie, Eberhard-Karls-Universität, Tübingen, Deutschland
e-mail: Kay.Petersen@med.uni-tuebingen.de

© DGPPN; DG-Sucht 2022
A. Batra et al. (Hrsg.), *S3-Leitlinie Rauchen und Tabakabhängigkeit: Screening, Diagnostik und Behandlung*, https://doi.org/10.1007/978-3-662-63679-4_3

3.2.4	Hintergrund der Evidenz	31
3.2.5	Darstellung der Evidenz	31
3.2.6	Von der Evidenz zu den Empfehlungen	36
3.2.7	Empfehlungen für künftige Forschung	37
3.3 Dokumentation		37
3.3.1	Einleitung	37
3.3.2	Klinische Fragestellungen	37
3.3.3	Schlüsselempfehlungen	37
3.3.4	Hintergrund der Evidenz	38
3.3.5	Darstellung der Evidenz	38
3.3.6	Von der Evidenz zu den Empfehlungen	39
3.3.7	Empfehlungen für künftige Forschung	39

3.1 Begriffe und Definitionen

Das Kapitel „Begriffe und Definition" enthält kurze Darstellungen der für die Leitlinie relevanten Begriffe und deren Erläuterung für Fachpersonal. Grundlage für die Beschreibung ist die Klassifikation nach ICD-10.

In der Literatur werden die Begriffe der Nikotinabhängigkeit, Tabakabhängigkeit oder Zigarettenabhängigkeit verwendet (Fagerström 2012). Die Einengung auf den Begriff der Nikotinabhängigkeit, wie sie im DSM-IV gewählt wird, gibt die Besonderheiten des abhängigen Rauchens jedoch nicht ausreichend wieder: Nikotin hat als Einzelsubstanz ohne die in Zigarettenrauch enthaltenen weiteren Begleitstoffe sowie in anderer pharmakokinetischer Aufbereitung als in der Zigarette geringere Verstärkerwirkungen als beim Tabakrauchen. Der Begriff der Tabakabhängigkeit wird sowohl im ICD-10 als auch in der europäischen Literatur im Zusammenhang mit der Beschreibung des abhängigen Rauchens beim Menschen bevorzugt verwendet.

3.1.1 Diagnosestellung nach ICD 10

Im ICD-10 werden „Psychische und Verhaltensstörungen durch psychotrope Substanzen" im Kapitel V, kodiert durch das Präfix „F1", katalogisiert.

Die Nachfolgeversion ICD 11 wurde im Mai 2019 durch die Weltgesundheitsorganisation (WHO) auf der 72. Weltgesundheitsversammlung (World Health Assembly, WHA72) verabschiedet. Nach Inkrafttreten ab dem 1. Januar 2022 beginnt eine fünfjährige Übergangsphase, nach deren Ende erst die Kodierung auf der Basis von ICD-11 erfolgen soll. Die aktuelle Version der Leitlinien verwendet daher weiterhin ICD-10.

F17.1: Schädlicher Konsum von Tabak/Nikotin
Ein schädlicher Konsum (F17.1) ist zu diagnostizieren, wenn ein tatsächlicher Schaden der psychischen oder physischen Gesundheit, aber keine Abhängigkeit infolge des Substanzkonsums vorliegt. ICD-11 ergänzt dies dahingehend, dass dieses Konsummuster

während eines Monats kontinuierlich bzw. innerhalb eines Jahres episodisch aufgetreten sein muss und zu einem tatsächlichen Schaden der psychischen oder physischen Gesundheit der einnehmenden Person oder betroffener Dritter geführt hat.

F 17.2: Tabakabhängigkeit/Nikotinabhängigkeit
Diagnostische Kriterien der Abhängigkeit (F17.2) nach ICD-10:

1. Starker Wunsch oder Zwang, psychotrope Substanzen zu konsumieren.
2. Verminderte Kontrollfähigkeit bzgl. des Beginns, der Beendigung und der Menge des Konsums.
3. Körperliches Entzugssyndrom bei Beendigung bzw. Reduktion des Konsums.
4. Nachweis einer Toleranz: Um die ursprünglich durch niedrigere Dosen erreichten Wirkungen der Substanz hervorzurufen, sind zunehmend höhere Dosen erforderlich.
5. Fortschreitende Vernachlässigung anderer Vergnügungen oder Interessen zugunsten des Substanzkonsums, erhöhter Zeitaufwand, um die Substanz zu beschaffen, zu konsumieren oder sich von den Folgen zu erholen.
6. Anhaltender Substanzkonsum trotz des Nachweises eindeutiger schädlicher Folgen körperlicher oder psychischer Art, wenn der Konsument sich über Art und Ausmaß der schädlichen Folgen im Klaren war oder zumindest davon auszugehen ist.

Nach ICD-10 müssen 3 der Kriterien innerhalb eines Einjahreszeitraums immer wieder oder während eines Einmonatszeitraums kontinuierlich erfüllt sein.

3.1.2 Weitere Begriffe aus anderen Klassifikationssystemen[1]

Risikoarmer Konsum/Riskanter Konsum
Risikoarm: Ein Konsum von Substanzen in einer Menge und Häufigkeit, die kein Risiko gravierender gesundheitlicher und/oder psychosozialer Konsequenzen mit sich bringt.

Riskant: Konsum mit dem Risiko gesundheitlicher und/oder psychosozialer Konsequenzen. Dazu gehören sowohl somatische oder psychische Nachteile als auch negative psychosoziale soziale Folgen.

Achtung: Dies sind keine Begrifflichkeiten im Sinne des ICD-10, jedoch im Sinne des ICD-11.

---

[1] Das nachfolgende Glossar wurde vom Erstautor auch für die Leitlinie „Medikamentenbezogene Störungen", AWMF – Registernummer 038–025, S. 24 ff verfasst und in Auszügen verwendet.

Missbrauch
Übermäßiger, exzessiver, nicht bestimmungsgemäßer Konsum von Substanzen mit Gesundheitsschäden in klinisch bedeutsamer Weise. Ziel des Konsumenten sind häufig die Provokation psychotroper Effekte oder die Beseitigung von Entzugssymptomen.
  Achtung: Keine Begrifflichkeit im Sinne des ICD-10, jedoch im Sinne des DSM-IV.
  Im Sinne des DSM-IV war die Begrifflichkeit des „Substanzmissbrauchs", entsprechend zum „Schädlichen Gebrauch" des ICD-10, als Konsum bezeichnet, der physische und psychische Schäden nach sich zieht, jedoch im Unterschied zum ICD-10 auch psychosoziale Schäden einschließt.
  Cave Begriffsüberschneidung: Missbrauch ist im „umgangssprachlichen Sinne" häufig vergesellschaftet mit einem schädlichen und manchmal vergesellschaftet mit einem abhängigen Konsum. Missbrauch als Kategorie des DSM-IV schließt eine „Abhängigkeit" aus. Im Englischen wird Missbrauch als „abuse" definiert und abgegrenzt von Fehlgebrauch oder „misuse".

Akute Intoxikation (F1x.0)
Substanzkonsum mit dadurch unmittelbar begründeten schweren psychischen, neurologischen oder körperlichen Folgeerscheinungen (z. B. kardiale Komplikationen, Bewusstseinsstörungen).
  Dabei handelt es sich um eine Begrifflichkeit aus dem ICD-10.

Entzugssyndrom (F1x.3)
Zustand, der bei Absetzen oder Reduktion des Substanzkonsums auftritt und mit substanzspezifischen psychovegetativen Symptomen einhergeht. Ein Entzugssyndrom geht zurück, sobald dem Körper wieder die ursprüngliche oder eine ähnliche Substanz zugeführt wird. Das Entzugssyndrom ist häufig selbstlimitierend, tritt wenige Stunden nach der letzten Einnahme auf und kann über Tage bis Wochen anhalten.
  Dabei handelt es sich um eine Begrifflichkeit aus dem ICD-10.

3.1.3 Weitere Begriffe

Sucht
Im allgemeinsprachlichen Gebrauch Synonym für Abhängigkeit mit der Konsequenz der periodischen oder chronischen Intoxikation. Frei nach West und Brown (2013) ist „Sucht eine chronische Erkrankung, die durch eine wiederholte starke Motivation charakterisiert ist, ein belohnend erlebtes Verhalten auszuführen, die als Ergebnis dieses Verhaltens erworben wurde und ein erhebliches Potenzial für unbeabsichtigte negative Folgen aufweist."
  Achtung: Dies ist keine Begrifflichkeit im Sinne des ICD-10.

Toleranz (Gewöhnung)
Die Drogenwirkung lässt nach Phasen längeren Konsums nach. Toleranz entsteht durch a) eine neurologische Adaptation bzw. b) einen beschleunigten Abbau (verkürzte biologische Halbwertszeit) zugeführter Substanzen sowie c) psychovegetative Anpassungsvorgänge an die Substanzwirkung. Der Wirkverlust führt oft zu einer Dosissteigerung.

Dies ist eine Begrifflichkeit im Sinne des ICD-10.

Körperliche Abhängigkeit
Körperliche Abhängigkeit erklärt das Auftreten eines Entzugssyndroms. Der Zustand tritt bei Absetzen oder Reduktion des Substanzkonsums auf und geht mit substanzspezifischen psychovegetativen Symptomen einher. Ein Entzugssyndrom geht zurück, sobald dem Körper wieder die ursprüngliche oder eine ähnliche Substanz zugeführt wird. Das Entzugssyndrom ist häufig selbstlimitierend, tritt wenige Stunden nach der letzten Einnahme auf und kann über Tage bis Wochen anhalten. Die körperliche Abhängigkeit wird mit einem Entzugssymptom gleichgesetzt, das sich dann ergibt, wenn die Dosis verringert oder im Verlauf eines Abstinenzversuchs weggelassen wird.

Psychische Abhängigkeit
Die psychische Abhängigkeit wird häufig als Ausdruck der Kontrollminderung bzw. des Kontrollverlustes, des zwanghaften Konsums und eines starken Cravings beschrieben. Psychische Abhängigkeit geht einher mit der individuellen funktionellen Bedeutung des Konsums: Aversive Zustände werden mit Hilfe des Konsums überwunden, ein Verzicht auf die Substanz fällt schwer, da antizipierte Wirkeffekte ausbleiben bzw. aversive Effekte erwartet werden.

3.2 Diagnostik: Kategorial und dimensional

3.2.1 Einleitung

Die Diagnostik der Tabakabhängigkeit (F17.2) und des schädlichen Gebrauchs von Tabak (F17.1) nach ICD-10 muss als vorgegebenes Verfahren außerhalb der Möglichkeit von Empfehlungen angesehen werden.

Dagegen liegen zu diagnostischen Verfahren zur Ermittlung der Konsumintensität und der Abhängigkeit psychometrische Untersuchungsinstrumente vor, die eine Einschätzung anhand objektiver Testgütekriterien erlauben. Darüber hinaus besteht eine umfassende Studienlage zur Wirksamkeit von Screening- und Dokumentationsverfahren bei Raucherinnen und Rauchern.

3.2.2 Klinische Fragestellungen

Welche rauchanamnestischen Inhalte, diagnostischen Instrumente oder Vorgehensweisen sind notwendig für die Diagnosestellung einer Tabakabhängigkeit bei Raucherinnen und Rauchern sowie bei Untergruppen von Raucherinnen und Rauchern (z. B. Kindern und Jugendlichen, älteren Personen)?

3.2.3 Schlüsselempfehlungen

	Empfehlungen Statements	Empfehlungsgrad
3.2.3.1	**Systematisches Screening** Alle Patientinnen und Patienten sollen beim ersten (für eine umfassende Anamnese geeigneten) Kontakt sowie in regelmäßigen Abständen im Behandlungsverlauf nach ihrem Konsum von Tabak oder E-Zigaretten oder verwandten Produkten[2] gefragt werden. Empfehlungsgrad: A LoE: 1a Literatur: Fiore et al. (2008) Gesamtabstimmung (ohne IK): 30.06.2020: 100 % (35/35)	A
3.2.3.2	**Fagerström Test für Zigarettenabhängigkeit (FTZA)** Der Fagerström Test für Zigarettenabhängigkeit (FTZA) soll zur weiterführenden Diagnostik eingesetzt werden, um die Stärke der Zigarettenabhängigkeit einzuschätzen. Empfehlungsgrad: A LoE: Ib Literatur: Courvoisier und Etter (2008, 2010), Etter (2005, 2008), Fagerström (1978), Fagerström und Schneider (1989), Fagerström (2012), Fagerström und Furberg (2008), Heatherton et al. (1991), Meneses-Gaya et al. (2009), Prokhorov et al. (2003), Schumann et al. (2002), Uysal et al. (2004) Gesamtabstimmung (ohne IK): 30.06.2020: 100 % (35/35)	A

---

[2] Zum Teilaspekt „E-Zigaretten oder verwandte Produkte" ergab die systematische Recherche keine Studien. Dennoch sollen sie analog zu Tabak behandelt werden. Dieser Aspekt der Empfehlung ist nur ein Klinischer Konsenspunkt.

3.2.4 Hintergrund der Evidenz

Die Quellleitlinien behandeln allgemeine Empfehlungen zur Diagnostik hinsichtlich eines Zigarettenkonsums. In die Empfehlungen der aktualisierten Leitlinie wurden auch verwandte Produkte (E-Zigaretten u. a.) aufgenommen. Dieser Aspekt der Empfehlung ist mangels Forschungsarbeiten nicht evidenzbasiert und muss daher als Klinischer Konsenspunkt beschrieben werden.

Aufgenommen wird ein Abschnitt zur biochemischen Validierung des Tabakkonsums.

3.2.5 Darstellung der Evidenz

Hintergrundtext zur Empfehlung 3.2.3.1 „Systematisches Screening"
Eine Identifikation von Raucherinnen und Rauchern vergrößert die Rate klinischer Interventionen (Fiore et al. 2008). Ein effektives Screening leitet den Zugang zu wirksamen Interventionen (wie Kurzberatung und intensiver Behandlung) ein und liefert Hinweise zur Identifikation von je nach Rauchstatus und Ausstiegsbereitschaft passenden Interventionen. In Praxen und Kliniken sollten alle Patientinnen und Patienten nach ihrem Tabakkonsum gefragt werden („Ask"). Eine Metaanalyse mit neun inkludierten Studien kam zu dem Ergebnis, dass Screeningsysteme wie Vermerke auf Patientenakten oder in der Patientenverwaltungs-software die Interventionsrate sehr deutlich (OR = 3,1; 95 % KI: 2,2–4,2) verbessern (s. auch Kap. „Wirksamkeit eines Dokumentationssystems"). Der Einfluss solcher Screeningsysteme auf die Ausstiegsrate ist nicht eindeutig (OR = 2,0; 95 % KI: 0,8–4,8; 3 Studien). Der hauptsächliche Nutzen der systematischen Erfassung besteht also in der besseren Interventionsrate, nicht in der höheren Ausstiegsrate (Fiore et al. 1996, 2008).

Die European Smoking Cessation Guidelines (ENSP 2018) bewerten eine routinemäßige Identifikation von Rauchern in der aktuellen medizinischen Praxis als verpflichtend. Die Notwendigkeit einer systematischen Erfassung ist unabhängig vom Bestehen einer tabakassoziierten Erkrankung und sollte von allen medizinischen Fachrichtungen geleistet werden. Dazu bieten sich Routineuntersuchungen genauso an wie Arztbesuche aus akutem Anlass.

Jede neue Patientin und jeder neue Patient, Jugendliche wie Erwachsene, sollen initial als Teil einer Basisdokumentation nach dem Tabakkonsum gefragt werden. Diese Befragung soll in der Zukunft anlassbezogen fortgesetzt werden. Raucherinnen und Raucher sollen jeweils nach ihrer Entwöhnungsbereitschaft gefragt werden.

Angesichts der jüngeren Entwicklungen alternativer Produkte zur Zigarette, die nicht selten parallel („dual") konsumiert werden, wird empfohlen, in das Screening nicht nur den Zigaretten-/Tabakkonsum, sondern auch den Konsum der E-Zigarette und weiterer Nikotinabgabesysteme wie rauchlose Tabakprodukte aufzunehmen.

Hintergrundtext zur Empfehlung 3.2.3.2 „Fagerström Test für Zigarettenabhängigkeit (FTZA)"

In der Forschungsliteratur eingesetzte Messinstrumente zur Feststellung der Nikotinabhängigkeit, Tabakabhängigkeit, des Schweregrades der Abhängigkeit bei Erwachsenen oder zur Bestimmung des Rauchverlangens (im Entzug) sind überwiegend:

- ICD 10-Kriterien
- DSM-IV-Kriterien (z. B. in Donny und Dierker 2007)
- Fagerström Test for Nicotine Dependence (FTND) (Heatherton et al. 1991, z. B. in Huh und Timberlake, 2009 ; Fagerström und Furberg 2008; Pedersen und von Soest 2009). Im Sinne der Erläuterung in Abschn. 3.1 wurde auch der am häufigsten verwendete Selbstbeurteilungsbogen zur Erfassung der Stärke der Abhängigkeit, der „Fagerström Test für Nikotinabhängigkeit" (FTND; deutsche Schreibweise FTNA) in den „Fagerström Test für Zigarettenabhängigkeit" (FTCD, die Validierung des Tests erfolgte mit Zigarettenrauchern, nicht dagegen allgemein mit Konsumenten von Tabakprodukten; deutsche Schreibweise FTZA) umbenannt (Fagerström 2012).
- Fagerström Tolerance Questionnaire (FTQ) (Eine Vorläuferversion des FTND, Fagerström 1978; Fagerström und Schneider 1989, z. B. in Panday et al. 2007; Kandel et al. 2005); Modified Fagerström Tolerance Questionnaire (mFTQ) (Prokhorov et al. 1998).
- Heaviness of Smoking Index (HSI; eine praktikablere, aber weniger gut etablierte Kurzform des FTCD, die nur aus zwei Fragen des FTCD besteht) (Heatherton et al. 1989, z. B. in Kandel et al. 2005)
- Cigarette Dependence Scale (CDS, Etter et al. 2003 ; Etter 2005, 2008; z. B. in Hughes et al. 2004b; Courvoisier und Etter 2008; Etter et al. 2009)
- Nicotine Dependence Syndrome Scale (NDSS) (Shiffman et al. 2004, z. B. in Huh und Timberlake 2009)
- Strength of Urges To Smoke (SUTS) Scale (deutsch: Verlangen zu Rauchen-Skala, VRS) (Fidler et al. 2011)
- Questionnaire of Smoking Urges (QSU und seine Kurzform QSU-b) (Cappelleri et al. 2007; Cox et al. 2001; Tiffany und Drobes 1991)

Abhängigkeit bei erwachsenen Raucherinnen und Rauchern

Hughes et al. (2006) gehen davon aus, dass bei Einsatz kategorialer Dimensionen 25 % der Bevölkerung jemals nikotinabhängig im Sinne der DSM-IV Kriterien waren. Damit ist etwa die Hälfte der aktuellen Raucherinnen und Raucher nikotinabhängig. In der größten deutschen Studie zur Häufigkeit des Rauchens und der Tabakabhängigkeit in der Primärversorgung kommen Hoch et al. (2004) auf der Basis einer Erhebung in Hausarztpraxen zu dem Ergebnis, dass 71 % der deutschen Bevölkerung jemals geraucht haben. Der Anteil der regelmäßigen Raucherinnen und Raucher wurde in der Studie mit 24,9 % angegeben, 14 % der Bevölkerung (und damit 56 % der regelmäßigen Raucherinnen und Raucher) sollten demzufolge aktuell abhängig sein. In mehr als 25 % der Fälle wurde die Diagnose einer Tabakabhängigkeit von den betreuenden Hausärzten jedoch nicht gestellt. Daten der

DEBRA Studie (Deutsche Befragung zum Rauchverhalten) zeigen, dass aktuell etwa 28 % der in Deutschland lebenden Bevölkerung Tabak raucht (Kotz et al. 2018). Aktuelle Raucherinnen und Raucher konsumierten durchschnittlich 14 Zigaretten pro Tag; 43 % 0–10 Zigaretten, 44 % 10–20 Zigaretten und 13 % mehr als 20 Zigaretten pro Tag (Kotz et al. 2018). Etwa 60 % der täglichen Raucherinnen und Raucher erfüllten auch in einer US-amerikanischen Studie an 8213 Raucherinnen und Rauchern mit täglichem Tabakkonsum die DSM-Kriterien der Nikotinabhängigkeit. 37,7 % der Raucherinnen und Raucher, die länger als 10 Jahre mindestens 10 Zigaretten pro Tag konsumierten, wurden dagegen als nicht abhängig klassifiziert (Donny und Dierker 2007).

Stärke der Abhängigkeit
In einer Untersuchung von Fagerström und Furberg aus dem Jahr 2008 wird der mittlere Grad der Abhängigkeit der deutschen Raucherinnen und Raucher, gemessen mit dem FTCD (maximale Punktzahl: 10), mit 2,8 angegeben. Laut neueren Zahlen der DEBRA Studie aus dem Zeitraum 2016–2019 berichten 17,2 % der aktuellen Tabakraucherinnen und -raucher in Deutschland einen hohen Grad der Tabakabhängigkeit (HSI > 4 Punkte); 16,1 % der weiblichen, und 18,2 % der männlichen Raucher (Kotz et al. 2020). Zum Vergleich: in einer Studie mit Vergleichsdaten aus 18 europäischen Ländern lag der Anteil der Raucherinnen und Raucher mit einem hohen Grad der Tabakabhängigkeit (allerdings definiert durch einen niedrigeren Grenzwert von HSI ≥ 4 Punkte) durchschnittlich bei 21,2 % (16,6 % der weiblichen und 25,0 % der männlichen Raucher) (Fernández et al. 2015). Raucherinnen und Raucher, die verhaltens- oder pharmakotherapeutische Unterstützung bei ihrem Rauchstoppversuch in Anspruch nehmen, weisen generell einen höheren Grad der Tabakabhängigkeit auf (Batra et al. 2008; Borland et al. 2012; Kotz et al. 2020).

Umgekehrt ist es naheliegend, den FTCD/FTZA oder verwandte Instrumente (z. B. den FTQ oder bei geringeren zeitlichen Ressourcen den HSI als kürzeres Instrument) zu nutzen, um sowohl die Stärke der Abhängigkeit und damit das Rückfallrisiko abzuschätzen als auch die individuelle Unterstützung (einfache oder intensive Beratung, verhaltenstherapeutische Behandlung, Notwendigkeit, Form und Intensität der medikamentösen Unterstützung) zu planen. Für eine konkrete Empfehlung oder konkrete Hilfestellung fehlen hierzu Studien. Zu Hinweisen auf eine Verwendbarkeit bei der Therapieplanung vgl. die entsprechenden Kapitel.

Eine Tabakabhängigkeit geht stärker als ein regelmäßiges Rauchverhalten ohne Abhängigkeit mit einer komorbiden psychischen Störung (Depression, Ängste, parasuizidales Verhalten) einher (Pedersen und Von Soest 2009). Auch in Deutschland zeigen aktuelle Raucherinnen und Raucher gegenüber Nie-Raucherinnen und -Rauchern häufiger eine ängstliche (OR = 1,31, 95 % KI = 1,04–1,65) sowie eine depressive Symptomatik (OR = 1,81, 95 % KI = 1,37–2,39), unabhängig von Alter, Geschlecht, Haushaltsnettoeinkommen und Schulbildung (Kastaun et al. 2019). Bei aktuellen Raucherinnen und Rauchern nimmt mit ansteigender Tabakabhängigkeit die Wahrscheinlichkeit einer ängstlichen sowie depressiven Symptomatik zu (adjustierte ORs = 1,27 bzw. 1,33 pro steigendem Abhängigkeitsgrad auf der HSI-Skala (0–6), jeweils p < 0,001) (Kastaun et al. 2019).

Abhängigkeit bei Jugendlichen
Schwieriger ist die Bestimmung der Abhängigkeit bei Jugendlichen: Clemente Jiménez et al. (2003) berechnen mit einer adaptierten Version des DSM-IV (DSM-IVa) bei regelmäßig konsumierenden Jugendlichen einen Anteil von 70,7 % abhängigen Raucherinnen und Rauchern. Andere Autoren (Perkins et al. 2001) weisen darauf hin, dass die Toleranzentwicklung, die mit einer höheren Zahl der pro Tag konsumierten Zigaretten einhergeht, kein suffizientes Kriterium für eine Abhängigkeitsdiagnose darstellt.

Der FTQ scheint bei Jugendlichen etwas konservativer zu sein als die alleinige Anwendung der DSM-Kriterien. Kandel et al. (2005) finden mehr Nikotinabhängige bei Jugendlichen, wenn sie die DSM-Kriterien anwenden, da hier die Zahl der täglich gerauchten Zigaretten (die bei Jugendlichen häufig geringer ist) nicht in die Bewertung einfließt. Auch in einer südafrikanischen Studie an 554 jugendlichen Gelegenheits- bzw. leichten Rauchern wurden 11,6 % der nur wöchentlichen Konsumentinnen und Konsumenten im FTQ als abhängige Konsumenten identifiziert. Über 55 % der jugendlichen Raucher berichteten leichte Entzugssymptome (Panday et al. 2007). Alternativ wurden in der Literatur die Skalen „Hooked On Nicotine Checklist" (HONC, DiFranza et al. 2002) oder „Stanford Dependence Inventory" (SDI, Rojas et al. 1998) eingesetzt.

In der **Forschungsliteratur** eingesetzte Messinstrumente zur Feststellung der Nikotinabhängigkeit, Tabakabhängigkeit oder des Schweregrades der Abhängigkeit bei Jugendlichen sind überwiegend:

- Checklisten der DSM-IV-Kriterien bei Jugendlichen (DSM IVa; Clemente et al. 2003)
- Hooked On Nicotine Checklist (HONC, DiFranza et al. 2002) (0 bis 10 Punkte; je höher der Punktwert, desto stärker die Tabakabhängigkeit)
- Stanford Dependence Inventory (SDI, Rojas et al. 1998) (5 bis 25 Punkte; je höher der Punktwert, desto stärker die Tabakabhängigkeit. „The SDI is a brief self-report measure that can be used to measure nicotine dependence among teen smokers. The SDI yields a single continuous index of dependence. There are no cut-offs available to categorize different levels of dependence.")

Generell gilt: Die empfohlenen Instrumente (ICD-10 Kriterien, Fagerström Test) sind nur begrenzt auf die Situation jugendlicher Raucher übertragbar, können aber der Orientierung dienen.

Die Evidenzlage ist jedoch nicht ausreichend, um aus den bisherigen Studienergebnissen eine Empfehlung zu formulieren.

Abhängigkeit bei anderen Untergruppen
Zur Diagnostik bei anderen Untergruppen liegen keine anderen diagnostischen Instrumente vor. Bei älteren Raucherinnen und Rauchern, Frauen sowie Raucherinnen und Rauchern mit somatischen oder psychischen Begleiterkrankungen werden die gleichen diagnostischen Instrumente eingesetzt, wie bei erwachsenen Raucherinnen und Rauchern. Bei Raucherinnen und Rauchern mit psychischen Störungen wird in der Literatur wiederholt

die höhere Schwere der Abhängigkeit im Fagerström Test für Nikotinabhängigkeit (FTND) erwähnt (Batra 2000). Auch Raucherinnen und Raucher mit chronisch obstruktiven Lungenleiden (COPD) kennzeichnen sich dadurch, dass sie stärker von Tabak abhängig sind als andere Raucherinnen und Raucher (van Eerd et al. 2016).

Validierung der Quantitativen Instrumente

CDS, NDSS, HSI und FTCD sind gute Screeninginstrumente für die Erfassung der Tabakabhängigkeit bei täglichen Tabakkonsumentinnen und -konsumenten (Piper et al. 2008), allerdings scheint der FTCD bei Raucherinnen und Rauchern mit geringerer Abhängigkeit etwas reliabler zu sein (Pérez-Ríos et al. 2009; 1b). Skalen wie die CDS (Cigarette Dependence Scale), der HSI oder der FTCD können die Abstinenz nach 8 und 31 Tagen (Courvoisier und Etter 2008; 1b) vorhersagen, der Fagerström Test erweist sich bei aufhörwilligen Raucherinnen und Rauchern als wichtigste Prädiktorvariable der Abstinenz nach 12 Monaten (Batra 2000, 1b). In einer Metaanalyse (Meneses-Gaya et al. 2009; 1a) erfüllte der FTCD in zahlreichen Sprachen (Englisch, Spanisch, Portugiesisch) das Testgütekriterium der Reliabilität. Weitere Studien bestätigen die Reliabilität der italienischen, türkischen (Uysal et al. 2004) und deutschen Version.

Der FTCD und der HSI-d sind die einzigen Instrumente zur Diagnostik der Tabakabhängigkeit, die im deutschsprachigen Raum validiert sind (Schumann et al. 2002).

Validierungsstudien bzgl. der Intensität des Rauchens wurden mit Cotininbestimmungen vorgenommen (Prokhorov et al. 2003; 1b). Ältere Studien legen nahe, dass bei leichten Rauchern der FTCD nicht ausreichend validiert ist, andere Untersuchungen attestieren dem FTCD eine Konstrukt- und prädiktive Validität, allerdings scheint die CDS-12 hier noch besser validiert zu sein (Etter 2005).

Die Messung des „Suchtdrucks" („Rauchverlangens" oder „cravings"), der ebenfalls Ausdruck einer drohenden Rückfallgefährdung sein könnte, kann mit Hilfe der „Strength of Urges To Smoke"- (SUTS) Skala bestimmt werden (Fidler et al. 2011). Eine deutsche Übersetzung der Skala liegt vor (Verlangen zu Rauchen-Skala, VRS: https://osf.io/zrtfu/), aber eine Validierungsstudie im deutschen Sprachraum wurde bislang noch nicht durchgeführt.

Gleichermaßen geeignet ist der QSU (Questionnaire of Smoking Urges; Tiffany und Drobes 1991), der auch in einer Kurzversion mit 10 Fragen vorliegt und auch in einer deutschen Version validiert wurde (Cox et al. 2001, Cappelleri et al. 2007, Müller et al. 2001).

Biochemische Validierung des Nikotin- bzw. Tabakkonsums:

Für die biochemische Validierung des Tabakkonsums bzw. einer Abstinenz stehen die Bestimmungen von Nikotin und seinen Abbauprodukten (vorzugsweise Cotinin, das eine deutlich längere Halbwertszeit aufweist als Nikotin) in Urin, Sputum oder Blut zur Verfügung. Im Fall einer nikotingestützten Entzugsbehandlung kann dies nicht zum Abstinenznachweis herangezogen werden. Die Bestimmung des Kohlenmonoxids (CO) als Bestandteil des inhalierten Tabakrauchs in der Ausatemluft (am praktikabelsten und nicht-invasiv durch die Verfügbarkeit spezieller für die Tabakentwöhnung entwickelter Messgeräte) oder im (Kapillar-)Blut gestattet eine Aussage über die Inhalation von Tabakrauch. Die Halbwertszeit von CO ist allerdings mit ca. 8 Stunden deutlich kürzer als die von Cotinin (Benowitz et al. 2020). Andere Abbauprodukte wie NNAL (4-(methylnitrosamino)-1-(3-pyridyl)-1-butanol) können für die Validierung der Langzeitabstinenz und zur Differenzierung der Nikotinquelle (Tabak oder E-Zigaretten bzw. Nikotinersatzprodukte) eingesetzt werden.

Allerdings sind im klinischen Kontext außerhalb von Studien die Kosten vergleichsweise hoch. Die praktikabelste und ökonomische Methode zur Verifikation der Tabakabstinenz ist die Bestimmung der Kohlenmonoxidkonzentration in der Ausatemluft.

Fazit:
Die kategoriale Diagnostik folgt den Vorgaben der ICD-10 bzw. DSM-IV-Kriterien, obgleich zumindest für das DSM nachgewiesen ist, dass die psychometrischen Qualitäten eher schwach sind (Hendricks et al. 2008). Alternativen liegen angesichts der Bedeutung der ICD-Kriterien für die Diagnosenverschlüsselung nicht vor.

Die dimensionale Diagnostik kann mit diversen Varianten des Fagerström Tests (Fagerström Tolerance Questionnaire (FTQ), Fagerström Test for Nicotine/Cigarette Dependence (FTND/FTCD) oder Heaviness of Smoking Index (HSI)) oder der CDS erfolgen. Die Reliabilität des FTCD ist gut belegt (1a), für die Validität liegen einzelne, z. T. widersprüchliche Studien vor (B). Eine passende, validierte Alternative zum FTCD, HSI oder FTQ existiert im deutschsprachigen Raum noch nicht.

Die gebräuchlichsten Instrumente, die Diagnosekriterien des ICD 10 (Dilling et al. 2014), der Fagerström Test für Zigarettenabhängigkeit (Heatherton et al. 1991, z. B. in Huh und Timberlake, 2009; Fagerström und Furberg 2008, Pedersen und Von Soest 2009) und der Heaviness of Smoking Index (HSI) (Heatherton et al. 1989, z. B. in Kandel et al. 2005) in einer deutschen Übersetzung wurden in den Anhang aufgenommen (Anhang 2).

3.2.6 Von der Evidenz zu den Empfehlungen

Empfehlung 3.2.3.1 „Systematisches Screening"
Die Bedeutung eines Screenings sowohl für die Interventions- als auch die Ausstiegsrate wurde im Rahmen älterer Metaanalysen untersucht. In vielen Quellleitlinien wird betont, dass eine routinemäßige Identifikation von Tabakkonsumentinnen und -konsumenten ein notwendiger erster Schritt bei der Behandlung darstellt. Das hohe Evidenzlevel (1a) und die starke Empfehlung (A) werden der Quellleitlinie von Fiore et al. (2008) entnommen.

Empfehlung 3.2.3.2 „Fagerström Test für Zigarettenabhängigkeit (FTCD)"
Obwohl der Forschungsstand zum Fagerström Test bei aller Qualität und Vielfalt der Studien noch Lücken aufweist, handelt es sich um das am besten bewährte und untersuchte Instrument weltweit (LoE Ib). Aufgrund seiner großen Verbreitung in Deutschland, seiner

dargestellten psychometrischen Qualitäten und des klinischen Urteils wird eine starke Empfehlung ausgesprochen.

3.2.7 Empfehlungen für künftige Forschung

Studien zur Validität, Reproduzierbarkeit und Responsivität des Fagerström Tests für Zigarettenabhängigkeit (FTCD) und anderer Screeninginstrumente im Rahmen quantitativer Diagnostik, insbesondere im deutschsprachigen Raum, sind wünschenswert.

3.3 Dokumentation

3.3.1 Einleitung

Zur systematischen Erfassung des Tabakkonsums in einem Dokumentationssystem wird mangels aktueller Studien auf Quellleitlinien zurückgegriffen, die diesen Gegenstand auf der Basis älterer Literatur hinreichend behandeln.

3.3.2 Klinische Fragestellungen

Welche Belege gibt es für die Wirksamkeit eines Dokumentationssystems für die Rauchanamnese und die Therapieverlaufsdokumentation?
  Welche Inhalte sind zwingend notwendig, welche sind fakultativ?

3.3.3 Schlüsselempfehlungen

	Empfehlungen Statements	Empfehlungsgrad
3.3.3.1	**Erfassung in einem Dokumentationssystem** Der Konsum von Tabak und verwandten Produkten[3] soll in der Patientendokumentation erfasst werden. Empfehlungsgrad: A LoE: 1a Literatur: Fiore et al. (2008) Gesamtabstimmung (ohne IK): 30.06.2020: 100 % (34/34)	A

---

[3] Zum Teilaspekt „verwandte Produkte" ergab die systematische Recherche keine Studien. Dennoch sollen sie analog zu Tabak behandelt werden. Dieser Aspekt der Empfehlung ist nur ein Klinischer Konsenspunkt.

3.3.4 Hintergrund der Evidenz

Zum Thema Dokumentation stützt sich die vorliegende Leitlinie auf die Quellleitlinien. Die Empfehlung wurde erweitert zu „und verwandten Produkten". Es liegt zwar gute Evidenz für den notwendigen Einsatz eines Dokumentationssystems bei Tabakprodukten vor, allerdings keine Literatur zu „verwandten Produkten". Daher ist die Erweiterung „zu verwandten Produkten" als KKP anzusehen (vgl. Anmerkung zur Empfehlung).

3.3.5 Darstellung der Evidenz

Hintergrundtext zur Empfehlung 3.3.3.1 „Erfassung in einem Dokumentationssystem"
Der Rauchstatus soll in der Patientenakte dokumentiert werden.

Dabei soll nicht nur nach dem Konsum von Zigaretten gefragt werden, sondern auch nach dem Einsatz weiterer Produkte (z. B. von Shishas, E-Zigaretten, Tabakerhitzern sowie Pfeifen, Zigarren, Zigarillos). Die Hintergrundliteratur bezieht sich allerdings überwiegend auf den Zigarettenkonsum.

Die Anzahl der Patientinnen und Patienten, die für den Erhalt von Tabakentwöhnungsberatungen registriert waren, war höher, wenn Ärztinnen und Ärzte systematisch nach dem Tabakkonsum gefragt und Entwöhnungsangebote gemacht haben (ENSP 2018; McCullough et al. 2009). Die Erfassung der Anamnese führt bereits zu einer Erhöhung der Anzahl der erfolgreich entwöhnten Patientinnen und Patienten. Eine strukturierte Erfassung ist demnach sinnvoll, es besteht eine starke Empfehlung zum regelmäßigen Erfragen und Dokumentieren des Tabakkonsums.

Kriterien zur Diagnosestellung von Tabakgebrauch und Abhängigkeit sind nach ENSP (2018):

- Rauchstatus/Konsumstatus
- Tabakprodukt/Nikotinprodukt
- Umfang des Konsums
- Bewertung von Tabakabhängigkeit
- Auswertung früherer Aufhör-Versuche
- Entzugssymptome bei früheren Aufhörversuchen
- Motivation zum Rauchstopp
- Allgemeine Anamnese (Begleiterkrankungen, Medikation u. a.)
- Zeichen von Angst und Depression
- Schwangerschaft, Stillzeit, Kontrazeption
- Bestimmung Kohlenmonoxid
- Bestimmung Cotinin

Die Vorbereitung und Motivation für den Rauchstopp sowie die systematische Erhebung und Dokumentation des Alters, der Komorbiditäten und weiterer Faktoren beeinflussen die Erfolgsaussichten einer Tabakentwöhnung (ENSP 2018).

Eine höhere Selbstwirksamkeit und Motivation gehen mit höheren Erfolgsaussichten einher. Selbstwirksamkeitsfragebögen sind effektiv zur Bewertung der aktuellen Rauchstopp-Motivation (Spek et al. 2013).

Eine Verschlechterung der Stimmung kann als Zeichen von Tabakentzug betrachtet werden (Etter et al. 2013). Die Tabakabhängigkeit hat als chronische Erkrankung ein hohes Rückfallrisiko. Ein starkes Rauchverlangen (Craving) ist ein Hauptfaktor für Rückfälle (ENSP 2018). Craving und Entzugssymptome sollten daher bei jedem Kontakt bewertet werden.

Die erhobenen und dokumentierten Erfolgsdaten im Therapieverlauf führen zu einer Verbesserung der Behandlung (NICE 2018). Über Rückfall-Anfälligkeits-Fragebögen wie dem WI-PREPARE mit Dokumentation der Ergebnisse nach 1 Woche, 8 Wochen und 6 Monaten nach Rauchstopp ist eine stärkere Vorhersage eines Rückfalls möglich im Vergleich mit dem FTCD (Bolt et al. 2009). Die Arbeit von Santos et al. (2011) untersucht den Einsatz von 49 Instrumenten über den Gebrauch von Tabak mit den Hauptinhalten Profil und Prävalenz (38 %), Abhängigkeit (24 %) und Motivation (10,8 %). In 96 % der Studien wurden standardisierte Instrumente eingesetzt. In 79 % der Studien wurden die Ergebnisse in selbstentwickelten Fragebögen dokumentiert. Transparenz und Standardisierung der Instrumente und die Bevorzugung von validen Fragebögen sind entscheidende Eckpunkte für die Qualität und Reproduzierbarkeit in der Forschung über das Rauchen (Santos et al. 2011).

Ein Beispiel für einen Dokumentationsbogen mit den wichtigsten diagnostischen Parametern befindet sich im Anhang 2.

3.3.6 Von der Evidenz zu den Empfehlungen

Empfehlung 3.3.3.1 „Erfassung in einem Dokumentationssystem"
Eine systematische Erfassung des Tabakkonsums in einem Dokumentationssystem verbessert die Interventionsraten bei Zigarettenraucherinnen und -rauchern; ein eindeutiger Effekt auf die Abstinenzraten ist jedoch nicht belegt. Da die Empfehlung aus klinischen Überlegungen auch auf Konsumenten anderer nicht-medizinischer Tabak-/Nikotinprodukte erweitert wurde, ohne dass hierfür eine ausreichende Studienlage besteht, gilt für die Zusatzprodukte einschränkend nur der Empfehlungsgrad KKP.

3.3.7 Empfehlungen für künftige Forschung

Studien zur Auswirkung einer Finanzierung auf die Durchführung der Diagnostik sind wünschenswert.

Studien zur Auswirkung einer systematischen Dokumentation auf die Interventionsrate sowie die Inanspruchnahme von Behandlungsangeboten sind wünschenswert.

Behandlung von schädlichem und abhängigem Tabakkonsum

4

Stefan Andreas, Anil Batra, Dörthe Brüggmann, Dieter Geyer,
Helmut Gohlke, Thomas Hering, Andreas Jähne, Julia Jückstock,
Marianne Klein, Daniel Kotz, Christoph Kröger, Timo Krüger,
Michael Kölch, Evelyn Lesta, Johannes Lindenmeyer,
Peter Lindinger, Ute Mons, Stephan Mühlig, Tim Neumann,
Kay Uwe Petersen, Thomas Polak, Ulrich W. Preuss,
Martina Pötschke-Langer, Christa Rustler, Tobias Rüther,
Sophie Luise Schiller, Christiane Schwarz, Cornelie Schweizer,
Rainer Thomasius, Sabina Ulbricht und Clemens Veltrup

Inhaltsverzeichnis

4.1	Motivationsbehandlung und Kurzinterventionen	44
	4.1.1 Einleitung	44
	4.1.2 Klinische Fragestellungen	44
	4.1.3 Schlüsselempfehlungen	45
	4.1.4 Hintergrund der Evidenz	46
	4.1.5 Darstellung der Evidenz	47
	4.1.6 Von der Evidenz zu den Empfehlungen	58
	4.1.7 Empfehlungen für künftige Forschung	60

S. Andreas

A. Batra (✉)
Universitätsklinik für Psychiatrie und Psychotherapie, Eberhard-Karls-Universität,
Tübingen, Deutschland
e-mail: anil.batra@med.uni-tuebingen.de

D. Brüggmann
D. Geyer
H. Gohlke
T. Hering
A. Jähne
J. Jückstock
M. Klein
D. Kotz
C. Kröger

© DGPPN; DG-Sucht 2022
A. Batra et al. (Hrsg.), *S3-Leitlinie Rauchen und Tabakabhängigkeit: Screening, Diagnostik und Behandlung*, https://doi.org/10.1007/978-3-662-63679-4_4

4.2	Harm Reduction		60
	4.2.1 Einleitung		60
	4.2.2 Klinische Fragestellungen		62
	4.2.3 Schlüsselempfehlungen		62
	4.2.4 Darstellung der Evidenz		62
	4.2.5 Von der Evidenz zu den Empfehlungen		67
	4.2.6 Empfehlungen für künftige Forschung		68
	4.2.7 Klinischer Algorithmus Niederschwellige Verfahren		68
4.3	Psychotherapeutische Interventionen		68
	4.3.1 Einleitung		68
	4.3.2 Klinische Fragestellungen		70
	4.3.3 Schlüsselempfehlungen		70
	4.3.4 Hintergrund der Evidenz		72
	4.3.5 Darstellung der Evidenz		72
	4.3.6 Von der Evidenz zu den Empfehlungen		84
	4.3.7 Empfehlungen für künftige Forschung		85
	4.3.8 Klinischer Algorithmus Psychotherapie		86
4.4	Arzneimittel zur Entzugsbehandlung und Rückfallprophylaxe		86
	4.4.1 Einleitung		86
	4.4.2 Klinische Fragestellungen		88
	4.4.3 Schlüsselempfehlungen		88

T. Krüger
M. Kölch
E. Lesta
J. Lindenmeyer
P. Lindinger
U. Mons
S. Mühlig
T. Neumann

K. U. Petersen
Eberhard-Karls-Universität, Tübingen, Deutschland
e-mail: Kay.Petersen@med.uni-tuebingen.de

T. Polak
U. W. Preuss
M. Pötschke-Langer
C. Rustler
T. Rüther
S. L. Schiller
C. Schwarz
C. Schweizer
R. Thomasius

S. Ulbricht
Zentralinstitut für Seelische Gesundheit, Mannheim, Deutschland
e-mail: sabine.hoffmann@zi-mannheim.de

C. Veltrup

4 Behandlung von schädlichem und abhängigem Tabakkonsum

	4.4.4	Hintergrund der Evidenz	90
	4.4.5	Darstellung der Evidenz	91
	4.4.6	Von der Evidenz zu den Empfehlungen	103
	4.4.7	Empfehlungen für künftige Forschung	105
	4.4.8	Klinischer Algorithmus Pharmakotherapie	105
4.5	Somatische Therapieverfahren		105
	4.5.1	Einleitung	107
	4.5.2	Klinische Fragestellungen	107
	4.5.3	Schlüsselempfehlungen	107
	4.5.4	Hintergrund und Darstellung der Evidenz	108
	4.5.5	Von der Evidenz zu den Empfehlungen	112
	4.5.6	Empfehlungen für künftige Forschung	112
4.6	Gender- und Altersaspekte (Jugendliche, Frauen, Schwangere und ältere Menschen)		112
	4.6.1	Einleitung	112
	4.6.2	Klinische Fragestellungen	113
	4.6.3	Jugendliche	113
	4.6.4	Ältere	123
	4.6.5	Frauen und Schwangere	126
4.7	Somatische Komorbidität		133
	4.7.1	Einleitung	133
	4.7.2	Klinische Fragestellungen	134
	4.7.3	Schlüsselempfehlungen	134
	4.7.4	Hintergrund der Evidenz	136
	4.7.5	Darstellung der Evidenz	137
	4.7.6	Von der Evidenz zu den Empfehlungen	143
	4.7.7	Empfehlungen für künftige Forschung	146
4.8	Psychische Komorbidität		146
	4.8.1	Einleitung	146
	4.8.2	Klinische Fragestellungen	147
	4.8.3	Schlüsselempfehlungen	151
	4.8.4	Hintergrund der Evidenz	151
	4.8.5	Darstellung der Evidenz	152
	4.8.6	Von der Evidenz zu den Empfehlungen	162
4.9	Setting, Versorgungssituation und Aspekte der Finanzierung		164
	4.9.1	Einleitung	164
	4.9.2	Klinische Fragestellungen	165
	4.9.3	Schlüsselempfehlungen	165
	4.9.4	Hintergrund der Evidenz	166
	4.9.5	Darstellung der Evidenz	167
	4.9.6	Von der Evidenz zu den Empfehlungen	170
	4.9.7	Empfehlungen für künftige Forschung	170
	4.9.8	Zur Verbesserung der Versorgungssituation	170
	4.9.9	Empfehlungen für künftige Aktualisierungen der Leitlinie	171

4.1 Motivationsbehandlung und Kurzinterventionen

Ute Mons, Kay Uwe Petersen, Peter Lindinger, Thomas Hering, Clemens Veltrup und Sabina Ulbricht

(Autorinnen und Autoren vorige Leitlinienversion: Christoph Kröger, Peter Lindinger, Martina Pötschke-Langer, Kay Uwe Petersen)

4.1.1 Einleitung

Unter Motivationsbehandlung und Kurzinterventionen fallen Maßnahmen, die das Ziel haben, eine große Anzahl von Raucherinnen und Rauchern mit einem im Vergleich zur intensiven Behandlung und Pharmakotherapie niederschwelligeren Vorgehen und mit einem niedrigeren Kosten- bzw. Zeitaufwand zu erreichen. Mit solchen Maßnahmen soll auch die Gruppe der aktuell wenig oder gar nicht motivierten Raucherinnen und Raucher motiviert und unterstützt werden, eine Rauchstopphandlung zu initiieren und langfristig abstinent von Tabakkonsum zu leben. Dazu gehören Maßnahmen, die von im Gesundheitssystem tätigen Personen im direkten (face to face) oder indirekten (z. B. telefonisch) persönlichen Kontakt angeboten werden. Weiterhin handelt es sich um Maßnahmen, die automatisiert erstellt und über traditionelle (Selbsthilfematerialien) sowie neuere Medien (Internet, Mobiltelefone) an die Raucherinnen und Raucher herangetragen werden.

4.1.2 Klinische Fragestellungen

Wie gut können Raucherinnen und Raucher mit Hilfe von niederschwelligen Interventionen (z. B. Selbsthilfematerial, mobilen oder Online-Angeboten, telefonischer Raucherberatung) erreicht werden und welchen Einfluss haben diese Interventionen?

Wie hoch ist die Effektivität von niederschwelligen Angeboten im Vergleich zu einer Standardbehandlung oder Kontrollbedingung zur Erreichung des Rauchstopps? Wie hängt dieser Effekt von folgenden Variablen ab:

- Art bzw. Format des Angebots (z. B. persönlicher Kontakt, internet- oder mobiltelefonbasiert, reaktive oder proaktive telefonische Beratung)
- Intensität (z. B. Anzahl und Länge des Kontakts, Dauer des Kontakts)
- Zielgruppe (z. B. junge Raucherinnen und Raucher, weniger abhängige Raucherinnen und Raucher, höher motivierte Raucherinnen und Raucher, komorbide Raucherinnen und Raucher)

4 Behandlung von schädlichem und abhängigem Tabakkonsum

4.1.3 Schlüsselempfehlungen

	Empfehlungen Statements	Empfehlungsgrad
4.1.3.1	**Kurzberatung** In der medizinischen, pflegerischen und psychosozialen Gesundheitsversorgung soll Kurzberatung für Raucherinnen und Raucher zur Erreichung des Rauchstopps angeboten werden. Empfehlungsgrad: A LoE: 1a (aus systematischer Recherche) Literatur neu: Rice et al. (2017), Stead et al. (2013) Gesamtabstimmung (ohne IK): 30.06.2020: 100 % (33/33)	A
4.1.3.2	**Kurzberatung (Inhalte)** Die Kurzberatung für aufhörbereite Raucherinnen und Raucher sollte ein Angebot für weiterführende Hilfsangebote wie Telefonberatung oder Einzel- oder Gruppenbehandlung beinhalten. Empfehlungsgrad: B LoE: 1a Literatur neu: Rice et al. (2017), Stead et al. (2013) Gesamtabstimmung (ohne IK): 30.06.2020: 100 % (34/34)	B
4.1.3.3	**Motivational Interviewing** Motivational Interviewing sollte Raucherinnen und Rauchern, die eine geringe Änderungsbereitschaft haben, angeboten werden. Empfehlungsgrad: B LoE: 1a (aus systematischer Recherche) Literatur neu: Lindson et al. (2019a) Gesamtabstimmung (ohne IK): 30.06.2020: 100 % (35/35)	B
4.1.3.4	**Telefonische Beratung** In der medizinischen, pflegerischen und psychosozialen Gesundheitsversorgung soll qualitätsgesicherte telefonische Beratung zur Erreichung des Rauchstopps angeboten werden. Empfehlungsgrad: A LoE: 1a (aus systematischer Recherche) Literatur neu: Hartmann-Boyce et al. (2019), Matkin et al. (2019) Gesamtabstimmung (ohne IK): 30.06.2020: 100 % (35/35)	A
4.1.3.5	**Internetbasierte Selbsthilfeprogramme** Zur Unterstützung der Erreichung des Rauchstopps sollten qualitätsgesicherte internetbasierte Selbsthilfeprogramme angeboten werden. Empfehlungsgrad: B LoE: 1a Literatur neu: Graham et al. (2016), Taylor et al. (2017) Gesamtabstimmung (ohne IK): 30.06.2020: 100 % (35/35)	B

	Empfehlungen Statements	Empfehlungsgrad
4.1.3.6	**Mobile Selbsthilfeprogramme** Zur Unterstützung der Erreichung des Rauchstopps sollen qualitätsgesicherte mobile Selbsthilfeprogramme angeboten werden. Empfehlungsgrad: A LoE: 1a Literatur neu: Scott-Sheldon et al. (2016), Whittaker et al. (2016) Gesamtabstimmung (ohne IK): 30.06.2020: 100 % (35/35)	A
4.1.3.7	**Selbsthilfematerialien** In der medizinischen, pflegerischen und psychosozialen Gesundheitsversorgung sollten qualitätsgesicherte Selbsthilfematerialien zur Erreichung des Rauchstopps verfügbar gemacht werden. Empfehlungsgrad: B LoE: 1a (aus systematischer Recherche) Literatur neu: Livingstone-Banks et al. (2019a) Gesamtabstimmung (ohne IK): 30.06.2020: 100 % (35/35)	B
4.1.3.8	**Risiko-Feedback** In der medizinischen Gesundheitsversorgung kann Raucherinnen und Rauchern eine individuelle Rückmeldung zu tabakbezogenen gesundheitlichen Schädigungen zur Erreichung des Rauchstopps angeboten werden. Empfehlungsgrad: 0 LoE: 1a (aus systematischer Recherche) Literatur neu: Clair et al. (2019), Hollands et al. (2016), Westerdahl et al. (2019) Gesamtabstimmung (ohne IK): 30.06.2020: 100 % (35/35)	0

4.1.4 Hintergrund der Evidenz

Motivationsbehandlung und Kurzinterventionen sind vielfach untersucht worden, so dass zu allen einschlägigen Maßnahmen Metaanalysen auf Niveau der Cochrane-Analysen zur Beurteilung der Wirksamkeit der verschiedenen Interventionen herangezogen werden können. Einige der klinischen Fragestellungen können daher zufriedenstellend beantwortet werden. Aufgrund der Heterogenität der Interventionen ist jedoch eine Zusammenfassung und Bewertung vielfach nur eingeschränkt möglich, so dass die Empfehlungen auf einer allgemeinen generellen Grundlage verfasst werden. Während Cochrane-Analysen nur Studien einschließen, welche die Rauchabstinenz frühestens sechs Monate nach Abschluss einer Intervention bestimmen, umfassen andere Übersichtsarbeiten und Metaanalysen zum Teil auch kürzere Beobachtungszeiten.

Insbesondere bei Maßnahmen, die über Telefon, Internet, Mobiltelefone oder Selbsthilfematerialien vermittelt werden, wird in den Empfehlungen auf die Nutzung qualitätsgesicherter Angebote Wert gelegt. Dies hat den Hintergrund, dass gerade bei Maßnahmen, die über neuere Medien wie Internet oder Smartphone vermittelt werden, eine Fülle an Angeboten zu finden ist, deren Effektivität nicht gleichermaßen und mit hinreichender methodischer Qualität nachgewiesen wurde. Zur Beurteilung solcher Angebote können Qualitätsmerkmale herangezogen werden, die 2008 von Batra et al. formuliert worden sind (Batra et al. 2008). Diesen zufolge kann ein Programm als qualitätsgesichert gelten, „wenn es evidenzbasierte Therapieinhalte der Tabakentwöhnungsbehandlung beinhaltet oder wenn es sich als Gesamtprogramm als effektiv erwiesen hat".

4.1.5 Darstellung der Evidenz

Hintergrundtext zu den Empfehlungen 4.1.3.1 „Kurzberatung" und 4.1.3.2 „Kurzberatung (Inhalte)"
Kurzberatungen werden in der Regel in Arzt- oder Zahnarztpraxen oder anderen Settings der medizinischen oder psychosozialen Versorgung (z. B. Beratung Schwangerer) durchgeführt. Die Dauer einer Kurzberatung variiert von etwa 1–2 Minuten bis zu 20 Minuten in einer Beratungseinheit. Sie beinhaltet in der Regel die Ansprache der Raucherin oder des Rauchers, die Empfehlung zum Rauchstopp sowie einen Verweis an weiterführende Hilfsangebote.

Eine Ansprache von Raucherinnen und Rauchern in einer Kurzberatung durch Ärztinnen und Ärzte ist wirkungsvoller als keine Ansprache, wie eine Cochrane-Analyse zeigt (Stead et al. 2013, 42 Studien mit 31.000 Teilnehmern). So war im Vergleich zur Kontrollgruppe (keine Beratung oder Usual Care) die ärztliche Kurzberatung signifikant überlegen (RR = 1,66; 95 % KI: 1,42–1,94; 17 Studien; N ~ 14.000).

Beim direkten Vergleich einer minimalen Kurzberatung durch Ärztinnen und Ärzte gegenüber einer intensivierten Beratung ist die intensivere Form der Beratung leicht überlegen (Stead et al. 2013, RR = 1,37; 95 % KI: 1,20–1,56). Diese Überlegenheit der intensiveren Beratung scheint in der Gruppe der Hochrisikopatientinnen und -patienten stärker ausgeprägt zu sein als in nicht entsprechend vorselektierten Populationen (Hochrisikopatientinnen und -patienten: RR = 1,65; 95 % KI: 1,35–2,03; unselektierte Population: RR = 1,20; 95 % KI: 1,02–1,43). Mit Hinblick auf den geringen zeitlichen Aufwand einer Kurzberatung sollte diese Form der Ansprache bevorzugt und für alle Settings flächendeckend empfohlen werden. Es gibt Hinweise, dass ein Nachfolgetermin die Effektivität verbessern kann (RR = 1,52; 95 % KI: 1,08–2,14), doch auch hier scheint die Kosten-Nutzen-Relation relativ gering, so dass eine Intensivierung der Kurzberatung eher nicht empfohlen wird. Eine Kombination mit zusätzlichen Hilfen, wie einer individualisierten Rückmeldung (Risiko-Feedback) oder mit Selbsthilfematerialien, erhöht die Effektivität der Kurzberatung nicht (Stead et al. 2013), und ist daher ebenfalls nicht generell zu empfehlen, könnte aber in Subgruppen, wie z. B. bei motivierten Raucherinnen und Rauchern, nützlich sein.

Zur inhaltlichen Ausgestaltung der Kurzberatung gibt es verschiedene Konzepte wie beispielsweise die 5A-Methode (Fiore et al. 2008) oder die ABC-Methode (McRobbie et al. 2008).

Bei der 5A-Methode werden folgende Schritte durchlaufen: (1) Abfragen des Rauchstatus („ask"): alle Patientinnen und Patienten zum Rauchen befragen und den Rauchstatus dokumentieren; (2) Anraten des Rauchverzichts („advise"): individuelle und motivierende Empfehlung zum Rauchstopp geben; (3) Ansprechen der Aufhörmotivation („assess"): erfassen, ob die Raucherin oder der Raucher bereit ist, sein Rauchverhalten zu ändern; (4) Assistieren beim Rauchverzicht („assist"): Raucherinnen und Raucher, die aufhören wollen, qualifiziert unterstützen oder an ein anerkanntes Entwöhnungsangebot weiterleiten; (5) Arrangieren von Folgekontakten („arrange").

Die ABC-Methode ist eine kurze Variante bestehend aus nur drei Schritten: (1) Ask: Abfragen und Dokumentation des Rauchstatus; Brief advice: individuelle und motivierende Empfehlung zum Rauchstopp; und Cessation support: qualifizierte Unterstützung beim Aufhörwunsch oder Weiterleitung an ein anerkanntes Entwöhnungsangebot (z. B. Telefonberatung).

Bei beiden Beratungsmodellen ist die Weiterleitung an qualifizierte weiterführende Hilfsangebote zentral. Es kann derzeit keine eindeutige allgemeine Empfehlung gegeben werden, dass ein Beratungsmodell bevorzugt werden soll. Gegenüber den 5As hat die ABC-Methode den Vorteil, besonders einfach, schneller umsetzbar und unabhängig von Konsultationsanlass und aktueller Rauchstoppmotivation in nahezu jedes Arzt-Patienten-Gespräch integrierbar zu sein. In einer aktuellen deutschen Studie wurde ein Trainingsprogramm für Hausärztinnen und -ärzte in der Kurzberatung von Tabakraucherinnen und -rauchern (zwei Varianten: 5A- und ABC-Methode) als Umsetzungsstrategie zur Implementierung der S3-Leitlinie in der hausärztlichen Praxis entwickelt und evaluiert (Kastaun et al. 2020). An dem Cluster-randomisierten kontrollierten Trial nahmen 1937 rauchende Patientinnen und Patienten aus 52 Hausarztpraxen im Rhein-Ruhrgebiet teil. Durch das Training konnte der Anteil der rauchenden Personen, die von ihren Hausärztinnen oder -ärzten während einer Routinekonsultation eine Rauchstopp-Empfehlung erhielten, insgesamt von durchschnittlich 13 % auf 33 % gesteigert werden (adjustiertes Odds Ratio (aOR) = 3,25; 95 % KI: 2,34–4,51). Ebenso stieg durch das Training der Anteil der Raucherinnen und Raucher, denen die Hausärztinnen und -ärzte eine verhaltenstherapeutische Unterstützung (aOR = 7,15; 95 % KI: 4,02–12,74) oder eine pharmakotherapeutische Unterstützung (aOR = 7,99; 95 % KI: 4,11–15,52) beim Rauchstopp empfahlen bzw. verschrieben. Der Effekt des Trainings auf den Anteil der Patientinnen und Patienten, die von ihren Hausärztinnen oder Hausärzten eine Rauchstopp-Empfehlung erhielten, war in der Gruppe der Hausärztinnen und Hausärzte, die in der ABC-Methode trainiert worden waren, stärker ausgeprägt als in der 5A-Gruppe (aOR = 1,71; 95 % KI: 0,94–3,12 für den

Interaktionseffekt). Zumindest für das hausärztliche Setting könnte die ABC-Methode daher womöglich besser umsetzbar und wirksamer sein.

Eine weitere Cochrane-Analyse untersucht die Wirksamkeit von Rauchstopp-Interventionen durch Pflegepersonal, einschließlich Minimalinterventionen, die im Wesentlichen Kurzberatung mit einer Dauer von weniger als zehn Minuten umfassten (Rice et al. 2017, 44 Studien mit 20.000 Teilnehmern). Diese Minimalinterventionen, die durch Pflegepersonal (Nurses) angeboten wurden, waren mit höheren Abstinenzquoten assoziiert, allerdings war der Unterschied im Vergleich zur Kontrollgruppe (keine Beratung oder Usual Care) statistisch knapp nicht signifikant (RR = 1,27; 95 % KI: 0,99–1,62; 7 Studien; N ~ 4000). Die Effektivität intensiverer Interventionen war sehr ähnlich und statistisch signifikant (RR = 1,29; 95 % KI: 1,21–1,38; 37 Studien; N ~ 17.000), so dass sich insgesamt in der gepoolten Analyse aller durch Pflegepersonal ausgeführten Interventionen ein signifikanter Effekt zeigte (RR = 1,29; 95 % KI: 1,21–1,38). Die Evidenz wird insgesamt als moderat bewertet (Rice et al. 2017).

Hintergrundtext zur Empfehlung 4.1.3.3 „Motivational Interviewing"
Motivational Interviewing basiert auf dem Konzept von Miller und Rollnick (2002). Die grundlegenden Elemente von MI lauten: Empathie zeigen, Diskrepanzen zwischen den eigenen Lebenszielen und dem aktuellen Konsum offenlegen, Zuversicht stärken und Widerstand aufnehmen. Zur Wirksamkeit der Methode in der Tabakentwöhnung liegt eine aktuelle Cochrane-Analyse vor (Lindson et al. 2019a).

Nachdem die vorhergehende Version der Cochrane-Analyse noch einen moderaten, aber signifikanten Anstieg der Ausstiegsquote ergeben hatte, wenn Motivational Interviewing eingesetzt wurde (Lindson-Hawley et al. 2015), wird in der neuesten Metaanalyse von Lindson et al. (2019a) die Wirksamkeit des Motivational Interviewing grundsätzlich in Frage gestellt. Im vorangegangenen Review wurden Studien mit unterschiedlichen Vergleichsbedingungen gepoolt und somit die spezifischen Effekte von Motivational Interviewing nicht isoliert betrachtet. Aus diesem Grund wurden für das Update die Inklusionskriterien überarbeitet und eine Reihe aussagekräftiger Vergleiche berechnet. Berücksichtigt wurden 37 randomisierte Studien mit mehr als 15.000 Untersuchungspersonen. Auch wenn in einigen Studien rauchende Personen rekrutiert wurden, die ausstiegswillig oder eben nicht ausstiegswillig waren, stammte die Mehrzahl der Teilnehmenden aus Populationen ohne bestimmte Voraussetzung bezüglich ihrer Ausstiegsmotivation. Die Motivational Interviewing-Intervention wurde im Rahmen von einer bis zwölf Sitzungen durchgeführt; die Interventionszeit insgesamt betrug zwischen fünf bis 315 Minuten. Die jeweilgen Behandlungspersonen waren Ärztinnen und Ärzte, Pflegekräfte, Psychologinnen und Psychologen, Tabakentwöhnungsexpertinnen/-experten oder Laientherapeutinnen und -therapeuten.

Positive Effekte des Motivational Interviewing als alleinige Interventionsform zur Veränderung des Rauchverhaltens konnten nicht bestätigt werden (RR = 0,84; 95 % KI: 0,63–1,12; 4 Studien; N = 684) (Lindson et al. 2019a). Auch konnte die Nutzung von Motivational Interviewing die Effekte der anderen Interventionen nicht verbessern, wenn sie als zusätzliche Komponente angeboten wurde (RR = 1,07: 95 % KI: 0,85–1,36; 12 Studien; N = 4167). Im Vergleich zu anderen Formen von Tabakentwöhnungsbehandlungen deutet zwar der Effektschätzer auf eine Überlegenheit von Motivational Interviewing hin, aber angesichts des Konfidenzintervalls kann auch eine Unterlegenheit der Intervention nicht ausgeschlossen werden (RR = 1,24; 95 % KI: 0,91–1,69; 19 Studien; N = 5192). Die Wirksamkeitsschätzungen von Motivational Interviewing als zusätzlicher Komponente sowie im Vergleich zu anderen Formen der Entwöhnungsbehandlung wurden wegen großer Heterogenität und Ungenauigkeiten als „low certainty" eingestuft. Wurden Motivational-Interviewing-Interventionen unterschiedlicher Intensität verglichen, gab es Evidenz für eine Überlegenheit von Motivational Interviewing mit höherer Intensität versus mit geringerer Intensität (RR = 1,23; 95 % KI: 1,11–1,37; 5 Studien; N = 5620). Auch hier wurde die Evidenz als niedrig eingestuft, insbesondere wegen eines Bias-Risikos in drei der fünf hier gepoolten Studien. Wurden diese drei Studien exkludiert, ergab sich lediglich ein RR von 1,00 (95 % KI: 0,65–1,54; N = 482) und eine entsprechend geänderte Interpretation der Ergebnisse (Lindson et al. 2019a).

Zusammenfassend gilt laut Lindson et al. (2019a), dass die Evidenz unzureichend ist, um die Frage beantworten zu können, ob Motivational Interviewing zur Förderung des Rauchstopps wirksam ist oder nicht. Die insgesamt schwache Evidenzlage bedeutet in erster Linie, dass es weiterer Forschung und Studien mit besserer methodischer Qualität bedarf, um eine eindeutige Einschätzung vorzunehmen, ob und inwieweit Therapieangebote auf Basis von Motivational Interviewing in der Lage sind, rauchende Personen besser beim Rauchstopp zu unterstützen als andere Vorgehensweisen. Die Ergebnisse deuten darauf hin, dass intensivere Interventionen besser geeignet sind als kürzere Behandlungen, aber auch hierzu braucht es weitere Studien, um eine gesicherte Dosis-Wirkung nachweisen zu können. Es gibt ebenfalls keine klare Evidenz, inwieweit der Effekt von den Behandlungspersonen, dem Alter der Teilnehmenden, deren Ausstiegsmotivation oder der Behandlungsmodalität (face-to-face oder andere Formen) moderiert wird. Die Rauchstoppmotivation könnte eine zentrale Variable sein. So hatten lediglich drei der in der Cochrane-Analyse berücksichtigten Studien ausschließlich Raucherinnen und Raucher mit geringer Motivation zum Rauchstopp als Teilnehmende eingeschlossen. Dies ist insofern von Bedeutung, als dass mit der Technik speziell das Ziel verfolgt wird, die Motivation in Richtung einer Verhaltensänderung zu erhöhen. Werden Personen mit initial hoher Rauchstoppmotivation eingeschlossen, ist kein zusätzlicher Nutzen der Intervention zu erwarten. Für diese Annahme sprechen Ergebnisse einer älteren Metaanalyse, der zufolge Motivational Interviewing vor allem bei Raucherinnen und Rauchern mit geringer Rauchstoppmotivation Wirkung zeigte, nicht jedoch bei solchen mit hoher Motivation (Heckman et al. 2010). In der aktuellen Cochrane-Analyse wurden zwar einzelne Wirksamkeits-Analysen auch nach Ausgangsmotivation stratifiziert, doch die Ergebnisse erlauben wegen der zum Teil sehr kleinen Studienzahl in einzelnen Subgruppen keinen robusten Vergleich dieser Subgruppen (Lindson et al. 2019a).

Das Ergebnis des Cochrane-Reviews bedeutet nicht, dass auf Motivational Interviewing-basierte Interventionen verzichtet werden sollte. Zwar deuten die Studienergebnisse auf keinen Nutzen hin, aber es gibt auch keine Hinweise auf eine Schädlichkeit der Methode. Es ist davon auszugehen, dass Motivational Interviewing bei wenig motivierten Rauchenden eine Strategie zur Anhebung der Veränderungsbereitschaft sein kann. Vor diesem Hintergrund und der bisher vorliegenden Studien zur Wirksamkeit des Motivational Interviewing im Rahmen anderer Abhängigkeitserkrankungen, sollte die Anwendung bei wenig motivierten Rauchenden empfohlen werden.

Hintergrundtext zur Empfehlung 4.1.3.4 „Telefonische Beratung"
Telefonische Beratungsdienste werden weltweit und mit Erfolg genutzt. Telefonberatung wirkt bei unterschiedlichen Populationen und hat eine breite Erreichbarkeit. Mit Umsetzung der Tabakerzeugnisverordnung im Mai 2016 muss die Telefonnummer des BZgA-Beratungstelefons zur Rauchentwöhnung zudem auf jeder Zigarettenpackung kommuniziert werden, was sich auch in einem insgesamt deutlich gesteigerten Anrufvolumen bemerkbar macht (Goecke und Duhme 2018).

Das neueste Update des Cochrane-Review (Matkin et al. 2019) zur Telefonberatung bezieht sich auf Studien bis Juli 2018. Es wurde unterschieden nach Studien bei Selbst-Anrufern und solchen, in denen Teilnehmende nicht selbst beim Telefonservice anriefen, sondern Telefonberatung als zusätzliche Intervention angeboten wurde. In Abhängigkeit davon, ob Telefonberatung die hauptsächliche Intervention darstellt oder zusätzlich als Teil eines multimodalen Tabakentwöhnungsprogramms angeboten wird, sind Unterschiede bezüglich des relativen Effekts von Telefonberatung zu erwarten. Subgruppenanalysen wurden durchgeführt bei Studien mit Minimalintervention, face-to-face Kurzintervention und pharmakologischen Interventionen. Weiterhin wurde untersucht, inwieweit die Anzahl der Kontakte zur Telefonberatung, die theoretische Grundlage des Beratungsprotokolls beim Erstanruf oder die Änderungsbereitschaft der Teilnehmenden eine Rolle spielt. Berücksichtigt werden konnten schließlich 104 Trials mit 111.653 Untersuchungspersonen. Bei den Studienteilnehmenden handelte es sich überwiegend um rauchende Erwachsene, teilweise aber auch um Jugendliche, Schwangere und Raucherinnen und Raucher mit somatischer bzw. psychischer Komorbidität. Trotz in den meisten Fällen eindeutig signifikanter Effekte wurde wegen eines hohen Bias-Risikos bei vielen Trials (insbesondere in Bezug auf die Verblindung bei der Erhebung der Katamnesedaten und wegen fehlender biochemischer Verifizierung bei 52 % der Studien) und der Heterogenität zwischen den einzelnen Studien die Evidenz als „moderat" bewertet.

Die Abstinenzquote ist bei mehreren proaktiven Anrufen höher als bei den in Kontrollbedingungen (Selbsthilfematerialien oder einmalige Kurzberatung): RR = 1,38; 95 % KI: 1,19–1,61; 14 Trials; N = 32.484 (Matkin et al. 2019). Auch bei Raucherinnen und Rauchern, die nicht von sich aus bei einer Helpline angerufen haben, verbesserten proaktive Kontakte die Abstinenzquote insgesamt: RR = 1,25; 95 % KI: 1,15–1,35; 65 Trials; N = 41.233. Wenn Telefonberatung adjuvant zu Selbsthilfe oder Minimalintervention angeboten worden war, fiel der Effekt etwas größer aus (RR = 1,35; 95 % KI: 1,16–1,57; 35 Trials; N = 22.917). Zwölf Studien testeten den Effekt von Telefonberatung zusätzlich zu face-to-face Beratung oder Kurzintervention. Auch in dieser Subgruppe konnte ein signifikanter Effekt nachgewiesen werden: RR = 1,30; 95 % KI: 1,12–1,50; N= 4234. In 18 Studien wurde Telefonberatung mit pharmakologischen Ausstiegshilfen kombiniert. Hier fiel der Effekt etwas geringer aus: RR = 1,14; 95 % KI: 1,03–1,26; N = 12.865 (Matkin et al. 2019). Ähnliche Ergebnisse ergab eine Cochrane-Analyse zur Wirksamkeit von zusätzlicher verhaltenstherapeutischer Unterstützung zu Pharmakotherapie, die in einer Sub-Analyse auch die Wirksamkeit von telefonischen verhaltenstherapeutischen Interventionen als Zusatz zu Pharmakotherapie untersuchte. Auf Basis von acht Studien mit 6670 Teilnehmenden ergab sich hier ein RR von 1,25 (95 % KI: 1,15–1,37) (Hartmann-Boyce et al. 2019).

In der Cochrane-Analyse von Matkin et al. wurde in drei Studien eine Intensität von drei bis fünf Kontakten mit einer geringen Intensität verglichen (ein Kontakt). Die Telefonberatung mit drei bis fünf Kontakten war der Telefonberatung mit geringer Intensität überlegen (RR = 1,27; 95 % KI: 1,12–1,44; N = 2602) (Matkin et al. 2019).

Telefonberatung verbessert die Ausstiegschancen vermutlich unabhängig davon, ob die beratenen Personen zum Rauchstopp motiviert waren oder nicht. Beratungsprotokolle auf Grundlage von Acceptance and Commitment-Therapie (ACT), Motivational Interviewing oder stadienbasierte Interventionen waren nicht wirksamer als vergleichbar intensive andere Beratungsprotokolle. In Studien, in denen die Intervention eine Zuweisung zu einer proaktiven Beratung beinhaltete (z. B. Fax-to-Quit-Ansätze), war der Anteil der Teilnehmenden, die erreicht werden konnten und Beratung in Anspruch nahmen, meist klein. Diese Teilnehmenden erhielten dann aber aus mehreren Kontakten bestehende Unterstützung.

Die Evidenzlage zur Beurteilung, ob Telefonberatung wirksam ist, ist eigentlich gut, dennoch wird sie infolge der o. g. methodischen Probleme zu einer insgesamt "moderate-certainty evidence" herabgestuft (Matkin et al. 2019). Es lässt sich nicht eindeutig bestimmen, ob sich die Effekte durch eine höhere Anzahl von Kontakten steigern ließe; drei bis sechs Kontakte scheinen aber wirksamer zu sein als eine geringere Intensität. Die durchschnittliche Anzahl der tatsächlich absolvierten Anrufe ist meist kleiner als die Anzahl

Tab. 4.1 Beratungsprotokoll der BZgA-Telefonberatung zur Rauchentwöhnung

ANRUF	TIMING UND DAUER	BERATUNGSINHALTE
1	Eingehend; jederzeit 20 min (25 min bei proaktiv); weitgehend identisch zwischen proaktiv und einmalig-reaktiv	Begrüßung und Klärung des Anliegens Info zum Beratungsangebot und proaktiver Beratung Motivationale Bereitschaft zur Tabakabstinenz Erfahrungen aus vergangenen Versuchen Ambivalenzklärung und Stärkung von Selbstwirksamkeit Erarbeiten von Bewältigungsfertigkeiten in Risikosituationen Vorbereitung des Rauchstopp und Planung des Ausstiegsdatums Inanspruchnahme sozialer Unterstützung ***Weiterer Ausstiegsfahrplan und Abstimmung der Folgekontakte (nur proaktiv)***
2	proaktiv in den ersten 3 Tagen nach Rauchstopp; 10 min	Erfahrung beim Rauchstopp Positive Veränderungen; Coping, Entzugserleben, wenn zutreffend: Anwendung der Pharmakotherapie wenn zutreffend: Neuer Anlauf bei Rückfall
3	proaktiv Innerhalb der nächsten 4 Tage; 10 min	Wirksamkeit des Coping Inanspruchnahme sozialer Unterstützung Emotional bedeutsame Vorteile wenn zutreffend: Neuer Anlauf bei Rückfall
4	proaktiv Innerhalb der nächsten 4 Tage; 10 min	Ausstiegsprozess, Anpassung des Coping Nichtrauchen wird alltäglich wenn zutreffend: Neuer Anlauf bei Rückfall
5	proaktiv Innerhalb der nächsten 4 Tage; 10 min	Rückfallprävention Weiterer Unterstützungsbedarf wenn zutreffend: Anwendung der Pharmakotherapie Notfallplan/-koffer
6	proaktiv Einen Monat nach Rauchstopp; 10 min	Notfallplan/-koffer Einverständnis mit Nachbefragung Verabschiedung

maximal möglicher Anrufe. Dies deckt sich mit den Beobachtungen der BZgA-Telefonberatung zur Rauchentwöhnung und der Telefondienste in der Schweiz und Österreich.

Sinnvoll ist es, auf Angebote zu verweisen, die qualitätsgesichert sind; in Deutschland trifft dies auf die kostenfreie BZgA-Telefonberatung zur Rauchentwöhnung zu. Ein detailliertes Beratungsprotokoll für telefonische Beratung zur Tabakentwöhnung findet sich bei Ferguson et al. (2012). Für Deutschland liegt eine Beschreibung der Telefonberatung der Bundeszentrale für gesundheitliche Aufklärung (BZgA) vor (Lindinger et al. 2012) (Tab. 4.1).

Hintergrundtext zur Empfehlung 4.1.3.5 „Internetbasierte Selbsthilfeprogramme"
Angesichts der potenziell guten Zielgruppenerreichung und der vergleichsweise geringen Kosten internetbasierter Interventionen, hatte es in den vergangenen Jahren eine Reihe an Studien zu diesem vielversprechenden Vermittlungsformat gegeben. Eine neuere Cochrane-Analyse (Taylor et al. 2017) konnte 67 randomisiert-kontrollierte Studien mit Daten zu mehr als 110.000 Teilnehmenden einschließen. Wegen der großen Heterogenität der Studien konnte allerdings nur ein Teil der Studien für Metaanalysen verwendet werden.

Im Vergleich zu einer nicht-aktiven Kontrollgruppe (z. B. Usual Care oder Selbsthilfematerialien) waren internetbasierte Interventionen leicht überlegen (RR = 1,15; 95 % KI: 1,01–1,30; 8 Studien; N = 6800). Gegenüber einer aktiven Kontrollgruppe (z. B. persönliche Beratung per Telefon oder face-to-face) zeigte sich hingegen keine Überlegenheit internetbasierter Interventionen (RR = 0,92; 95 % KI: 0,78–1,09; 5 Studien; N = 3800) (Taylor et al. 2017).

Wurden internetbasierte Interventionen mit verhaltenstherapeutischer Unterstützung gekoppelt, zeigten sie sich gegenüber nicht-aktiven Kontrollen überlegen (RR = 1,69; 95 % KI: 1,30–2,18; 5 Studien; N = 2300), nicht aber gegenüber aktiven Kontrollen (RR = 1,00, 95 % KI: 0,84–1,18; 4 Studien; N = 2800). Maßgeschneiderte individualisierte internetbasierte Interventionen waren nicht-individualisierten interaktiven Interventionen nicht signifikant überlegen, und zwar unabhängig davon, ob es sich um programmbasierte Interventionen (RR = 1,10, 95 % KI: 0,99–1,22; 7 Studien; N = 14.600) oder nachrichtenbasierte Interventionen (RR = 1,17; 95 % KI: 0,97–1,41; 3 Studien; N = 4000) handelte. Die Qualität der Evidenz wurde je nach Vergleich als niedrig bis moderat eingeschätzt (Taylor et al. 2017).

Zu insgesamt vergleichbaren Ergebnissen kam eine weitere Metaanalyse, die 40 Studien mit rund 98.500 Teilnehmenden einschloss, welche die Abstinenz nach Follow-up über mindestens einen Monat untersuchten (Graham et al. 2016). Wegen der großen Heterogenität der Studien konnte diese Metaanalyse für viele Vergleiche aber ebenfalls nur einen Teil der Studien nutzen. Im Vergleich zu Kontrollen, die keinerlei Intervention erhielten, zeigten sich internetbasierte Interventionen wirksamer (RR = 1,60; 95 % KI: 1,15–2,21; 4 Studien; N = 3992). Während statische Internet-Interventionen keinen Vorteil gegenüber Selbsthilfematerialien zeigten (RR = 0,83; 95 % KI: 0,63–1,10; 2 Studien; N = 1483), waren interaktive Internet-Interventionen diesen überlegen (RR = 2,10; 95 % KI: 1,25–3,52; 2 Studien; N = 686). Gegenüber persönlichen face-to-face Formaten waren Internet-Interventionen nicht signifikant überlegen (RR = 1,35; 95 % KI: 0,97–1,87; 4 Studien; N = 804), im Vergleich mit persönlicher Telefonberatung zeigte sich kein Unterschied in der Wirksamkeit (RR = 0,95; 95 % KI: 0,79–1,13; 2 Studien; N = 1347) (Graham et al. 2016).

Hintergrundtext zur Empfehlung 4.1.3.6 „Mobile Selbsthilfeprogramme"
Die Nutzung von Mobiltelefonen ist weit verbreitet und hat die Nutzung von Festnetztelefonen und stationären Computern mit Internetzugang überholt; auch aufgrund dieser weiten Verbreitung stellen Mobiltelefone eine günstige Option für die Bereitstellung von Unterstützung zum Rauchstopp dar. Tabakentwöhnungsdienste nutzen Smartphones und Mobiltelefone insbesondere auch als adjuvante Angebote: 58 % der US-amerikanischen Quitlines offeriert neben der Telefonberatung zusätzlich Textbotschaften.

Die Vorteile mobiler Interventionen:

- kosteneffektive und ortsunabhängige Bereitstellung für große Nutzerzahlen
- einfache Nutzung unabhängig von Ort und Zeit
- Anpassung der Inhalte an Schlüsselmerkmale wie Alter, Geschlecht oder Ethnie
- Möglichkeit einer zeitsensitiven Versendung an ein stets empfangsbereites Endgerät
- Bereitstellung von Inhalten zur Ablenkung und Aufschiebung bei Craving
- Verlinkung mit anderen Nutzern zur sozialen Unterstützung

Kurznachrichten ("Text messaging") erfreuen sich nahezu einer vollständigen Marktsättigung und sind für viele Nutzer eine bevorzugte Methode der Kommunikation. Hieraus erwächst auch ein enormes und nachhaltiges Public Health-Potential. Das zur Thematik verfügbare Cochrane-Review (Whittaker et al. 2016) stellt ein Update einer Version von 2012 (in der 5 Studien inkludiert waren) dar. Inkludiert wurden alle Arten von Interventionen, die via Mobiltelefone übermittelt wurden, unabhängig von Publikationsjahr oder Sprache. Ausgeschlossen wurden Arbeiten, bei denen die mobile Intervention lediglich ergänzend zu face-to-face oder Internetbasierten Programmen eingesetzt wurde.

Für das Cochrane-Review wurden 37 seit dem letzten Review neu hinzugekommene Studien ermittelt, von denen sieben berücksichtigt wurden, so dass insgesamt 12 Studien in die Metaanalyse inkludiert wurden (Whittaker et al. 2016). Die Interventionen bestanden hauptsächlich aus Textnachrichten, wobei in zwei Studien Prepaid-Mobiltelefone an sozial benachteiligte HIV-positive Populationen ausgegeben wurden. In einer Studie bestand die Intervention aus Textnachrichten, die mit Videobotschaften verlinkt waren. Die jeweiligen Kontrollbedingungen waren sehr heterogen.

Wenn das jeweils konservativste Erfolgsmaß herangezogen wurde, ergab sich für die 12 Studien (N = 11.885) nach 26 Wochen ein gepooltes Risk Ratio (RR) von 1,67 (95 % KI: 1,46–1,90). Dieses RR bedeutet in absoluten Zahlen, dass von 1000 Teilnehmenden 56 in den Kontrollbedingungen und 93 (81–106) in den Interventionsbedingungen erfolgreich mit dem Rauchen aufgehört haben. Die Evidenz wurde als moderat eingeschätzt. Nach Ausschluss von zwei unterpowerten Studien veränderte sich das RR auf 1,81 (95 %

KI: 1,57–2,09; N = 11.459). Die Zahlen für Studien, in denen kontinuierliche Abstinenz erhoben wurde, waren nahezu identisch (RR = 1,72; 95 % KI: 1,50–1,98). In den sechs Studien, in denen Abstinenz biochemisch verifiziert wurden, betrug das RR = 1,83 (95 % KI: 1,54–2,19; N = 7360). Die Effektstärke blieb nahezu unverändert, wenn ausschließlich kurznachrichtenbasierte Interventionen inkludiert wurden (RR = 1,69; 95 % KI: 1,46–1,95; N = 9887) (Whittaker et al. 2016).

Ein zweites Review (Scott-Sheldon et al. 2016) bezog sich nur auf randomisierte Studien zu Textnachrichten ohne Mindestanforderung an die Länge von Follow-ups. Diese Metaanalyse umfasste 20 Arbeiten mit 22 Interventionen (darunter auch 9 der 12 Studien des Cochrane-Reviews) und etwa 15.600 Untersuchungspersonen. Die Anzahl versandter Kurznachrichten variierte zwischen 14 und 280, im Median waren es 140 bei einer medianen Interventionsdauer von 87 Tagen. In 14 der inkludierten Studien betrug das längste Follow-up weniger als drei Monate. Auch in diesem Review wurden signifikante Wirkeffekte ermittelt: So betrug das Odds Ratio (OR) des jeweils längsten Follow-ups für die 7-Tage Punktprävalenz-Abstinenz 1,38 (95 % KI: 1,22–1,55) und für kontinuierliche Abstinenz 1,63 (95 % KI: 1,19–2,24). Weiterhin konnte eine Überlegenheit der kurznachrichtenbasierten Interventionen in Bezug auf die Reduktion des Zigarettenkonsums bei nicht abstinenten Teilnehmenden nachgewiesen werden. In diesem Review wurde auch der Frage nachgegangen, welche Moderatorvariablen mit dem Erfolg in Zusammenhang standen. Im Vergleich zu den Kontrollen waren kurznachrichtenbasierte Interventionen wirksamer bei Studien mit einem geringeren Anteil von Frauen ($p = 0.025$), wenn sie in Asien (OR = 2,16; 95 % KI: 1,02–4,61), Nordamerika (OR = 1,94; 95 % KI: 1,41–2,67) oder Europa (OR = 1,46; 95 % KI: 1,31–1,62) durchgeführt wurden, jeweils im Vergleich zu Ozeanien, und wenn Teilnehmende via Internet oder Quitline rekrutiert wurden (im Vergleich zu „offline-Rekrutierungen") (Scott-Sheldon et al. 2016).

Mobile Interventionen auf der Basis von Kurznachrichten und anderer Inhalte stehen in einem positiven Zusammenhang mit dem Ausstiegserfolg. Trotz einer nach wie vor unerklärten Heterogenität der im Cochrane Review berücksichtigten Studien wurden die Ergebnisse des Reviews von 2012 bestätigt und durch neue Studien höherer methodischer Qualität (strikte und konservative Definition des Therapieerfolgs) weiter gestärkt (Whittaker et al. 2016). Die Autoren sprechen von „großen Effektstärken, die sich im Bereich von bewährten Behandlungen wie etwa Nikotinersatztherapie bewegen". Bemerkenswert ist, dass auch in dieser aktuellen Metaanalyse keine App-basierte Smartphone-Intervention die anspruchsvollen Einschlusskriterien erfüllen konnte.

Smartphones und Mobiltelefone können einen eigenständigen Beitrag zur Tabakentwöhnung leisten und andere Tabakentwöhnungsangebote sinnvoll ergänzen. In Anbetracht der weiten Verbreitung von „Rauchfrei-Apps" wären methodisch hochwertige Studien wünschenswert, um die Frage zu klären, ob deren breitere Funktionalität auch mit entsprechenden Wirkeffekten einhergeht. Bei der Empfehlung mobiler Selbsthilfeprogramme sollten solche ausgewählt werden, die definierte Qualitätskriterien erfüllen. Dazu gehört insbesondere die wissenschaftliche Fundierung des Angebots (Batra et al. 2008). Dies scheint gerade bei Smartphone-Apps derzeit nur begrenzt der Fall zu sein. Ergebnissen einer Studie zufolge wurde lediglich für 4 % der am häufigsten von App Stores vorgeschlagenen digitalen Anwendungen zur Tabakentwöhnung bislang eine wissenschaftliche Überprüfung der Effektivität erbracht (Haskins et al. 2017).

Hintergrundtext zur Empfehlung 4.1.3.7 „Selbsthilfematerialien"
Zur Effektivität von Rauchstopp-Selbsthilfematerialien liegt eine aktuelle Cochrane-Analyse vor, welche die Evidenz zu Selbsthilfematerialien insgesamt als moderat einschätzt (Livingstone-Banks et al. 2019a). In der Cochrane-Analyse wird die Wirksamkeit verschiedener Formen von Selbsthilfematerialien gegenüber minimalen Kontaktangeboten oder keiner Intervention verglichen. Die Analyse umfasst 75 randomisiert-kontrollierte Studien zur Tabakentwöhnung mit einem Follow-up von mindestens sechs Monaten. Selbsthilfematerialen wurden definiert als strukturierte Selbsthilfeprogramme für Raucherinnen und Raucher, die ohne intensiven therapeutischen Kontakt einen Rauchstopp versuchen wollen. 35 Studien untersuchten die Wirksamkeit von Standard-Selbsthilfematerialien. Der gepoolte Effekt aus 11 Studien zum Vergleich von Selbsthilfematerialien mit keiner Intervention zeigte einen kleinen Nutzen der Selbsthilfematerialien auf die Tabakabstinenz (RR = 1,19; 95 % KI: 1,03–1,37; N = 13.241). Ein Zusatznutzen der Kombination von Selbsthilfematerialien und therapeutischer Beratung gegenüber der therapeutischen Beratung allein wurde nicht gezeigt (RR = 0,99; 95 % KI: 0,76–1,28; 11 Studien; N = 5365). Auch die Kombination von Selbsthilfematerialien und Nikotinersatztherapie erbrachte keinen Zusatznutzen gegenüber alleiniger Nikotinersatztherapie (RR = 1,05; 95 % KI: 0,86–1,30; 5 Studien; N = 1769) (Livingstone-Banks et al. 2019a).

Zehn Studien untersuchten die Wirksamkeit von individualisierten Rauchstopp-Selbsthilfematerialien gegenüber keiner Intervention, auch hier zeigt der gepoolte Effekt einen Nutzen zugunsten der Selbsthilfematerialien (RR = 1,34; 95 % KI: 1,19–1,51; N = 14.359). Im direkten Vergleich erwiesen sich maßgeschneiderte Selbsthilfematerialien gegenüber Standard-Selbsthilfematerialien dann als überlegen, wenn mit den maßgeschneiderten Selbsthilfematerialien häufigere Kontakte einhergingen (RR = 1,42; 95 % KI: 1,20–1,68; 9 Studien, N = 14.166), jedoch nicht, wenn beide Gruppen gleich häufig kontaktiert wurden (RR = 1,07; 95 % KI: 0,89–1,30; 10 Studien; N = 11.024) (Livingstone-Banks et al. 2019a).

Hintergrundtext zur Empfehlung 4.1.3.8 „Risiko-Feedback"
Individualisierte Rückmeldungen an Patientinnen und Patienten zu aktuellen oder zukünftigen Effekten des Rauchens können eine mögliche Strategie zur Förderung eines Rauchstopps sein. Zur Frage der Wirksamkeit von solchen Rückmeldungen auf die Erreichung von Tabakabstinenz liegen drei Übersichtsarbeiten vor, darunter eine Cochrane-Analyse.

Die Cochrane-Analyse (Clair et al. 2019) schloss 20 randomisiert-kontrollierte Studien mit einem Follow-up von mindestens sechs Monaten ein. Es wurde die Wirksamkeit von individualisiertem Feedback zur Tabakrauch-Exposition (z. B. auf Basis des Nikotin-Metabolits Cotinin oder mittels Kohlenstoffmonoxid-Messungen), zu tabakbezogenen Risiken (z. B. auf Basis genetischer Marker, die eine Empfänglichkeit für tabakbedingte Erkrankungen anzeigen) und zu tabakbezogenen Schädigungen (z. B. auf Basis von Spirometrie, Carotis-Screening) untersucht. Die gepoolten Effektschätzer können keine Wirksamkeit von individualisierten Rückmeldungen zur Tabakrauch-Exposition (RR = 1,00; 95 % KI: 0,83–1,21; 5 Studien; N = 2368) oder zum tabakbezogenem Risiko (RR = 0,80; 95 % KI: 0,63–1,01; 5 Studien; N = 2064) auf die Tabakabstinenz belegen. Die Evidenz wird als moderat (Tabakrauch-Exposition) bzw. niedrig (tabakbezogenes Risiko) eingeschätzt. Der gepoolte Effektschätzer der Wirksamkeit von Rückmeldungen zu tabakbezogenen Schädigungen deutet hingegen einen Nutzen an, ist jedoch statistisch nicht signifikant (RR = 1,26; 95 % KI: 0,99–1,61; 11 Studien; N = 3314). Nach Ausschluss von drei Studien mit hohem Bias-Risiko im Rahmen einer Sensitivitätsanalyse war der Effekt signifikant (RR = 1,36; 95 % KI: 1,07–1,74). Die Evidenz wird als moderat bewertet (Clair et al. 2019).

Die zwei weiteren Übersichtsarbeiten zu diesem Thema stützen die Ergebnisse der Cochrane-Analyse. Eine Metaanalyse von Interventionsstudien zu Rückmeldungen auf Basis von genetischen Risikomarkern, die zur Bestimmung tabakbezogener Risiken herangezogen werden, zeigte keinen Nutzen auf die Erreichung von Tabakabstinenz (OR = 0,92; 95 % KI: 0,63–1,35; 6 Studien; N = 2663) (Hollands et al. 2016). Eine Übersichtsarbeit über Studien zur Wirksamkeit von individualisiertem Feedback zu tabakbezogenen Schädigungen auf Basis von Spirometrie-Messungen identifizierte sieben randomisiert-kontrollierte Studien, von denen einige die Spirometrie-Ergebnisse in Form des Lungen-Alters ausdrückten (Westerdahl et al. 2019). Diesem Review zufolge fanden zwei Studien, die Rückmeldungen zu Spirometrie-Ergebnissen in Kombination mit Rauchstoppberatung untersuchten, einen Zusatznutzen gegenüber alleiniger Rauchstoppberatung. Insgesamt waren die eingeschlossenen Studien und deren Ergebnisse jedoch heterogen.

4.1.6 Von der Evidenz zu den Empfehlungen

Empfehlung 4.1.3.1 „Kurzberatung"
Die Ergebnisse mehrerer Metaanalysen stimmen überein, Endpunkte und Effektstärken sind klinisch relevant, das Nutzen-Risikoverhältnis ist positiv und die Umsetzbarkeit in der Versorgung ist insbesondere bei der ABC-Methode gut. Auf Grundlage der starken Evidenz (1a) wird eine starke („Soll"-) Empfehlung (A) abgeleitet.

Empfehlung 4.1.3.2 „Kurzberatung (Inhalte)"
Hinweise aus kontrollierten Studien liegen vor. Ein Nutzen-Risikoverhältnis ist positiv und die Umsetzbarkeit im Rahmen der 5A- oder ABC-Methode in der Versorgung unproblematisch. Es wird eine „Sollte"-Empfehlung (B) ausgesprochen.

Empfehlung 4.1.3.3 „Motivational Interviewing"
Die Evidenz zur Beurteilung der Wirksamkeit von Motivational Interviewing ist schwach. Generell scheint Motivational Interviewing eher keinen Nutzen in der Tabakentwöhnung zu haben; ein eventueller zusätzlicher Nutzen gegenüber anderen Verfahren scheint gering. Allerdings kann davon ausgegangen werden, dass die Zielgruppe unmotivierter Raucher vermutlich am besten profitiert. Der Zeitaufwand zum Erlernen dieser Methode ist relativ hoch und die Umsetzbarkeit in der Versorgung aufwändig, dennoch ist der Einsatz der Methode verbreitet und bewährt. Es wird eine „Sollte"-Empfehlung (B) für Raucher mit geringer Änderungsbereitschaft abgeleitet.

Empfehlung 4.1.3.4 „Telefonische Beratung"
Die Ergebnisse mehrerer Metaanalysen stimmen überein, Endpunkte und Effektstärken sind klinisch relevant, das Nutzen-Risikoverhältnis ist positiv, die Erreichbarkeit einfach und die Umsetzbarkeit in der Versorgung möglich. Auf Grundlage der starken Evidenz (1a) wird eine starke („Soll"-) Empfehlung (A) abgeleitet.

Empfehlung 4.1.3.5 „Internetbasierte Selbsthilfeprogramme"
Die Ergebnisse von zwei aktuellen Metaanalysen sind weitgehend konsistent: interaktive internetbasierte Interventionen sind gegenüber Selbsthilfematerialien überlegen, allerdings nicht gegenüber persönlichen Beratungsformaten. Wegen des insgesamt positiven Nutzen-Risikoverhältnisses, der besonders einfachen Erreichbarkeit und Umsetzbarkeit in der Versorgung wird eine „Sollte"-Empfehlung (B) abgeleitet.

Empfehlung 4.2.3.6 „Mobile Selbsthilfeprogramme"
Die Ergebnisse von zwei aktuellen Metaanalysen sind positiv, das Nutzen-Risikoverhältnis ist positiv, die Erreichbarkeit besonders einfach und die Umsetzbarkeit in der Versorgung möglich. Auf Grundlage der guten Evidenz (1a) und der einfachen Umsetzbarkeit wird eine „Soll"- Empfehlung (A) abgeleitet.

Empfehlung 4.1.3.7 „Selbsthilfematerialien"
Selbsthilfematerialien zur Tabakentwöhnung sind gegenüber keiner Intervention geringfügig überlegen; ein zusätzlicher Nutzen für den Einsatz von Selbsthilfematerialien in Kombination mit persönlicher Beratung oder Nikotinersatztherapie ist hingegen nicht belegt. Auf Grundlage der signifikanten, aber für den klinischen Alltag schwachen Evidenz wird eine „Sollte"- Empfehlung (B) abgeleitet.

Empfehlung 4.1.3.8 „Risiko-Feedback"
Es gibt Hinweise darauf, dass individualisierte Rückmeldungen zu tabakbezogenen Schädigungen die Abstinenz erhöhen können. Auf Grundlage der für den klinischen Alltag schwachen Evidenz wird eine „Kann"- Empfehlung (0) abgeleitet.

4.1.7 Empfehlungen für künftige Forschung

1) Möglichkeiten sollten geprüft werden, wie sich im Rahmen der Telefonberatung verbindlicher vermitteln lässt, dass die Nutzung von mindestens drei proaktiven Anrufen die besten Erfolgsaussichten bietet.
2) Randomisierte kontrollierte Studien zu Kombinationsbehandlungen diverser Kurzinterventionen (z. B. Telefonberatung und mobile Selbsthilfeangebote) sollen durchgeführt werden.
3) Es sollten ausreichend gepowerte Trials zur Wirksamkeit von Smartphone-Apps zur Tabakentwöhnung durchgeführt werden.
4) Motivational Interviewing zur Förderung des Rauchstopps sollte vorrangig an Personen mit geringer Änderungsbereitschaft untersucht werden.

4.2 Harm Reduction

Martina Pötschke-Langer, Kay Uwe Petersen, Thomas Hering, Christoph Kröger, Ute Mons, Thomas Polak, Tobias Rüther und Anil Batra

(Autorinnen und Autoren vorige Leitlinienversion: Christoph Kröger, Peter Lindinger, Martina Pötschke-Langer, Kay Uwe Petersen)

4.2.1 Einleitung

Empfehlungen zum Einsatz von Interventionen zur Reduktion des Tabakkonsums richten sich an Personen, die bereit sind, ihr Rauchverhalten zu verändern, aber derzeit nicht bereit oder in der Lage sind, das Rauchen völlig einzustellen.

Zu beachten ist dabei, dass selbst Raucherinnen und Raucher, die nicht aufhören wollen, nach einer erfolgreichen Reduktion eine signifikant höhere Rauchstoppquote aufweisen und für manche daher die Reduktion ein Schritt in der Entwicklung einer Tabakabstinenz sein kann (Hughes und Carpenter 2006).

Bei der Unterstützung einer Reduktion des Tabakkonsums werden unterschiedliche Strategien verfolgt: der Einsatz von Tabakprodukten oder Nikotinprodukten, die auf eine

Verbrennung des Tabaks verzichten und daher keine Inhalation von Verbrennungsprodukten zur Folge haben. Dazu gehören Elektronische Zigaretten sowie Tabakerhitzer. Alternativ werden pharmakologische Darreichungsformen von Nikotin hinsichtlich ihrer Bedeutung bei der Reduktion eines Tabakkonsums beurteilt. Dazu gehören Produkte der pharmazeutischen Industrie, die der Nikotinersatztherapie (NET) angewendet werden. Hierfür besteht auch nach neueren Analysen zur Wirksamkeit der Nikotinersatztherapie (NET) eine schwache Evidenz (Lindson-Hawley et al. 2016).

Als weitere Strategie zur Schadensminderung wurde bereits vor der Untersuchung pharmakologischer Unterstützungsmöglichkeiten ein beratungs- oder psychotherapeutisch (überwiegend verhaltenstherapeutisch) unterstützter Ansatz zur kontrollierten Reduktion des Tageszigarettenkonsums angewendet und untersucht.

Ein dauerhaft reduzierter Zigarettenkonsum wird aufgrund des umstrittenen gesundheitlichen Nutzens nicht als erfolgreiche „Harm Reduction" angesehen. Wenn durch die Reduktion kein Rauchstopp erzielt werden kann, ist eine *vollständige* Substitution des Zigarettenkonsums durch nikotinhaltige rauchfreie Produkte als eine weniger gesundheitsgefährdende Alternative zu einem „dualen Konsum" mit kombiniertem Konsum einer Form von Substitution und Zigaretten anzusehen.

Obgleich Überlegungen zur Dosis-Wirkungs-Beziehung von Tabakkonsum und tabakassoziierten Folgeerkrankungen nahelegen, dass ein geringerer Konsum mit einem geringeren Ausmaß an Gesundheitsschäden und einem geringeren Risiko für Herz- und Kreislauferkrankungen oder einem geringeren Verlust an Lebensjahren verbunden ist, liegt derzeit keine wissenschaftliche Evidenz für den gesundheitsfördernden Effekt von Maßnahmen zur Senkung eines bestehenden Tabakkonsums vor (Lindson-Hawley et al. 2016). Dies mag auch darin begründet sein, dass die langfristige Wirksamkeit der erwähnten Strategien zur Konsumreduktion sehr begrenzt ist bzw. die Senkung des Tabakkonsums bei einem vorangegangenen, langjährigen umfangreicheren Tabakkonsum keine entscheidenden gesundheitsbezogenen Auswirkungen mehr hat. Einzelne Studien legen nahe, dass die Dauer des Zigarettenkonsums (Jahre als Raucher) deutlich mehr Einfluss auf Erkrankungsrisiken hat als die Intensität (Anzahl gerauchter Zigaretten pro Tag) (Flanders et al. 2003; Pandeya et al. 2008; Tverdal und Bjartveit 2006; Vineis et al. 2000). Nur in wenigen Studien wurden gesundheitliche Verbesserungen auf der Basis von Labormarkern untersucht und konnten teilweise – wenn auch nicht konsistent – nachgewiesen werden. Dies betrifft insbesondere Lipoproteine, hämatologische und inflammatorische Parameter, die Lungenfunktion sowie die Lebensqualität (Bolliger et al. 2002; Haustein et al. 2004; Rennard et al. 2006). Insgesamt sind die Befunde, die im Zusammenhang mit dem Einsatz von NET gewonnen wurden, nicht ausreichend, um einen langfristigen gesundheitsbezogenen positiven Effekt einer therapeutisch unterstützten Rauchreduktion zu belegen. Detaillierter wird hierzu auch in den Kapiteln zum Einsatz der E-Zigaretten und verwandter Produkte und den weiteren Hilfestellungen eingegangen.

4.2.2 Klinische Fragestellungen

Welche Interventionen (z. B. Strategien, Inhalte, Formate, Intensität, Art der Klinikerin und des Klinikers) sind geeignet, um bei Raucherinnen und Rauchern oder Untergruppen (z. B. Jugendliche, Raucherinnen und Raucher mit körperlicher oder psychischer Komorbidität) eine Reduktion des Tabakkonsums zu ermöglichen?

4.2.3 Schlüsselempfehlungen

	Empfehlungen Statements	Empfehlungsgrad
4.2.3.1	**Elektronische Zigarette (E-Zigarette)** E-Zigaretten sollten zur Reduktion des Zigarettenkonsums nicht angeboten werden. Empfehlungsgrad: KKP LoE: - Gesamtabstimmung (ohne IK): 30.06.2020: 94 % (31/33)	KKP
4.2.3.2	**Psychosoziale Unterstützung zur Reduktion des Tabakkonsums** Raucherinnen und Rauchern, die ihren Tabakkonsum reduzieren wollen, ihn aber nicht aufgeben wollen oder aufgeben können, kann eine psychosoziale Unterstützung angeboten werden. Empfehlungsgrad: KKP LoE: -- Gesamtabstimmung (ohne IK): 30.06.2020: 100 % (28/28)	KKP
4.2.3.3	**Nikotinersatztherapie zur Reduktion des Tabakkonsums** Raucherinnen und Rauchern, die ihren Tabakkonsum reduzieren wollen, ihn aber nicht aufgeben wollen oder aufgeben können, sollte als Hilfeleistung Nikotinersatztherapie angeboten werden. Empfehlungsgrad: B LoE: 1a Literatur: Lindson-Hawley et al. (2016) Gesamtabstimmung (ohne IK): 30.06.2020: 100 % (30/30)	B

4.2.4 Darstellung der Evidenz

Hintergrundtext zur Empfehlung 4.2.3.1 „Elektronische Zigarette (E-Zigarette)"
E-Zigaretten sind eine heterogene Produktgruppe, denen gemeinsam ist, dass sie tabakfrei sind und dass ihr Funktionsprinzip auf Erhitzung und Verdampfung von nikotinhaltigen oder nikotinfreien Flüssigkeiten unterschiedlicher Rezepturen beruht. Die Geräte bestehen aus einer Stromquelle, einem elektrischen Vernebler und einer Kartusche oder einem Tank. In der Kartusche oder dem Tank wird eine Flüssigkeit (Liquid) erhitzt und zu einem

Aerosol vernebelt, das inhaliert werden kann. Es gibt vorbefüllte Einwegprodukte, aber die meisten Geräte sind nachfüllbar, wobei je nach E-Zigaretten-Typ entweder vorbefüllte Kartuschen eingesetzt werden oder Flüssigkeit in den Tank der E-Zigarette pipettiert wird. Hauptbestandteile dieser Flüssigkeit sind Propylenglykol und/oder Glyzerin, Aromen und ggf. Nikotin. Die Nikotinkonzentration ist variabel und die Rezepturen der Liquids variieren sowohl zwischen den Produkten als auch innerhalb der angebotenen Produktserien erheblich (Schaller und Mons 2018).

Die E-Zigarette ist seit etwa 2008 in Deutschland erhältlich. Mit der Umsetzung der europäischen Tabakproduktrichtlinie in deutsches Recht im Jahr 2016 sind verschiedene Maßnahmen zum Jugendschutz und zum Verbraucherschutz umgesetzt worden. Beispielsweise dürfen Liquids maximal 20 mg/ml Nikotin enthalten, Nachfüllbehälter mit nikotinhaltigen Liquids nicht mehr als 10 ml und die Tanks von E-Zigaretten nur ein maximales Füllvolumen von 2 ml aufweisen. Zudem sind einige Zusatzstoffe in nikotinhaltigen Liquids verboten worden, weil sie eine geringere Schädlichkeit der Produkte suggerieren könnten oder eine Gesundheitsgefährdung bei Inhalation nachgewiesen ist. Darüber hinaus wurden im Jahr 2016 nikotinhaltige und nikotinfreie E-Zigaretten in das Jugendschutzgesetz aufgenommen und dürfen nicht mehr an Jugendliche unter 18 Jahre abgegeben werden.

Der DEBRA-Studie zufolge betrug die Prävalenz der regelmäßigen Nutzung in 2016/2017 etwa 2 % (Kotz et al. 2018). Auch Umfragedaten des Deutschen Krebsforschungszentrums ergaben im Jahr 2018 eine aktuelle Nutzerprävalenz von 2,6 %. Von diesen waren in dieser Studie rund 34 % regelmäßige Raucherinnen und Raucher, 52 % gelegentliche Raucherinnen und Raucher, 10 % ehemalige Raucherinnen und Raucher und 4 % Nieraucherinnen und Nieraucher (DKFZ 2018). Somit sind in dieser Studie 86 % der E-Zigaretten-Konsumenten duale Konsumenten.

Dieses Kapitel behandelt den Einsatz von E-Zigaretten zur Reduktion des Zigarettenkonsums; der Einsatz von E-Zigaretten zum Rauchstopp wird im Kapitel Somatische Therapieverfahren behandelt.

Einem Cochrane-Review von 2014 zufolge, das randomisiert-kontrollierte Studien eingeschlossen hat, welche die Wirksamkeit von E-Zigaretten zur Reduktion des Zigarettenkonsums untersuchen, sind E-Zigaretten mit Nikotin wirksamer als E-Zigaretten ohne Nikotin (RR = 1,31; 95 % KI: 1,02–1,68; 2 Studien) sowie wirksamer als Nikotinpflaster (RR = 1,41; 95 % KI: 1,20–1,67; 1 Studie), Raucher dabei zu unterstützen, ihren Zigarettenkonsum um mindestens die Hälfte zu reduzieren (McRobbie et al. 2014). Eine neuere randomisiert-kontrollierte Studie aus Korea mit männlichen Rauchern fand ebenfalls in der E-Zigarettengruppe einen höheren Anteil an Rauchern, die ihren Zigarettenkonsum reduzierten als in der Nikotinkaugummigruppe (41 % vs. 25 % nach sechs Monaten), die durchschnittliche Reduktion in Zigaretten pro Tag unterschied sich jedoch nicht (beide Gruppe ca. -6,6 Zigaretten pro Tag) (Lee et al. 2019). In einer italienischen randomisiert-kontrollierten Studie hatte die nikotinhaltige E-Zigarettengruppe nach sechs Monaten einen signifikant niedrigeren Zigarettenkonsum

(11 Zigaretten) als die nikotinfreie E-Zigarettengruppe (14 Zigaretten) und die Kontrollgruppe (13,5 Zigaretten) (Lucchiari et al. 2020).

Fraglich ist allerdings, ob es einen gesundheitlichen Vorteil mit sich bringt, den Zigarettenkonsum zwar zu reduzieren, aber parallel E-Zigaretten zu verwenden. So ist zwar mittlerweile in Studien belegt, dass der vollständige Wechsel vom Zigarettenrauchen auf E-Zigarettenkonsum zu einer deutlichen Absenkung der Exposition mit den Hauptschadstoffen des Tabakrauchs (gemessen auf Basis von Expositions-Biomarkern) führt und wahrscheinlich mit verringerten Gesundheitsrisiken einhergeht (DKFZ 2020; NASEM 2018; Shields et al. 2017). Bei Dual Use ist der Rückgang der Schadstoff-Exposition allerdings deutlich geringer ausgeprägt als bei Personen, die vollständig auf E-Zigaretten umsteigen (Czoli et al. 2019; DKFZ 2020; Goniewicz et al. 2018; NASEM 2018; Piper et al. 2019; Prokopowicz et al. 2019; Shahab et al. 2017). In einer Studie, die Daten von über 2700 täglichen Rauchern einbezog, wiesen die Dual User für einige Substanzen sogar höhere Werte auf als Raucher: für NNAL (das Hauptabbauprodukt des krebserzeugenden tabakspezifischen Nitrosamins NNK), für HPMA (ein Abbauprodukt des atemwegsschädigenden Acroleins), für MHB3 (ein Stoffwechselprodukt des krebserzeugenden 1,3-Butadiens) und für ein Stoffwechselprodukt von polyzyklischen aromatischen Kohlenwasserstoffen (Rostron et al. 2019). Auch könnten Dual User mehr Nikotin aufnehmen als Raucher, wie sich an höheren Werten der Abbauprodukte des Nikotins zeigte (Rostron et al. 2019). In Bezug auf flüchtige organische Substanzen fand eine Studie unter Dual Usern dieselbe Belastung wie unter Rauchern. Dieser Studie zufolge reduzierte ausschließlicher E-Zigarettenkonsum die Belastung durch polyzyklische aromatische Kohlenwasserstoffen im Vergleich zum Zigarettenrauchen, Dual Use brachte hingegen bringt keinen Vorteil (Keith et al. 2020).

Zu gesundheitlichen Veränderungen bei Dual Use, also nach dem Umstieg von alleinigem Zigarettenkonsum auf Dual Use, liegen derzeit nur wenige Studien vor, deren Aussagekraft zudem teilweise durch geringe Fallzahlen oder methodische Limitationen eingeschränkt ist, sodass sie keine verlässliche Aussagen zu gesundheitlichen Effekten erlauben. Das Cochrane-Review zu Interventionen zur Schadensminderung fand auf Basis einer randomisiert-kontrollierten Studie zur Rauchreduktion durch E-Zigaretten keine signifikanten Änderungen in Blutdruck und Ruheherzfrequenz in den beiden E-Zigaretten-Gruppen (nikotinhaltig und nikotinfrei) (Lindson-Hawley et al. 2016). Schwerwiegende Nebenwirkungen wurden allerdings ebenfalls nicht beobachtet. In einer neueren randomisiert-kontrollierten Studie zur Wirksamkeit von E-Zigaretten zur Zigarettenreduktion zeigte die E-Zigarettengruppe im Vergleich zur Baseline nach Adjustierung für E-Zigaretten- und Tabakkonsum innerhalb von drei Monaten keine positiven kurzfristigen gesundheitlichen Verbesserungen für das kardiopulmonale System, allerdings auch keine kurzfristigen Verschlechterungen (Veldheer et al. 2019). In einer neueren italienischen randomisiert-kontrollierten Studie zur Zigarettenreduktion, die zeigen konnte, dass nikotinhaltige E-Zigaretten zu einer stärkeren Reduktion des Zigarettenkonsums führten als nikotinfreie E-Zigaretten oder Nikotinkaugummi, fanden die Untersucher auch signifikant niedrigere Kohlenmonoxidwerte und Abhängigkeitswerte in der Gruppe derer, die nikotinhaltige E-Zigaretten zur Reduktion des Zigarettenkonsums verwendet hatten (Lucchiari et al. 2020).

Da die Studienlage keine belastbaren Hinweise auf eine Schadensminderung bei Dual Use gibt, sollte die E-Zigarette nicht zur Reduktion des Zigarettenkonsums angeboten werden.

Hintergrundtext zu Tabakerhitzern
Tabakerhitzer sind seit 2016/2017 auf dem deutschen Markt erhältlich. Dabei handelt es sich um elektronische Geräte, in denen Tabakstifte, die aus stark verarbeitetem und mit Feuchthaltemitteln wie Glycerin und weiteren Zusatzstoffen versetztem Tabak bestehen, auf 250 bis 350 Grad erhitzt werden. Dabei entsteht ein Aerosol, das durch ein Filtersystem geleitet und inhaliert wird (DKFZ 2020; Pieper et al. 2018).

Einer systematischen Literaturanalyse von 31 Studien zufolge (Simonavicius et al. 2019) lieferten Tabakerhitzer im Vergleich zu Zigaretten bis zu 83 % des Nikotins, reduzierten den Gehalt an schädlichen und potenziell schädlichen Schadstoffen um mindestens 62 % und die Partikelmenge um mindestens 75 %. Experimentelle Studien zur Verwendung von Tabakerhitzern beschränkten sich in der Regel auf nur ein Produkt, die Reduzierung der Exposition des Menschen gegenüber Schadstoffen schwankte in diesen Studien zwischen 42 % und 96 %. Der Tabakerhitzer-Konsum unterdrückte den Drang zum Rauchen, aber die Teilnehmende bewerteten die Produkte als weniger befriedigend als Zigaretten (Simonavicius et al. 2019). Aufgrund der geringen Zahl unabhängiger Quellen müssen diese Daten und Publikationen, die überwiegend aus den Laboratorien der Tabakunternehmen stammen, kritisch geprüft und validiert werden. Bei immerhin 20 der 31 Studien zeigten sich Verbindungen mit Unternehmen der Tabakindustrie, so dass Interessenskonflikte anzunehmen sind. Obwohl Vergleiche zwischen Studien durch die methodische Heterogenität nur begrenzt möglich sind, waren die Ergebnisse unabhängiger und von der Industrie finanzierter Studien weitgehend ähnlich (Simonavicius et al. 2019).

Da das Aerosol von Tabakerhitzern ähnliche Mengen Nikotin wie Zigarettenrauch enthält und der Konsument vergleichbare Nikotinmengen wie beim Rauchen aufnimmt, ist davon auszugehen, dass der Konsum der Produkte ein ähnliches Abhängigkeitspotential birgt wie das Rauchen (DKFZ 2020; Simonavicius et al. 2019). Zudem enthält das Aerosol verschiedene Schadstoffe, darunter auch nachgewiesene krebserzeugende Substanzen, so dass gesundheitliche Risiken wahrscheinlich sind, auch wenn das Ausmaß des Gefährdungspotenzials bislang nicht abschätzbar ist (DKFZ 2020; Mallock et al. 2019; Pieper et al. 2018; Simonavicius et al. 2019). Bei einem Umstieg von herkömmlichen Zigaretten auf Tabakerhitzer könnte nach Einschätzung des Bundesinstituts für Risikobewertung aufgrund der deutlich reduzierten Schadstofffreisetzung eine Verminderung der gesundheitlichen Risiken zu erwarten sein, sofern auf den Konsum anderer Tabakprodukte gänzlich verzichtet wird (Mallock et al. 2019; Pieper et al. 2018). Eine Abschätzung und Bewertung der verbleibenden Risiken für tabakbedingte Erkrankungen sind jedoch derzeit noch nicht möglich. So fehlt es bislang insbesondere an geeigneten Modellen sowie an unabhängigen und vor allem auch Langzeit-Studien, um ableiten zu können, inwieweit sich die Reduktion in der Exposition mit Schadstoffen auch in verminderte Gesundheitsrisiken übertragen lässt (Pieper et al. 2018). In der Zusammenschau verfügbarer Daten kann daher bisher keine Empfehlung zum Einsatz von Tabakerhitzern zur Schadensminderung abgeleitet werden.

Hintergrundtext zur Empfehlung 4.2.3.2 „Psychosoziale Unterstützung zur Reduktion des Tabakkonsums"
In einer Metaanalyse von Wu et al. (2015), die vor allem die langfristigen Entwöhnungsraten bei Rauchern, die eine Behandlung zur Rauchreduktion durchlaufen hatten, untersuchte, zeigte sich in 5 von 14 in die Auswertung einbezogenen Studien, dass die Kombination einer verhaltensbezogenen Intervention mit einer Medikation höhere Erfolgsquoten aufwiesen als die Applikation einer Medikation ohne begleitende Intervention (RR = 1,93; 95 % KI: 1,41–2,64). In dieser Untersuchung fand sich allerdings nur eine Studie, die sich mit der Fragestellung einer verhaltensbezogenen Intervention im Vergleich zu einer Bedingung ohne Intervention auseinandersetzte, ein Hinweis für eine spezifische Wirksamkeit fand sich in diesem Zusammenhang nicht. Die Autoren kamen zum Ergebnis, dass insbesondere die Kombination einer Medikation (Vareniclin oder Nikotinersatztherapie) in Verbindung mit einer verhaltensbezogenen Intervention langfristig auch einen positiven Einfluss auf die Entwöhnungsraten hatte.

Eine neuere Studie zur Bedeutung einer Anleitung zur Reduktion des Rauchens bei Aufnahme in ein stationäres Setting (Chu et al. 2018) gibt zumindest einen Hinweis darauf, dass reduktionsbezogene Unterweisungen einen Einfluss auf das Rauchverhalten klinischer Patienten haben könnte. Die aktuellste Cochrane Analyse zu dieser Thematik (Lindson et al. 2019b), die ebenfalls den Effekt einer Rauchreduktion auf das langfristige Ziel der Tabakentwöhnung untersuchte, kommt ebenfalls zu der Aussage, dass eine verhaltensbezogene Unterstützung zur Reduktion höhere langfristige Erfolgsquoten aufweist als selbsthilfebezogene Interventionen.

Auf der Basis dieser schwachen Evidenz für einen möglichen positiven Beitrag der verhaltensbezogenen Unterweisung zur Reduktion des Tabakrauchens entschloss sich die Leitlinien-Gruppe, angesichts der geringen Rate negativer Konsequenzen einer verhaltensbezogenen Unterweisung eine Kann-Empfehlung auszusprechen.

Hintergrundtext zur Empfehlung 4.2.3.3 „Nikotinersatztherapie zur Reduktion des Tabakkonsums"
Für diese Empfehlung wurden nur Studien ausgewertet mit dem explizit formulierten Ziel, den Tabakkonsum bei Raucherinnen und Rauchern mit dem Ziel der Harm Reduction zu

reduzieren, und der Zielgruppe von Raucherinnen und Rauchern, die nicht bereit sind, mit dem Rauchen aufzuhören. Nicht berücksichtigt wurden Interventionen mit dem Ziel, den Tabakkonsum zu beenden, auch wenn diese neben der Abstinenzquote die Reduktion des Zigarettenkonsums als sekundäres Ergebnis berichteten.

Die Cochrane Metaanalyse „Interventions to reduce harm from continued tobacco use" (Lindson-Hawley et al. 2016) wertet 24 randomisierte kontrollierte Studien aus. 14 dieser Studien untersuchten den Nutzen einer Nikotinersatztherapie (NET) mit folgenden Ergebnissen: In acht Studien erhöht NET im Vergleich mit einer Placebogabe die Wahrscheinlichkeit signifikant, dass aufhörunwillige Raucher den täglichen Zigarettenkonsum um mindestens die Hälfte reduzieren (RR = 1,75; 95 % KI: 1,44–2,13; N = 3081). NET erhöht ebenfalls die Wahrscheinlichkeit eines späteren Rauchstopps signifikant (RR = 1,87; 95 % KI: 1,43–2,44; N = 3081). Die Autoren fassen zusammen, dass NET Raucherinnen und Rauchern, die nicht aufhören wollen, helfen kann, die Anzahl an Zigaretten pro Tag zu verringern und langfristig einen Rauchstopp zu erzielen, obwohl dies eigentlich nicht ihre Absicht ist. Keine der Studien hat langfristige Auswirkungen einer verringerten Anzahl an Zigaretten pro Tag auf die Gesundheit gemessen. Die Unsicherheit, ob ein reduziertes Rauchverhalten vorteilhaft für die Gesundheit ist, bleibt bestehen.

Da es ansonsten unzureichend Studien zur Überprüfung anderer Interventionen zur Reduktion des Zigarettenkonsums gibt, können keine Aussagen über Effektivität der Nutzung anderer Medikationen oder weniger riskanter Tabakprodukte gemacht werden. Es ist daher unklar, ob NET die effektivste Methode zur Harm Reduction ist und ob sie klare Vorteile gegenüber anderen Methoden besitzt.

4.2.5 Von der Evidenz zu den Empfehlungen

Empfehlung 4.2.3.1 „Elektronische Zigarette (E-Zigarette)"
Die systematische Recherche zum Einsatz der E-Zigarette zur Harm Reduction ergab eine inkonsistente Datenlage. Daher wurde auf der Basis eines klinischen Konsens (KKP) entschieden.

Empfehlung 4.2.3.2 „Psychosoziale Unterstützung zur Reduktion des Tabakkonsums"
Die systematische Recherche zum Einsatz von psychosozialer Unterstützung zur Harm Reduction ergab eine inkonsistente und schmale Datenlage. Daher wurde auf der Basis eines klinischen Konsens (KKP) entschieden.

Empfehlung 4.2.3.3 „Nikotinersatztherapie zur Reduktion des Tabakkonsums"
Die Evidenz beruht auf einem systematischen Cochrane-Review von hoher Qualität (LoE 1a). Dennoch wird – angesichts der beschränkten Datenlage – nur ein Empfehlungsgrad B ausgesprochen.

4.2.6 Empfehlungen für künftige Forschung

1. Randomisierte kontrollierte Langzeit-Studien zur Wirksamkeit von E-Zigaretten und anderen Maßnahmen hinsichtlich gesundheitlicher Effekte der Harm Reduction fehlen und sollen durchgeführt werden.
2. Randomisierte kontrollierte Langzeit-Studien zu nachteiligen Wirkungen von E-Zigaretten und verwandten Produkten bei alleinigem oder dualem Konsum fehlen und sollen durchgeführt werden.
3. Randomisierte kontrollierte Studien zur Wirksamkeit von psychotherapeutischen und beratungsfokussierten Ansätzen bei der Reduktion des Tabakkonsums fehlen und sollen durchgeführt werden.

4.2.7 Klinischer Algorithmus Niederschwellige Verfahren

Auf der folgenden Seite wird Abb. 4.1 „Klinischer Algorithmus Niederschwellige Verfahren" präsentiert. Er ist Teil eines dreiteiligen klinischen Algorithmus, der zusätzlich die Abb. 4.2 („Algorithmus Psychotherapie", Abschn. 4.3.8) und 4 („Algorithmus Pharmakotherapie", Abschn. 4.4.8) umfasst. Der Bereich der niederschwelligen Verfahren und der Harm Reduction wird darstellt. Abschn. 2.1.4 bietet eine kurze Einführung in die klinischen Algorithmen dieser Leitlinie.

4.3 Psychotherapeutische Interventionen

Stephan Mühlig, Kay Uwe Petersen, Peter Lindinger, Cornelie Schweizer,
Johannes Lindenmeyer und Anil Batra

(Autorinnen und Autoren vorige Leitlinienversion: Anil Batra, Stephan Mühlig, Christoph Kröger, Cornelie Schweizer, Kay Uwe Petersen)

4.3.1 Einleitung

Unter dem Begriff „Psychotherapeutische Interventionen" werden eine Reihe von psychotherapeutischen Therapieverfahren, -methoden und -techniken zusammengefasst, die zu einer dauerhaften Abstinenz vom Tabakkonsum verhelfen sollen. Diese psychotherapeutischen Interventionen können in Zusammenstellung unterschiedlicher Komponenten in Form von komplexen Entwöhnungsprogrammen separat angewendet oder auch mit Phar-

4 Behandlung von schädlichem und abhängigem Tabakkonsum

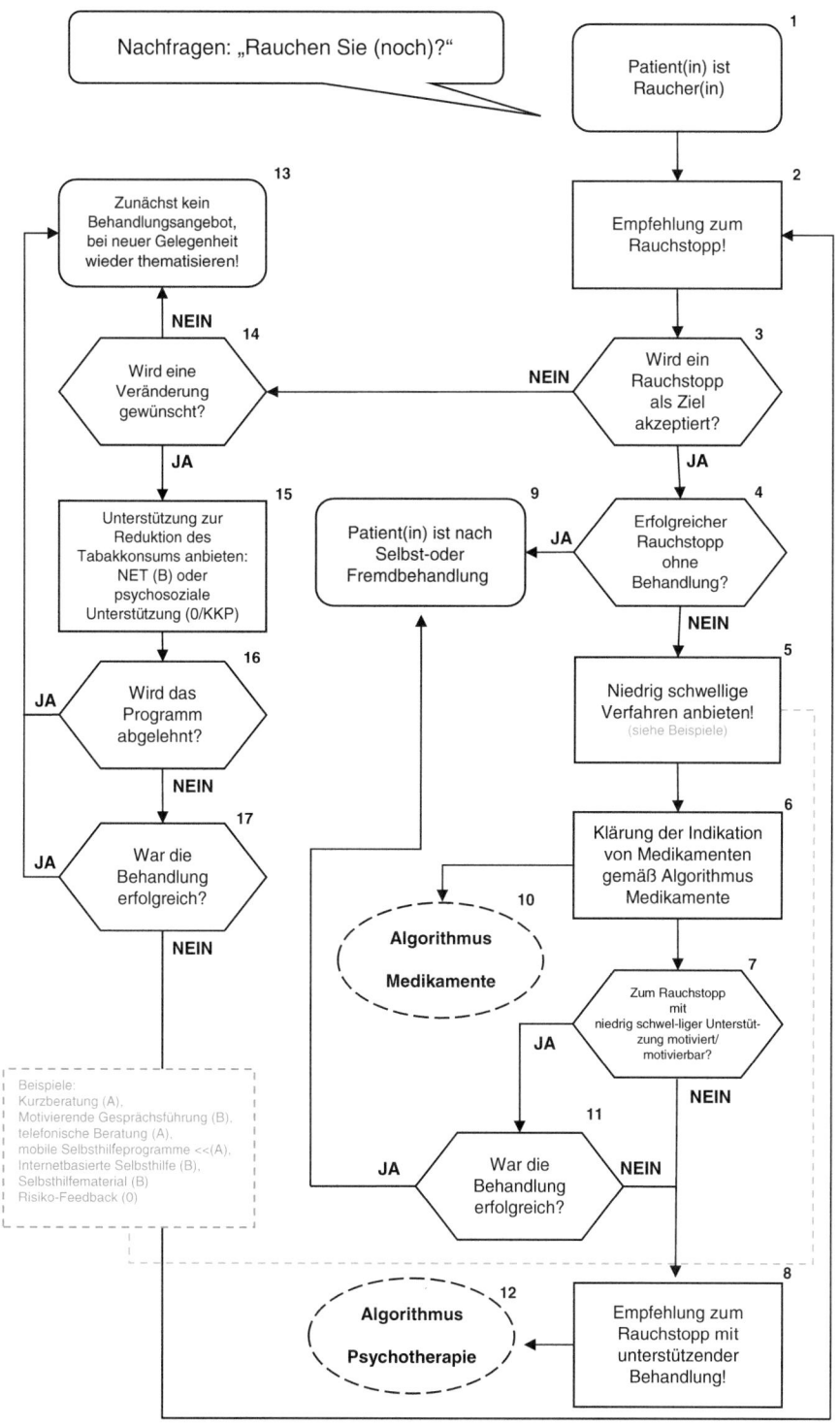

Abb. 4.1 Klinischer Algorithmus niederschwellige Verfahren

makotherapie kombiniert werden (Kombinationsbehandlung). Es handelt sich bei der psychotherapeutischen Tabakentwöhnung nicht notwendigerweise um eine komplexe Psychotherapie im Sinne der Psychotherapierichtlinien, schließt diese aber im Sinne einer psychotherapeutischen Behandlung der Tabak- bzw. Nikotinkonsumstörung (ICD-10 F17.x) ausdrücklich ein.

4.3.2 Klinische Fragestellungen

Bei welchen Patientinnen und Patienten oder Gruppen von Patientinnen und Patienten (z. B. Kindern und Jugendlichen, älteren Personen, Frauen, somatischer und psychischer Komorbidität, Genetik) ist die Wirksamkeit von psychotherapeutischen Interventionen zur Tabakentwöhnung nachgewiesen, und für welche Verfahren ist, ebenfalls im kontrollierten Vergleich, eine fehlende oder sogar unerwünschte Wirksamkeit belegt?

Gibt es Hinweise für differenzielle Indikationen und Kontraindikationen bei den psychotherapeutischen Verfahren?

Welche Hinweise liegen für die effektive Dosis oder Intensität von Gruppen- und Einzeltherapien verhaltenstherapeutischer Ausrichtung vor?

4.3.3 Schlüsselempfehlungen

	Empfehlungen Statements	Empfehlungsgrad
4.3.3.1	**Verhaltenstherapeutische Gruppeninterventionen** Verhaltenstherapeutische Gruppeninterventionen zur Erreichung der Tabakabstinenz sollen in der medizinischen, psychotherapeutischen und psychosozialen Gesundheitsversorgung angeboten werden. Empfehlungsgrad: A LoE: 1a Literatur: Stead et al. (2017) Gesamtabstimmung (ohne IK): 30.06.2020: 100 % (29/29)	A
4.3.3.2	**Verhaltenstherapeutische Einzelinterventionen** Verhaltenstherapeutische Einzelinterventionen zur Erreichung der Tabakabstinenz sollen in der medizinischen, psychotherapeutischen und psychosozialen Gesundheitsversorgung angeboten werden. Empfehlungsgrad: A LoE: 1a Literatur: Lancaster und Stead (2017) Gesamtabstimmung (ohne IK): 30.06.2020: 100 % (29/29)	A

	Empfehlungen Statements	Empfehlungsgrad
4.3.3.3	**Hypnotherapie** Hypnotherapie kann angeboten werden. Empfehlungsgrad: 0 LoE: 1a Literatur: Barnes et al. (2019) Gesamtabstimmung (ohne IK): 30.06.2020: 100 % (29/29)	0
4.3.3.4	**Aversionstherapie** Aversionstherapien sollten aufgrund potenzieller Risiken **nicht** angeboten werden. Empfehlungsgrad: B LoE: 1a Literatur: Baraona et al. (2017) Gesamtabstimmung (ohne IK): 30.06.2020: 100 % (29/29)	B
4.3.3.5	**Achtsamkeitsbasierte Ansätze (Mindfulness)** Achtsamkeitsbasierte Methoden können zur Tabakentwöhnung angeboten werden. Empfehlungsgrad: 0 LoE: 1c Literatur: de Souza et al. (2015), Lee et al. (2015), Maglione et al. (2017) ,Oikonomou et al. (2017) Gesamtabstimmung (ohne IK): 30.06.2020: 100 % (29/29)	0
4.3.3.6	**Bedeutung einzelner Komponenten für die Effektivität** Verhaltenstherapeutische Behandlungen zur Unterstützung der Tabakabstinenz sollten mehrere Komponenten (insbes. Psychoedukation, Motivationsstärkung, Maßnahmen zur kurzfristigen Rückfallprophylaxe, Interventionen zur Stärkung der Selbstwirksamkeit, alltagspraktische Beratung mit konkreten Verhaltensinstruktionen und praktischen Bewältigungsstrategien (Problemlöse und Fertigkeitentraining, Stressmanagement) beinhalten. Empfehlungsgrad: KKP LoE: - Literatur: Brose et al. (2018) ,Faseru et al. (2018), Hartmann-Boyce et al. (2014), Livingstone-Banks et al. (2019b), Notley et al. (2019) Gesamtabstimmung (ohne IK): 30.06.2020: 100 % (29/29)	KKP
4.3.3.7	**Kombinationstherapie (Psychotherapie plus Pharmakotherapie)** Bei Personen mit hoher Tabakabhängigkeit sollen bei vorliegender Indikation (z. B. Tabakentzugssyndrom) bzw. Bedarf Kombinationstherapien aus Psychotherapie und Pharmakotherapie angeboten werden. Empfehlungsgrad: A LoE: 1a Literatur: Stead et al. (2015) Gesamtabstimmung (ohne IK): 30.06.2020: 100 % (27/27)	A

4.3.4 Hintergrund der Evidenz

Verhaltenstherapeutisch fundierte Interventionen sind vielfach im Rahmen qualitativ hochwertiger RCTs sowie Metaanalysen auf Niveau der Cochrane-Systematic Reviews untersucht worden. Weitaus unklarer ist die Evidenzlage für andere psychotherapeutische Verfahren (z. B. psychodynamische Therapie), für einzelne Wirkkomponenten bzw. differenzielle Indikationen in Abhängigkeit von individuellen Merkmalen der Raucherinnen und Raucher (Gender, Alter, Komorbidität u. a.) sowie für Settingvariablen (Betriebe, Krankenhaus etc.).

4.3.5 Darstellung der Evidenz

Hintergrundtext zur Empfehlung 4.3.3.1 „Verhaltenstherapeutische Gruppeninterventionen"
Eine Reihe von Maßnahmen aus dem Bereich der klassisch-verhaltenstherapeutischen und kognitiv-verhaltenstherapeutischen Methoden und Interventionen findet in der Tabakentwöhnung breite Anwendung: Verhaltensanalysen, Selbstbeobachtung, Verhaltenskontrakte, Kontingenzmanagement, Verstärkereinsatz (Incentives), Entwicklung von Verhaltensalternativen, kognitive Umstrukturierung, Selbstkontrolltechniken, Methoden zum Umgang mit Stress, Einbindung von sozialer Unterstützung, Rollenspiele, Entspannungstechniken, etc. Die Anwendung dieser Interventionen findet sich in fast allen strukturierten verhaltenstherapeutisch orientierten Behandlungskonzepten im Einzel- oder Gruppentherapiesetting wieder.

In der aktualisierten Version des Cochrane Systematic Review zur Wirksamkeit der verhaltenstherapeutischen Gruppentherapie (Group behaviour therapy – GBT) in der Tabakentwöhnung (Stead et al. 2017) wurden 66 randomisiert-kontrollierte Studien (RCT) hinsichtlich des Primäroutcomes der anhaltenden Totalabstinenz über ein 6–12-monatiges Nachuntersuchungsintervall ausgewertet. In 9 RCTs wurde die Wirksamkeit von GBT mit einer unbehandelten Kontrollgruppe verglichen und eine hohe Effektivität der Gruppentherapie festgestellt (RR = 2,60; 95 % KI: 1,80–3,76; N = 1098), bei allerdings niedriger Evidenzqualität der einbezogenen Studien nach GRADE. In den 13 randomisiert-kontrollierten Vergleichen des Gruppentherapieprogrammes mit einem Selbsthilfeprogramm wurde ein substanziell höherer Abstinenzerfolg der GBT festgestellt (RR = 1,98; 95 % KI: 1,60–2,46; N = 4375). Die Evidenzqualität nach GRADE wurde herabgestuft (wenige Studien mit geringem risk of bias). Weitere 14 Studien verglichen die GBT mit einer Kurzintervention durch Behandler im Gesundheitswesen und erbrachten hinsichtlich des Entwöhnungserfolgs, dass GBT der Kurzintervention signifikant überlegen ist (RR = 1,22; 95 % KI: 1,03–1,43; N = 7286), bei ebenfalls niedriger Evidenzqualität nach

GRADE. Es wurde kein signifikanter Unterschied zwischen verhaltenstherapeutischen Gruppen- vs. Einzeltherapien oder zwischen klassischer Verhaltenstherapie mit vs. ohne kognitive Interventionskomponenten bei vergleichbarem Therapieumfang festgestellt. Die untersuchten verhaltenstherapeutischen Tabakentwöhnungs-Gruppenprogramme entsprechen nicht immer, aber in einigen Studien, hinsichtlich Inhalt, Format, Methodik und Umfang einer Gruppentherapie als verhaltenstherapeutische Kurzzeittherapie (KZT1 oder KZT2) gem. Psychotherapierichtlinien im deutschen vertragsärztlichen Versorgungssystem.

In einer Metaanalyse von Niaura (2008) erweist sich die Gruppenbehandlung auf der Basis von 55 Studien mit einem mindestens sechsmonatigen Follow-up als wirksam (OR = 2,17; 95 % KI: 1,37–3,45) im Vergleich zu keiner Intervention oder einer Selbsthilfebehandlung (OR = 2,04; 95 % KI: 1,60–2,60).

In weiteren Analysen finden sich ebenfalls Belege für die Wirksamkeit der Behandlung auf verhaltenstherapeutischer Basis. Mottillo et al. (2009) analysierten 50 Studien mit 26.927 Patientinnen und Patienten, darunter 9 RCTs mit minimaler klinischer Intervention, 23 RCTs mit individueller Beratung und 12 RCTs mit Gruppenbehandlung sowie 10 RCTs mit Telefonberatung: Minimalintervention (OR = 1,5; 95 % KI: 0,84–2,78), Individuelle Behandlung (RR = 1,49; 95 % KI: 1,08–2,02), Gruppentherapien (RR = 1,76; 95 % KI: 1,11–2,93) sowie Telefonberatung (RR = 1,58; 95 % KI: 1,15–2,29) sind wirksam, intensive Verhaltensinterventionen erhöhen die langfristige Abstinenz im Vergleich zu Kontrollbehandlungen.

Hintergrundtext zur Empfehlung 4.3.3.2 „Verhaltenstherapeutische Einzelinterventionen"

Die verhaltenstherapeutische Gruppentherapie ist nicht wirkungsvoller als eine individuelle verhaltenstherapeutische Einzelberatung (Stead et al. 2017). Auch Niaura (2008) findet in seiner Metaanalyse keinen Hinweis auf eine Überlegenheit einer der beiden Therapieformate (Gruppen- oder Einzelbehandlung). Nur die von Niaura zitierte Studie von Judge et al. (2005) fand in einer Studie mit 6959 Untersuchungspersonen für die Absolventinnen und Absolventen einer Gruppentherapie kurzfristig (nach vier Wochen) eine höhere Effektivität als in der Einzelbehandlung (OR = 1,38; 95 % KI: 1,09–1,76). Ramos et al. (2010) bestätigen den fehlenden Effektivitätsunterschied zwischen Gruppen- und Einzeltherapie in „primary health care settings".

In dem aktuellen Cochrane Systematic Review von Lancaster und Stead (2017) zur Wirksamkeit verhaltenstherapeutischer Einzelbehandlung wurden 49 Studien mit 19.000 Untersuchungspersonen eingeschlossen. 33 Studien verglichen die individualisierte Einzelberatung mit einer minimalen Intervention. Es wurde mit hoher Evidenzqualität festgestellt, dass die individualisierte verhaltenstherapeutische Beratung einer unsystematischen Kurzintervention (ärztlicher Rat zum Rauchstopp, Standardaufklärung, Selbsthilfematerial) bei hoher Effektstärke überlegen ist, wenn keine zusätzliche Pharmakotherapie angeboten wird (RR = 1,77; 95 % KI: 1,40–1,77; 27 Studien; N = 11.000). Dieser Effekt fiel weniger stark aus, wenn alle Untersuchungspersonen eine Kombinationsbehandlung mit Pharmakotherapie (NET) erhielten (RR = 1,24; 95 % KI: 1,01–1,51; 6 Studien; N = 2662). Eine intensivere verhaltenstherapeutische Beratung ist einer kürzeren Beratung leicht überlegen (RR = 1,29; 95 % KI: 1,09–1,53; 11 Studien; N = 2920). Die höchste Effektivität wird erreicht, wenn Therapiesitzungen von mindestens 10 Minuten Dauer und im 1:1 Kontakt durchgeführt werden. Die untersuchten verhaltenstherapeutischen Tabakentwöhnungsprogramme im Einzelsetting entsprechen nicht immer, aber in einigen Studien, hinsichtlich Inhalt, Format, Methodik und Umfang einer Kurzzeittherapie (KZT1 oder KZT2) gem. Psychotherapierichtlinien im deutschen vertragsärztlichen Versorgungssystem. Überwiegend handelt es sich jedoch um Einzel- oder Gruppentherapieprogramme mit einer auf Motivationsförderung, operante Verstärkung und Risikomanagement ausgelegten verhaltenstherapeutischen Ausrichtung ohne ausgeprägte kognitiv-verhaltenstherapeutische Ausrichtung.

Andere Autoren wie Mottillo et al. (2009) finden in ihren Analysen noch stärkere Belege für die Wirksamkeit der Verhaltenstherapie. Sie analysierten 50 Studien mit 26.927 Patientinnen und Patienten, darunter 9 RCTs mit minimaler klinischer Intervention, 23 RCTs mit individueller Beratung und 12 RCTs mit Gruppenbehandlung sowie 10 RCTs mit Telefonberatung. Minimalintervention (OR = 1,5; 95 % KI: 0,84–2,78), individuelle Behandlung (OR = 1,49; 95 % KI: 1,08–2,02), Gruppentherapien (OR = 1,76; 95 % KI: 1,11–2,93) sowie Telefonberatung (OR = 1,58, 95 % KI: 1,15–2,29) sind wirksam. Intensive Verhaltensinterventionen erhöhen auch in dieser Analyse die langfristige Abstinenz im Vergleich zu Kontrollbehandlungen.

Hintergrundtext zur Thematik „Psychodynamische Interventionen"
Die Evidenzlage zur Wirksamkeit psychodynamischer Interventionsverfahren in der Tabakentwöhnung und Tabakabhängigkeitsbehandlung ist schwach. In den ausgewerteten Quellleitlinien finden sich keine Aussagen oder Empfehlungen zu psychodynamischen oder tiefenpsychologischen Verfahren. Die Literaturrecherchen erbrachten lediglich eine randomisiert-kontrollierte Studie (N = 779), in der ein „psychodynamisches Modell" in der Tabakentwöhnung auf seine Wirksamkeit im Vergleich zu einer Bupropionbehandlung untersucht wurde (Zernig et al. 2008). In dieser Studie wurde allerdings im Kern ein Autosuggestionsverfahren (geleitete Imagination) angewendet, das nach der üblichen Nomenklatur eher den hypnotherapeutischen als den tiefenpsychologischen Verfahren zuzuordnen ist. Insofern kann diese Studie nicht als Beleg für die Effektivität psychodynamischer Interventionen gelten und wird im Abschnitt „Hypnotherapie" berücksichtigt.

Hintergrundtext zur Empfehlung 4.3.3.3 „Hypnotherapie"
Hypnotherapie zur Tabakentwöhnung ist in der Öffentlichkeit populär und wird vielfach nachgefragt. Zur Beurteilung ihrer Wirksamkeit liegen folgende Arbeiten vor:

In einer neueren Metaanalyse der Cochrane-Study Group (Barnes et al. 2019) wird die Hypnotherapie in 14 Studien anhand der Daten von 1926 Teilnehmenden mit insgesamt 22 verschiedenen Kontrollgruppeninterventionen verglichen. Die Katamnesezeiträume waren unterschiedlich lang, betrugen jedoch mindestens sechs Monate. Die Evidenzqualität der eingeschlossenen Studien war gering bis sehr gering, da teilweise zu wenige Informationen über methodische Mängel vorlagen. Es konnte daher keine klare Evidenz dafür gefunden werden, dass Hypnotherapie besser als andere Verfahren hilft, das Rauchen zu beenden. Wenn Effekte gefunden wurden, waren diese tendenziell nicht sehr ausgeprägt. Die Autoren kommen deshalb zu dem Schluss, dass größere Studien von höherer Qualität nötig sind, um klare Aussagen zur Effektivität der Hypnotherapie im Bereich der Tabakentwöhnung machen zu können.

In einer älteren Metaanalyse kamen Tahiri et al. (2012) demgegenüber zu dem Schluss, dass es Hinweise auf die Wirksamkeit hypnotherapeutischer Tabakentwöhnung gibt. Die Autoren berichten ein Odds Ratio über alle eingeschlossenen Studien (vier Studien zur Hypnotherapie mit insgesamt 273 Versuchspersonen) hinweg von 4,55 (95 % KI: 0,98–21,01). Als Abstinenz galt in zwei Studien Punkt-Prävalenz, in zwei Studien kontinuierliche Abstinenz. Einschränkend ist allerdings anzumerken, dass es bei den angewendeten hypnotischen Methoden kaum Übereinstimmung zwischen den bewerteten Studien gab. Das Ergebnis spricht laut den Autoren also für mögliche Effekte der Hypnotherapie, lässt aber keine Aussage darüber zu, welche Art von Hypnose besonders empfehlenswert sein könnte.

Eine randomisiert-kontrollierte Studie wurde 2008 von Carmody et al. vorgelegt. 286 Raucherinnen und Raucher wurden auf zwei Bedingungen verteilt. Nach zwölf Monaten waren in der Hypnosegruppe 20 % und in der Kontrollbedingung (kognitiv-behaviorale Intervention) 14 % der Untersuchungspersonen abstinent (7-Tage-Punkt-Prävalenz; RR = 1,40; 95 % KI: 0,81–2,42). Beide Gruppen bekamen zusätzlich ein Nikotinpflaster, dessen Dosierung von der ursprünglichen Anzahl gerauchter Zigaretten abhing. Beide Gruppen erhielten außerdem dieselbe Kontaktzeit während der Intervention (zwei 60-minütige Sitzungen, zusätzlich Telefonanrufe). Gemäß diesen Ergebnissen scheint die Hypnotherapie im Vergleich mit verhaltenstherapeutischen Interventionen eine ähnlich effektive Methode zu sein.

Die Arbeit von Wynd (2005) untersuchte den Effekt einer geführten Imagination im Vergleich mit einer Placebokontrollgruppe (N = 71). In der Experimentalgruppe waren 26 % abstinent versus 12 % bei der Placebokontrollgruppe. Die Abstinenzangaben beruhten auf den Selbstberichten der Patientinnen und Patienten, die durch Bekannte oder Familie derselben bestätigt wurden. Die Autoren folgern, dass die geführte Imagination ein effizientes Verfahren darstellt.

Zernig et al. (2008) verglichen die 12-monatige kontinuierliche Abstinenz einer psychologisch behandelten Gruppe (als psychologische Intervention verwendet wurde ein imaginatives Verfahren, welches der Hypnotherapie zugeordnet wird) mit einer pharmakologisch behandelten Kontrollgruppe (Bupropion) bei insgesamt 779 Untersuchungspersonen. Nach 12 Monaten wurde die kontinuierliche Abstinenz erhoben (biochemisch validiert); es ergaben sich Entwöhnungsraten von 39,9 % für die psychologische Intervention und 22,5 % für die Kontrollgruppe (OR = 1,78; 95 % KI: 1,35–2,34).

In einer Metaanalyse von Green et al. (2006) auf der Basis von 12 Studien hatten Männer höhere Erfolgsquoten bei hypnotherapeutischer Tabakentwöhnung als Frauen (OR = 1,37; 95 % KI: 1,18–1,58). In einer ergänzenden Metaanalyse fügten Green et al. (2008) ihren Berechnungen 12 weitere Studien hinzu. Diese aktualisierte Analyse ergab einen kleineren Effekt, der ebenfalls zugunsten der Männer signifikant blieb. Die Definition von Abstinenz variierte über die Studien hinweg.

Elkins et al. (2006) randomisierten in einer prospektiven Untersuchung 20 Untersuchungspersonen auf eine Experimental- und eine Kontrollbedingung. Nach 26 Wochen waren 40 % der Hypnotherapie-Untersuchungspersonen abstinent. Als Abstinenz galt hier die biochemisch validierte 7-Tages-Punktprävalenz. In der Experimentalbedingung erhielten die Patientinnen und Patienten eine intensive Hypnotherapie mit 8 Sitzungen über 2 Monate hinweg. In der Wartelistenkontrollgruppe hatte niemand das Rauchen beendet. Der Effekt der Hypnotherapie wird jedoch durch die geringe Stichprobengröße der Untersuchung relativiert.

Zusammenfassend ist festzustellen, dass die Datenlage zur Beurteilung der Wirksamkeit der Hypnotherapie insgesamt inkonsistent ist: Während einige Metaanalysen und eine Reihe von Einzelstudien zu divergierenden Resultaten kommen, konnte die aktuellste Cochrane-Metaanalyse von Barnes (2019) die Wirksamkeit von Hypnotherapie nicht klar belegen. Hypnotherapie zur Tabakentwöhnung ist allerdings ein Ansatz mit vergleichsweise hoher Patientenpräferenz: Laut einer Studie waren 67 % der Patientinnen und Patienten einer Tabakentzugsklinik offen für alternative Angebote, von denen die Hypnose mit 40 % den größten Anteil ausmachte (Sood et al. 2006). Für die Praxis lässt sich aus diesen Zahlen folgern, dass Ärzte und Psychologen häufig mit dem Wunsch der Patientinnen und Patienten nach einer hypnotherapeutischen Behandlung konfrontiert werden. Auf Basis der ermittelten Evidenz sind hypnotherapeutische Verfahren, Methoden und Interventionen als möglicherweise wirksam einzustufen und können deshalb in der Tabakentwöhnung zum Einsatz kommen. Wichtig in diesem Zusammenhang ist, dass die oben genannten Ergebnisse bzgl. der Wirksamkeit von Hypnotherapie sich ausschließlich auf die fachgerecht ausgeführte klinische Hypnose beziehen und nicht auf die Behandlung durch Laienhypnotiseure. Wegen möglicher Gefahren (Revenstorf 2011) muss von einer durch Laien durchgeführten Hypnose abgeraten werden. Patientinnen und Patienten, die eine Hypnosebehandlung wünschen, sollen dahingehend beraten werden, dass sie einen in klinischer Hypnose ausgebildeten ärztlichen oder psychologischen Hypnotherapeuten aufsuchen.

Hintergrundtext zur (negativen) Empfehlung 4.3.3.4 „Aversionstherapie"
Die Aversionstherapie als Monotherapie wird derzeit in der Praxis kaum angewandt. Die Wirksamkeit der Aversionstherapie wurde in Studien nachgewiesen, die mehrheitlich vor 1980, also vor über 30 Jahren veröffentlicht wurden. Laut Cochrane Ana-

lyse (Hajek und Stead 2001) bieten die vorliegenden Studien keine Evidenz für die Effektivität der spezifischen Methode des „Schnellen Rauchens" (Rapid Smoking), da zur Zeit ihrer Veröffentlichung die heute üblichen Standards noch nicht erfüllt wurden (biochemische Validierung, Poweranalysen). Die US amerikanischen Guidelines (Fiore et al. 2008) beschreiben eine signifikante Verbesserung der Abstinenzrate durch aversive Rauchmethoden, empfehlen diese Art der Intervention jedoch nicht, mit Hinweis auf die kritische Sicht der Cochrane Analyse und mögliche unerwünschte Nebeneffekte. Die Sorge um Nebeneffekte wie Nikotinvergiftung, Arrhythmien, mangelnde Blutversorgung des Herzens wird jedoch von Hajek und Stead (2001) als weitgehend unbegründet angesehen. Zur Aversionstherapie liegt aktuell nur eine Studie vor, bei der der Einsatz von Aversionstherapie zur Rückfallprophylaxe erfolglos war (Juliano et al. 2006).

Hintergrundtext zur Empfehlung 4.3.3.5 „Achtsamkeitsbasierte Ansätze (Mindfulness)"
Die Achtsamkeitsbasierten Ansätze (mindfulness based interventions) werden als eine Fortentwicklung der Kognitiven Verhaltenstherapie dar („Dritte Welle") verstanden, bei der herkömmliche kognitiv-verhaltenstherapeutische Methoden mit achtsamkeits- und akzeptanzbasierten Strategien sowie metakognitiven und meditativen Komponenten angereichert werden. Für diese Verfahrensgruppe sind in den letzten Jahren intensive Forschungsaktivitäten zu verzeichnen, auch zur Wirksamkeit in der Tabakentwöhnung. Zur Wirksamkeit achsamkeitsbasierter Ansätze bezüglich nachhaltiger Tabakabstinenz liegen aktuell vier Metaanalysen vor, eine davon zur Acceptance and Committment Therapy (ACT).

In der Metaanalyse von Maglione et al. (2017) wurden 10 RCTs zur „mindfulness meditation" (MM) zur Tabakentwöhnung mit ausreichender Evidenzqualität nach GRADE einbezogen, aber nur eine davon als qualitativ hochwertig eingestuft. Die inkludierten Studien waren hinsichtlich Interventionsdauer und -intensität und Vergleichsbedingungen in den Kontrollgruppen (andere Entwöhnungsprogramme, Rauchertelefon, Interaktives Lernen oder TAU) sehr heterogen. Insgesamt wurde hinsichtlich der Outcomes Abstinenz oder Konsumreduktion bei hohem Konfidenzintervall (große Varianz in den Ergebnissen) kein signifikanter Unterschied zwischen MM und den jeweiligen Vergleichsbedingungen gefunden (RR = 2,52; 95 % KI: 0,76–8,29). Derzeit ist die Wirksamkeit der MM somit nicht nachgewiesen.

In der Metaanalyse von Oikonomou et al. (2017) wurden vier RCTs mit 474 Patientinnen und Patienten zum Mindfulness Training (MT) eingeschlossen. Verglichen mit den Kontrollgruppen in der Standardversorgung (TAU) erzielten die Untersuchungspersonen der MT eine signifikant höhere kontinuierliche 4-Monatsabstinenz (25,2 % vs. 13,6 %; RR = 1,88; 95 % KI: 1,04–3,40). Alle berechneten Studien wurden auch in der Metaanalyse von Maglione et al. (2017) berücksichtigt.

In einem Systematic Review ohne metanalytische Auswertung von de Souza et al. (2015) wurden 13 kontrollierte klinische Studien (nicht nur RCT) zum „Mindfulness Training" (MT) in der Tabakentwöhnung einbezogen. Die rein deskriptiv dargestellten Ergebnisse der Einzelstudien fallen inkonsistent aus. Insgesamt werden Belege für einen positiven Effekt auf Abstinenzerfolg, Konsumreduktion, Rückfallprophylaxe, Craving, Coping und Wohlbefinden berichtet. Angesichts der niedrigen Evidenzqualität, der methodischen und interventiven Heterogenität sowie der fehlenden metaanalytischen Zusammenfassung lassen sich die Resultate nur schwer beurteilen. Die Arbeit liefert Indizien, aber keinen Wirksamkeitsnachweis des MT für die Tabakentwöhnung.

Die Akzeptanz- und Commitmenttherapie (ACT) stellt eine Variante der achtsamkeitsbasierten Verfahren dar, bei der verhaltenstherapeutische Techniken und achtsamkeits- und akzeptanzbasierte Strategien mit Interventionen zur Werteklärung und der Einbeziehung der Erklärung sprachlich-gedanklicher Prozesse („Relational Frame Theory") kombiniert werden. Die Wirksamkeit der „Acceptance and Committment Therapy" (ACT) in der Entwöhnungstherapie von Substanzkonsumstörungen wurde in der Metaanalyse von Lee et al. (2015) untersucht. Insgesamt wurde ein kleiner signifikanter Effekt der ACT gegenüber aktiven Vergleichsbehandlungen (KVT, NET, 12-Schritte, Beratung) im 2–12-Monats-Follow-up gefunden. Die Überlegenheit von ACT gilt auch für die vier inkludierten Studien zur Tabakentwöhnung, die allerdings nicht separat metanalytisch ausgewertet wurden. Aufgrund der kleinen Anzahl und niedrigen Evidenzqualität der Studien sowie der fehlenden raucherspezifischen Auswertung lassen sich keine belastbaren Schlussfolgerungen aus den Ergebnissen ziehen. Die Arbeit liefert höchstens erste Indizien für eine mögliche Effektivität von ACT in der Tabakentwöhnung.

Zusammengefasst lassen sich mit vergleichsweise schwacher Evidenz und überwiegend geringer Evidenzqualität keine signifikanten bzw. höchstens schwache Effektstärken der achtsamkeitsbasierten Ansätze in der Tabakentwöhnung feststellen. Angesichts der niedrigen Evidenzqualität, der kleinen Anzahl und methodischen Heterogenität der Studien sowie des publication bias lässt sich die Wirksamkeit dieser Verfahren für die Tabakentwöhnung als eigenständiges oder adjuvantes Therapieangebot allerdings noch nicht fundiert beurteilen.

Hintergrundtext zur Empfehlung 4.3.3.6 „Bedeutung einzelner Komponenten für die Effektivität"

Die Frage der Wirkkomponenten und deren differenzieller Effektivität in der Tabakentwöhnungs- und Abhängigkeitsbehandlung ist derzeit nur sehr eingeschränkt empirisch fundiert zu beantworten, da kaum systematische Komponentenanalysen vorliegen.

In der US-amerikanischen Leitlinie zur Tabakentwöhnung (Fiore et al. 2008) wurden einige Einzelinterventionen der Tabakentwöhnung, die auch in komplexen multimodalen verhaltenstherapeutisch basierten Entwöhnungsprogrammen Verwendung finden, hinsichtlich ihrer separaten Wirksamkeit bewertet. In dieser Metaanalyse (N = 64 Studien) aus dem Jahr 2000 (Update: 2008) erbrachten u. a. Entspannungsverfahren, Kontingenzmanagement, Gewichtskontrollmaßnahmen und stimmungsstabilisierende Interventionen keine ausreichenden Wirksamkeitsnachweise. In der aktuellen Version der Clinical Practice Guideline (Treating Tobacco Use and Dependence: 2008 Update) werden nur noch zwei adjuvante Elemente zur Integration in die Tabakentwöhnungs-behandlung empfohlen: a) Konkrete Entwöhnungsberatung und Vermittlung praktischer Bewältigungsstrategien (Problemlöse- und Fertigkeitstraining, Stressmanagement) sowie b) Unterstützung und Ermutigung im Rahmen der Entzugsbehandlung („intratreatment social support"). Für die Einbeziehung sozialer Unterstützung aus der Lebenswelt der Patientinnen und Patienten („extratreatment social support") sowie für aversions-therapeutische Interventionen hat sich die Studienlage seit 2000 dahingehend verändert, dass diese im Update 2008 nicht mehr empfohlen werden. Allerdings lassen sich aus der separaten Untersuchung der Effektivität von Einzeltechniken, die dieser Metaanalyse zugrunde liegen, keine Aussagen über den relativen Wirkanteil der Interventionen als Komponenten in einem komplexen Interventionsprogramm ableiten. Außerdem fanden diese Metaanalysen auf der Basis älterer Studien statt, die einige der neueren Fortentwicklungen des kognitiv-behavioralen Therapieansatzes (Analyse der individuellen Funktionalität, Problemlösetechniken u. a.) noch nicht beinhalten.

Hintergrundtext zu Unterabschnitt „Incentives und Kontingenzmanagement"
Das Kontingenzmanagement ist eine Interventionsmethode der klassischen Verhaltenstherapie, die auf dem lerntheoretischen Prinzip der operanten bzw. instrumentellen Verstärkung basiert. Zur Unterstützung von angestrebten Verhaltensänderungen werden hierbei mit den Patientinnen und Patienten angenehme Konsequenzen (sog. Incentives) bei Erreichung ihrer Änderungsziele bzw. unangenehme Konsequenzen bei Nichterreichung vereinbart. Kontingenzmanagement wird in der Verhaltenstherapie seit Jahrzehnten zur Verhaltensmodifikation bei einer Vielzahl psychischer Störungen und Probleme erfolgreich eingesetzt.

Es gibt Hinweise für die Wirksamkeit von Kontingenzmanagement bei der Tabakentwöhnung in mehreren RCT-Studien (Cahill und Perera 2008). Allerdings wird das Verfahren in der Regel in Kombination anderer Verfahren eingesetzt, sodass keine Aussage zur spezifischen Wirksamkeit gemacht werden kann. Im klinischen Kontext ist außerdem immer die individuelle Bedeutsamkeit der vereinbarten Konsequenzen im Einzelfall zu beachten. So ist beispielsweise die Akzeptanz materieller Verstärker (Incentives) durch die Patientinnen und Patienten u. a. von soziokulturellen Einstellungen und sozioökonomischen Lebensverhältnissen beeinflusst. Die Übertragbarkeit US-amerikanischer Studienergebnisse auf deutsche Verhältnisse ist insofern nicht gesichert.

Hintergrundtext zu Unterabschnitt „Rückfallprophylaxe"
Die Evidenz zur Wirksamkeit verhaltenstherapeutischer Interventionen zur *Rückfallprävention* bei Personen, die bereits eine Abstinenz erreicht haben, hat sich in den letzten Jahren verbessert.

Im neuen Cochrane Systematic Review (Livingstone-Banks et al. 2019b) wurden 77 Studien mit über 67.000 Untersuchungspersonen eingeschlossen, davon 15 neue für die aktuelle Metaanalyse. Allerdings wurden insgesamt nur 5 Studien mit hoher Evidenzqualität und geringem risk of bias eingestuft. Die Mehrheit (48 Studien) untersuchte die Wirksamkeit von Rückfallpräventionen bei Personen, die bereits die Abstinenz erreicht hatten, 29 Studien bezogen sich auf Rückfallinterventionen bei noch nicht abstinenten Teilnehmern der Tabakentwöhnung und 26 Studien wurden mit abstinenten Raucherinnen und Rauchern durchgeführt, bei denen ein Rauchstopp aufgrund besonderer Umstände (Schwangerschaft, stationäre Aufenthalte, Militärdienst) erzwungen worden war. Die meisten randomisiert-kontrollierten Studien zur Rückfallprophylaxe bei abstinenten Raucherinnen und Rauchern (N = 12) wurden zu pharmakologisch-verhaltenstherapeutischen Kombinationstherapie durchgeführt. Im Gegensatz zu den Studien mit pharmakologischen Komponenten in der Rückfallprävention (Vareniclin, Bupropion, NET, Rimonabant) wurde für alleinige verhaltenstherapeutische Interventionen kein signifikanter Effekt gefunden, auch nicht bei besonderen Aufhörmotiven wie Schwangerschaft oder Krankenhausbehandlung.

In einer weiteren Metaanalyse von Brose et al. (2018) mit 10 Studien, davon 5 RCTs, wurde eine hohe Effektstärke (RR = 2,06; 95 % KI: 1,30–3,27; 5 Studien) für die Wirksamkeit kombinierter Interventionen zur Rückfallprophylaxe festgestellt, allerdings auf Basis teilweise methodisch niedrigerer Evidenzqualität.

Somit existieren bisher keine ausreichenden Nachweise, dass Verhaltenstherapie allein langfristig Rückfälle zusätzlich verhindern kann (Agboola et al. 2010, 1a). Die Effekte der Kombinationstherapien und der pharmakologischen Nachbehandlung von Patientinnen und Patienten, die mit pharmakologischer Behandlung die Abstinenz erreicht hatten, fallen inkonsistent aus und weisen hohe Konfidenzintervalle in der Metaanalyse auf. In Anbetracht der herausragenden Bedeutung der Rückfallproblematik in der Tabakentwöhnungspraxis ist hier dringender Konzeptualisierungs- und Forschungsbedarf zu konstatieren.

Auch für die Angebotssituation in Deutschland wird festgehalten (Rasch und Greiner 2009), dass verhaltenstherapeutische Behandlungen effektiv sind. Einschränkend muss angemerkt werden, dass nur wenige der bestehenden Entwöhnungsprogramme in Deutschland (z. B. Rauchfrei, Nichtraucher in 6 Wochen) hinsichtlich ihrer Effektivität untersucht sind, zu den meisten Programmen fehlen randomisierte kontrollierte Studien. Direkt nach ihren Präferenzen gefragt, werden Gruppenangebote von aufhörwilligen Raucherinnen und Rauchern im Vergleich zu Akupunktur oder Hypnose nur selten bevorzugt (13 %) (Marques-Vidal et al. 2011).

Hintergrundtext zu Unterabschnitt zu Gewichtskontrolle
In einem Cochrane Systematic Review (Farley et al. 2012) wurden zwei Arten von Interventionen untersucht: Solche, die speziell dafür entwickelt wurden, eine Gewichtszunahme nach Rauchstopp möglichst gering zu halten und solche, die als Tabakentwöhnungsstrategie entwickelt wurden, aber einen plausiblen Einfluss auf die Gewichtszunahme haben könnten.

Unter den verhaltensbezogenen Interventionen erbrachte der Ratschlag zur Gewichtskontrolle weder einen positiven Effekt zu Ende der Behandlung noch 12 Monate danach. Individualisierte Programme hingen mit einer reduzierten Gewichtszunahme bei Behandlungsende und nach 12 Monaten zusammen (-2,58 kg; 95 % KI: -5,11 kg−0,05 kg), ohne dabei die Tabak-Abstinenz negativ zu beeinflussen. Eine sehr kalorienarme Diät sowie kognitiv-behaviorale Therapie (KVT) zur Akzeptanz von Gewichtszunahme erbrachten bessere Abstinenzquoten und geringere Gewichtszunahme am Ende der Behandlung und nach 12 Monaten, wobei der Effekt der Diät nach 12 Monaten nicht mehr signifikant war. Die Gewichtsreduktion nach 12 Monaten betrug -1,30 kg (95 % KI: -3,49 kg−0,89 kg) für die kalorienarme Diät und -5,20 kg (95 % KI: -9,28 kg−1,12 kg) für die kognitiv-behaviorale Therapie.

Nach den Cochrane-Autoren ergeben sich daraus folgende Implikationen für die Praxis:

- Der Ratschlag, die Kalorienaufnahme zu reduzieren, um eine Gewichtszunahme zu verhindern, kann Abstinenz gefährden und ist unwirksam zur Gewichtskontrolle.
- Auf den Einzelnen zugeschnittene, verhaltenstherapeutische Programme zur Gewichtskontrolle, stark kalorienreduzierte Diät und Kognitive Verhaltenstherapie sind zur Reduktion der Gewichtszunahme in der Lage, ohne sich negativ auf die Abstinenzerfolge auszuwirken. Allerdings sind zusätzliche Studien notwendig, um abzusichern, dass sich dieser Effekt bei allen Raucherinnen und Rauchern erzielen lässt und nicht nur bei denjenigen, die wegen der drohenden Gewichtszunahme besonders besorgt sind.
- Der Langzeiteffekt aller Interventionen zur Tabakentwöhnung und Gewichtskontrolle (weniger als 1 kg) ist in Relation zur Gewichtszunahme bescheiden (5 kg) und nur grenzwertig klinisch relevant.

Hintergrundtext zu Unterabschnitt zu Schlusspunktmethode
vs. schrittweise Entwöhnung
Hinsichtlich der Frage, ob ein abrupter oder ein schrittweiser Rauchstopp zu höherer Abstinenz führt, kommt ein Systematic Cochrane Review (Lindson et al. 2019b) auf der Basis von 22 Studien und N = 9219 Untersuchungspersonen zu dem Ergebnis, dass beide Vorgehensweisen zu vergleichbaren Abstinenzergebnissen führen (RR = 1,01; 95 % KI: 0,87–1,17; I^2 = 29). Eine Überlegenheit des schrittweisen Rauchstopps zeichnet sich bei zusätzlicher Verwendung von Vareniclin und/oder schnell wirksamer NET ab (RR = 1,68; 95 % KI: 1,09–2,58; I^2 = 78 %; 11 Studien; N = 8636; moderate Qualität der Evidenz).

Die untersuchten Reduktionsprogramme waren sehr unterschiedlich und umfassten unspezifische Aufforderungen, den Konsum zu reduzieren, vorgegebene Reduktionsquoten, Unterstützung durch Taschencomputer oder stimulispezifische Reduktionspläne. Es bedarf weiterer Forschung, um die Frage nach der effektivsten Reduktionsmethode, effektiver pharmakologischer Unterstützung und den Merkmalen zu klären, bei denen Reduktion oder Schlusspunkt am besten geeignet sind.

Hintergrundtext zu Unterabschnitt zu Stadienangepasster Entwöhnung
Ebenfalls in einem Systematic Cochrane Review (41 RCTs und > 33.000 Teilnehmer) wurde metaanalytisch untersucht, ob eine auf das bei einer Patientin oder einem Patienten

aktuell bestehende Stadium der Aufhörbereitschaft nach dem Transtheoretischen Modell von Prochaska und DiClemente abgestimmte Entwöhnungsintervention den Abstinenzerfolg verbessert (Cahill et al. 2010). Sowohl im direkten Interventionsvergleich innerhalb einer Studie (vier RCTs) als auch im Vergleich verschiedener Studien, die stadienspezifische vs. nonspezifische Interventionen untersuchten, konnte keine Überlegenheit der Interventionen gefunden werden, die auf das jeweilige Motivationsstadium der Teilnehmer abgestimmt waren. Es sei zwar effektiver, TTM-Interventionen anzubieten als keine Intervention, durch eine Adaption der Intervention an das Veränderungsstadium einer Raucherin oder eines Rauchers ist jedoch kein Zusatznutzen zu erzielen. Es gäbe auch keinerlei Hinweise, dass nur Raucherinnen und Raucher in den Stadien „preparation" oder „action" Beratung für einen Rauchstopp erhalten sollten.

Hintergrundtext zu Unterabschnitt zu Einbeziehung Partner
Ganz allgemein können Therapieerfolge in der Psychotherapie und Suchtbehandlung durch die Einbeziehung von Angehörigen und Partnern erhöht werden. Im Kontext der Tabakentwöhnung sind hierbei vor allem 2 Aspekte relevant:

- Angehörige bzw. Partner von Raucherinnen und Rauchern rauchen oftmals selbst und könnten dadurch eine erfolgreiche Einstellung des Tabakkonsums erschweren.
- Angehörige bzw. Partner von Raucherinnen und Rauchern leiden oftmals unter dem Rauchverhalten und könnten daher die Tabakentwöhnung wirksam unterstützen.

Bislang wurde in einem Cochrane Systematic Review (Faseru et al. 2018) keine Evidenz dafür gefunden, dass die Einbeziehung der Partner die Erfolgswahrscheinlichkeit von Tabakentwöhnungsprogrammen erhöht. In den analysierten Studien konnte keine ausreichende Unterstützung der Veränderungsbemühungen durch die Partner erzielt werden. Insofern ist die Wirksamkeit der Partnereinbeziehung nicht hinreichend nachgewiesen. Es spricht aus klinischer Sicht allerdings prinzipiell nichts gegen die Einbeziehung von Partnern oder Angehörigen in die Tabakentwöhnung. Dabei sollte im Einzelfall geprüft werden, ob Angehörige und Partner tatsächlich gewillt sind, die Tabakentwöhnung zu unterstützen oder aber durch ihr eigene Rauchverhalten eher ein Rückfallrisiko für die Patientin oder den Patienten darstellen.

Hintergrundtext zu Unterabschnitt zu Komponenten der psychologischen Tabakentwöhnung
Empfehlenswerte Komponenten für die Effektivität verhaltenstherapeutischer Behandlungen sind insbesondere:

- Psychoedukation
- Motivationsstärkung
- Maßnahmen zur kurzfristigen Rückfallprophylaxe

- Interventionen zur Stärkung der Selbstwirksamkeit
- alltagspraktische Beratung mit konkreten Verhaltensinstruktionen und praktischen Bewältigungsstrategien (Problemlöse- und Fertigkeitstraining, Stress-Management)

Entsprechend sind diese Komponenten in den meisten Tabakentwöhnungsprogrammen, die eine Wirksamkeit nachweisen konnten, enthalten, ohne dass hierbei Aussagen zu ihrem Anteil am Gesamterfolg der Interventionen bzw. zu ihren gegenseitigen Wechselwirkungen möglich wären.

Zu beachten ist, dass Programme zur Tabakentwöhnung einerseits immer weniger Teilnehmer erreichen, je komplexer sie sind (Eingangshürde), andererseits die an einem Programm Teilnehmenden in der Regel dankbar für einen Mix aus mehreren Komponenten reagieren, aus dem sie das für sie relevante heraussuchen können (Wahlfreiheit).

Hintergrundtext zur Thematik „Dauer der Intervention"
Die US-amerikanischen Guidelines (Fiore et al. 2008) beschreiben eine starke Dosis-Wirkungs-Beziehung hinsichtlich der Intensität von psychosozialen Interventionen und deren Wirksamkeit. Bei der Intensität wird zwischen der Länge einer individuellen Sitzung und der gesamten Kontaktzeit (Anzahl der Sitzungen) unterschieden. Die berücksichtigten Studien beziehen sich im Wesentlichen auf Einzelkontakte im Beratungssetting. Danach sind Beratungen effektiver, wenn mindestens eine der Beratungssitzungen 10 Minuten oder länger dauert. Die Effektivität der Beratung steigt zunächst mit der Sitzungszahl. Ab einer Gesamtdauer von 90 Minuten tritt aber keine Effektsteigerung mehr ein.

Die Studienlage bzgl. der Frage, ob eine Erhöhung der Anzahl von Sitzungen in verhaltenstherapeutischen Gruppeninterventionen eine höhere langfristige Abstinenzquote zur Folge hat, ist dagegen unklar (Hall et al. 2011; Killen et al. 2008).

Bei der Planung von Interventionen sollte berücksichtigt werden, dass mit zunehmender Intensität einer Intervention die Akzeptanz bei der Zielgruppe und somit deren Erreichbarkeit sowie der Anteil der regulären Beender sinkt. Umgekehrt ist zu bedenken, dass mithilfe der sehr komplexen und intensiven Behandlungsangebote bei anderen Substanzen wie Alkohol und illegalen Drogen deutlich höhere Erfolgsquoten erzielt werden als mit den derzeitigen Angeboten zur Tabakentwöhnung.

Hintergrundtext zur Empfehlung 4.3.3.7 „Kombinationstherapie (Psychotherapie plus Pharmakotherapie)"
Körperliche Entzugssymptome, ein starkes Rauchverlangen aber auch eine Gewichtszunahme nach Abstinenz sind bekannte mögliche Rückfallprädiktoren. Diese Aspekte können in einer Psychotherapie z. B. durch Techniken zum Management von Entzugssymptomen oder durch eine Ernährungsberatung adressiert werden, gleichwohl kann auch eine begleitende medikamentöse Unterstützung einen Einfluss auf die erwähnten Aspekte nehmen.

Zahlreiche Studien untersuchen die Effekte einer Addition von Psychotherapie zur Pharmakotherapie bzw. die Unterstützung einer Psychotherapie durch eine Pharmakotherapie. In der Cochrane-Metaanalyse von Hartmann-Boyce et al. (2019) zur Bedeutung einer zusätzlichen verhaltensbezogenen Unterstützung einer Pharmakotherapie auf der Basis von 65 Studien mit 23.331 Untersuchungspersonen ergibt sich ein statistisch signifikanter Effekt für eine intensive zusätzliche Unterstützung (RR = 1,15; 95 % KI: 1,08–1,22), der die Bedeutung der behavioralen Unterstützung unabhängig von der gewählten pharmakologischen Methode belegt. Die Wahrscheinlichkeit eines Rauchstopps über 6 bis 12 Monate hinweg kann durch eine intensivere behaviorale Unterstützung (Face-to-Face- oder Telefonkontakt) um 10–20 % gesteigert werden. Die Evidenz hierfür erreicht eine hohe Qualität (nach GRADE).

Neben diesem Hinweis für eine höhere Wirksamkeit einer kombinierten Anwendung ermittelte auch die Arbeitsgruppe von Windle et al. (2016) die Wirksamkeit der Kombination einer Verhaltenstherapie mit einer Pharmakotherapie aus der vorliegenden Studienlage. Die Besonderheit dieses Reviews ist die Limitation auf langfristig durchgeführte Studien mit Katamnesen über 12 Monate und biochemischer Validierung. Auf einer Basis von Teilauswertungen aus 115 aus 123 RCTs mit 57.851 Teilnehmenden zeigte sich ein Effekt der kombinierten Behandlung aus Verhaltenstherapie mit einer Medikation, insbesondere für Vareniclin (signifikant höher als für Bupropion oder Nikotin). Die Kombinationsbehandlung aus Verhaltenstherapie mit Nikotin steigert die Wirksamkeit im Vergleich zu einer reinen verhaltenstherapeutischen Unterweisung um 1,18 (95 % KI: 1,47–2,37), die Kombination von Bupropion und Verhaltenstherapie um OR von 1,83 (95 % KI: 1,56–2,18), die Kombination von Vareniclin und Verhaltenstherapie um OR 2,96 (95 % KI: 2,04–4,44).

Umgekehrt zeigt sich zwar eine Steigerung der Effektivität durch eine ergänzende verhaltenstherapeutische Unterstützung zur Pharmakotherapie (OR = 1,17; 95 % KI: 0,60–2,12), dieser Effekt ist aber nicht signifikant, sodass letztlich – bezogen auf Hartmann-Boyce et al. (2019) – widersprüchliche Ergebnisse hinsichtlich des Werts einer verhaltenstherapeutischen Augmentation der Pharmakotherapie vorliegen.

Interessant ist der Nebenbefund, dass keine Hinweise auf eine Steigerung der Risiken bei einer Kombinationsbehandlung ermittelt werden konnten. Aussagen über spezielle Zielgruppen werden nicht getroffen.

4.3.6 Von der Evidenz zu den Empfehlungen

Empfehlung 4.3.3.1 „Verhaltenstherapeutische Gruppeninterventionen"
Die Ergebnisse mehrerer Metaanalysen mit mittlerer bis hoher Evidenzqualität stimmen bzgl. der belegten Wirksamkeit überein, Endpunkte und Effektstärken sind klinisch relevant, das Nutzen-Risikoverhältnis ist positiv und die Umsetzbarkeit in der Versorgung möglich. Auf Grundlage der starken Evidenz (1a) wird eine starke („Soll"-) Empfehlung (A) abgeleitet.

Empfehlung 4.3.3.2 „Verhaltenstherapeutische Einzelinterventionen"
Die Ergebnisse mehrerer Metaanalysen mit mittlerer bis hoher Evidenzqualität stimmen bzgl. der belegten Wirksamkeit überein, Endpunkte und Effektstärken sind klinisch rele-

vant, das Nutzen-Risikoverhältnis ist positiv und die Umsetzbarkeit in der Versorgung möglich. Auf Grundlage der starken Evidenz (1a) wird eine starke („Soll"-) Empfehlung (A) abgeleitet.

Empfehlung 4.3.3.3 „Hypnotherapie"
Die Ergebnisse mehrerer Studien liefern inkonsistente Ergebnisse, die Evidenzqualität ist schwach, das Nutzen-Risikoverhältnis wird aktuell noch zurückhaltend bewertet, die Umsetzbarkeit in der Versorgung ist möglich. Auf Grundlage der widersprüchlichen Evidenz (1b) wird eine „Kann"-Empfehlung (0) abgeleitet.

Empfehlung 4.3.3.4 „Aversionstherapie"
Es wurden keine neuen Studien identifiziert, aktuelle Leitlinien sowie Cochrane-Metaanalysen liefern keine Evidenz für die Effektivität der spezifischen Methode des „Schnellen Rauchens". Auf Grundlage der fehlenden Evidenz und potenzieller Risiken wird ausnahmsweise eine „Sollte nicht"-Empfehlung (B) abgeleitet.

Empfehlung 4.3.3.5 „Achtsamkeitsbasierte Ansätze (Mindfulness)"
Die Ergebnisse mehrerer Studien liefern inkonsistente Ergebnisse, die Evidenzqualität ist schwach, das Nutzen-Risikoverhältnis wird aktuell noch zurückhaltend bewertet, die Umsetzbarkeit in der Versorgung ist möglich. Auf Grundlage der widersprüchlichen Evidenz (1c) wird eine „Kann"-Empfehlung (0) abgeleitet.

Empfehlung 4.3.3.6 „Bedeutung einzelner Komponenten für die Effektivität"
Die Ergebnisse mehrerer Studien liefern uneinheitliche Ergebnisse, die Datenlage ist zur Beurteilung des Sachverhaltes unzureichend, daher wird die Empfehlung auf dem KKP-Niveau formuliert.

Empfehlung 4.3.3.7 „Kombinationstherapie (Psychotherapie plus Pharmakotherapie)"
Zwei Metaanalysen bestätigen einen Effekt der Kombination von Psychotherapie mit einer medikamentösen Unterstützung. Daher wird eine Aussage auf dem Niveau Ia getroffen, Die Befundlage ist nicht ganz einheitlich, daher wird die Empfehlung auf die klinisch relevante Zielgruppe, Raucherinnen und Raucher mit einem Entzugssyndrom oder anderen klinischen Indikatoren für einen möglichen Profit einer Pharmakotherapie eingegrenzt.

4.3.7 Empfehlungen für künftige Forschung

Folgende unzureichend geklärte Fragen sollten in randomisiert-kontrollierten klinischen Studien auf hohem methodischen Niveau besser untersucht werden:

- Die Wirksamkeit verschiedener Hypnotherapieverfahren
- Die Wirksamkeit der achtsamkeitsbasierten Verfahren und Methoden

- Die Wertigkeit der Rückfallprophylaxe innerhalb der Intervention und nach abgeschlossener Erstintervention
- Die Wirksamkeit einzelner Therapiebausteine modularer Einzel- und Gruppentherapien
- Die Wirksamkeit der in Deutschland verfügbaren Programme in der komplexen Form
- Die optimale Dauer bzw. Intensität verhaltenstherapeutischer Gruppen- oder Einzelinterventionen

4.3.8 Klinischer Algorithmus Psychotherapie

Auf der folgenden Seite wird Abb. 4.2 „Klinischer Algorithmus Psychotherapie" präsentiert. Er ist Teil eines dreiteiligen klinischen Algorithmus, der zusätzlich die Abb. 4.1 („Algorithmus Niedrigschwellige Verfahren", Abschn. 4.2.7) und 4 („Algorithmus Pharmakotherapie", Abschn. 4.4.8) umfasst. Der Bereich der psychotherapeutisch fundierten Tabakentwöhnung wird darstellt. Abschn. 2.1.4 bietet eine kurze Einführung in die klinischen Algorithmen dieser Leitlinie.

4.4 Arzneimittel zur Entzugsbehandlung und Rückfallprophylaxe

Anil Batra, Kay Uwe Petersen, Helmut Gohlke, Thomas Hering, Andreas Jähne, Thomas Polak, Tobias Rüther und Daniel Kotz

(Autoren vorige Leitlinienversion: Anil Batra, Andreas Jähne, Stephan Mühlig, Tobias Rüther, Norbert Thürauf, Kay Uwe Petersen)

4.4.1 Einleitung

Die medikamentöse Behandlung entwöhnungswilliger Raucherinnen und Raucher zielt auf eine Überwindung der Entzugssymptomatik nach Beendigung des Tabakkonsums und kann auch bei der Stabilisierung der Abstinenz eine Rolle spielen. Unterschiedlichste Substanzen und Darreichungsformen aus dem Bereich der Nikotinsubstitution oder der Substitution mit partiellen Agonisten, die Gabe von Antagonisten der Nikotinwirkung, aber auch Substanzen, die die Entzugssymptomatik unspezifisch dämpfen oder die Funktionalität des Nikotinkonsums ersetzen sollen (z. B. eine anxiolytische oder antidepressive Wirkung) und vieles mehr wurden in der Vergangenheit untersucht.

Die nachfolgenden Empfehlungen und Hintergrundtexte nehmen zu den zugelassenen Produkten (Nikotin, Bupropion, Vareniclin und Cytisin) Stellung, schliessen aber auch weitere Produkte aus Behandlungsstudien ein, die z. T. eine bedingte Empfehlung erhalten können.

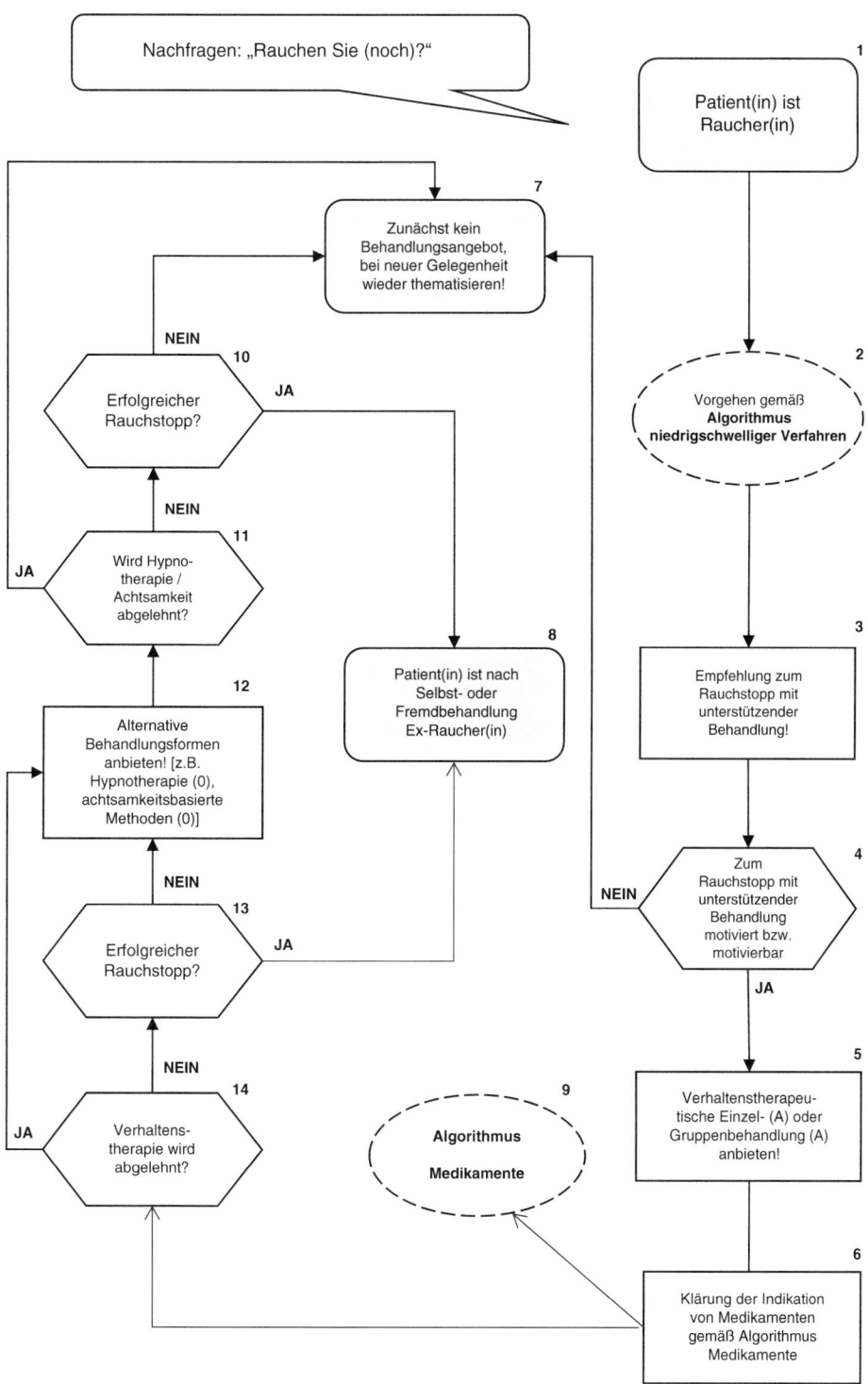

Abb. 4.2 Klinischer Algorithmus Psychotherapie

4.4.2 Klinische Fragestellungen

Bei welchen Arzneimitteln ist die Wirksamkeit bei der Tabakentwöhnung nachgewiesen und für welche Substanzen ist, ebenfalls in kontrolliertem Vergleich, eine fehlende oder sogar unerwünschte Wirksamkeit nachgewiesen?

Gibt es Hinweise für differenzielle Indikationen und Kontraindikationen für die zugelassenen Medikamente?

4.4.3 Schlüsselempfehlungen

	Empfehlungen Statements	Empfehlungsgrad
4.4.3.1	**Nikotinersatztherapie** Der Einsatz der Nikotinersatztherapie (Nikotinkaugummi, Nikotininhaler, Nikotinlutschtablette, Nikotinnasalspray, Nikotinmundspray und Nikotinpflaster) soll angeboten werden. Empfehlungsgrad: A LoE: 1a Literatur: Hartmann-Boyce et al. (2018) Gesamtabstimmung (ohne IK): 30.06.2020: 100 % (31/31)	A
4.4.3.1.1	**Dosis von Nikotinersatztherapie** Die Dosis eines Nikotinersatzpräparats soll in Abhängigkeit vom Bedarf des Rauchers gewählt werden. Empfehlungsgrad: KKP LoE: - Gesamtabstimmung (ohne IK): 30.06.2020: 100 % (33/33)	KKP
4.4.3.1.2	**Nikotinersatztherapie, Präparatkombinationen für starke Raucher** Bei unzureichender Wirksamkeit der Monotherapie soll eine 2-fach-Kombination von Pflaster und Kaugummi, Lutschtablette, Spray oder Inhaler angeboten werden. Empfehlungsgrad: A LoE: 1a Literatur: Hartmann-Boyce et al. (2018) Gesamtabstimmung (ohne IK): 30.06.2020: 100 % (33/33)	A
4.4.3.1.3	**Nikotinersatztherapie zur Rückfallprophylaxe** Die Nikotinersatztherapie kann zur Rückfallprophylaxe angeboten werden. Empfehlungsgrad: 0 LoE: 4 Literatur: Livingstone-Banks et al. (2019b) Gesamtabstimmung (ohne IK): 30.06.2020: 100 % (32/32)	0

	Empfehlungen Statements	Empfehl-ungsgrad
4.4.3.1.4	**Nikotinersatztherapie bei Konsum von rauchlosen Tabakprodukten (Kautabak, Schnupftabak und Snus)** Die Nikotinersatztherapie sollte zur Entwöhnung von rauchlosen Tabakprodukten (Kautabak, Schnupftabak und Snus) **nicht** angeboten werden. Empfehlungsgrad: B LoE: 4 Literatur: Ebbert et al. (2015) Online-Abstimmung (ohne IK): 22.06.2020: 93 % (27/29)	B
4.4.3.2.1	**Antidepressiva: Bupropion** Der Einsatz von Bupropion soll zur Tabakentwöhnung angeboten werden.[1] Empfehlungsgrad: A LoE:1a (aus systematischer Recherche) Literatur: Howes et al. (2020) Gesamtabstimmung (ohne IK) 30.06.2020: 96 % (25/26)	A
4.4.3.2.2	**Antidepressiva: Nortriptylin** Nortriptylin kann zur Tabakentwöhnung unter Beachtung möglicher Risiken angeboten werden, wenn zugelassene Therapieformen nicht zum Erfolg geführt haben. Nortriptylin ist jedoch für diese Indikation in Deutschland nicht zugelassen (vgl. Anhang, Kriterien für Off-Label Use). Empfehlungsgrad: 0 LoE: 1a Literatur: Howes et al. (2020) Gesamtabstimmung (ohne IK): 30.06.2020: 100 % (26/26) Der Einsatz von Vareniclin soll zur Tabakentwöhnung angeboten werden.[2] Empfehlungsgrad: A LoE: 1a Literatur: Cahill et al. (2016) Gesamtabstimmung (ohne IK): 30.06.2020: 96 % (23/24)	0
4.4.3.3.1	**Partielle Nikotinrezeptoragonisten: Vareniclin**	A
4.4.3.3.2	**Partielle Nikotinrezeptoragonisten: Cytisin** Cytisin kann zur Tabakentwöhnung unter Beachtung möglicher Risiken angeboten werden, wenn andere zugelassene Therapieformen nicht zum Erfolg geführt haben. Empfehlungsgrad: 0 LoE: 1a Literatur: Cahill et al. (2016), Leaviss et al. (2014) Gesamtabstimmung (ohne IK): 30.06.2020: 100 % (27/27)	0

---

[1] Ergänzende Position der DEGAM: Wenn eine leitliniengerecht durchgeführte medikamentöse Behandlung mit einer Nikotinersatztherapie nicht ausreichend wirksam war, soll der Einsatz von Bupropion zur Tabakentwöhnung angeboten werden.

[2] Ergänzende Position der DEGAM: Wenn eine leitliniengerecht durchgeführte medikamentöse Behandlung mit einer Nikotinersatztherapie nicht ausreichend wirksam war, soll der Einsatz von Vareniclin zur Tabakentwöhnung angeboten werden.

	Empfehlungen Statements	Empfehlungsgrad
4.4.3.4	**Clonidin** Clonidin kann zur Tabakentwöhnung unter Beachtung möglicher Risiken angeboten werden, wenn zugelassene Therapieformen nicht zum Erfolg geführt haben. Clonidin ist jedoch für diese Indikation in Deutschland nicht zugelassen (vgl. Anhang, Kriterien für Off-Label Use). Empfehlungsgrad: 0 LoE: 3a Literatur: Cahill et al. (2013), Gourlay et al. (2004) Gesamtabstimmung (ohne IK): 30.06.2020: 100 % (26/26)	0
4.4.3.5	**Medikamentöse Rückfallprophylaxe** Wird eine Fortsetzung der laufenden medikamentösen Behandlung zur Rückfallprophylaxe erwogen, können Nikotinersatz, Vareniclin oder Bupropion angeboten werden. Empfehlungsgrad: 0 LoE: 1a Literatur: Livingstone-Banks et al. (2019b) Gesamtabstimmung (ohne IK): 30.06.2020: 100 % (29/29)	0
4.4.3.6	**Kombination von Beratung und Medikation** Raucher, die den Tabakkonsum beenden wollen und denen eine Medikation zur Tabakentzugsbehandlung angeboten wird, sollen eine begleitende Beratung zur Unterstützung des Rauchstopps erhalten. Empfehlungsgrad: A LoE: 1a Literatur: Hollands et al. (2019), Stead et al. (2015) Gesamtabstimmung (ohne IK): 30.06.2020: 100 % (26/26)	A
4.4.3.7	**Verhaltenstherapie bzw. Intensivberatung und medikamentöse Unterstützung** Wenn verfügbar und angemessen, soll bei Verwendung von Medikamenten eine Kombination mit einem verhaltenstherapeutischen Tabakentwöhnungsprogramm angeboten werden. Empfehlungsgrad: A LoE: 1a Literatur: Stead et al. (2016) Gesamtabstimmung (ohne IK): 30.06.2020: 100 % (24/24)	A

4.4.4 Hintergrund der Evidenz

Zur Wirksamkeit der meisten medikamentösen Behandlungsstrategien (u. a. Nikotin, Antidepressiva, Nikotinrezeptoragonisten) liegen umfangreiche und aktualisierte Metaanalysen der Cochrane Tobacco Addiction Group (https://tobacco.cochrane.org/) vor. Die strengen Einschlusskriterien dieser systematischen Reviews (sämtlich randomisierte, zum großen Teil placebo-kontrollierte Studien mit langfristigen Katamnesen über wenigstens sechs Monate mit vorzugsweise objektiven Abstinenzkriterien und Erfassung der kontinuierlichen Abstinenz) sichern eine hohe Qualität der wissenschaftlichen Aussage. Für homöopathische Medikamente, Naturheilverfahren und einige weitere, ältere und neuere pharmakologische Ansätze sind Aussagen auf diesem Niveau nicht oder noch nicht möglich.

4.4.5 Darstellung der Evidenz

Hintergrundtext zur Empfehlung 4.4.3.1 „Nikotinersatztherapie"
In Deutschland wurden im Lauf der Jahre diverse Darreichungsformen von Nikotin zur Nikotinersatztherapie (Pflaster, Kaugummi, Mundspray, Nasalspray, Inhaler und Sublingual- bzw. Lutschtabletten) zugelassen.

Die Nikotinersatztherapie (NET) zielt darauf ab, Raucherinnen und Rauchern vorübergehend Nikotin ohne begleitende Schadstoffe aus dem Tabakrauch in absteigender Dosierung zur Verfügung zu stellen. Die unterschiedlichen Produkte unterscheiden sich durch die Kinetik der Nikotinfreisetzung. Das Nikotinpflaster ist geeignet, um einen konstanten Nikotinserumspiegel zu erzeugen, der vor auftretenden Entzugssymptomen schützen soll. Nikotinkaugummi, -mundspray, -tabletten oder -inhaler stellen Nikotin mit einer höheren Anflutgeschwindigkeit zur Verfügung und vermitteln dem Anwender eher das Gefühl der Kontrolle über die Nikotinzufuhr, kommen aber der Geschwindigkeit der Nikotinfreisetzung aus der Zigarette nicht ausreichend nahe. Nikotinnasalspray, in Deutschland zugelassen, jedoch nicht mehr im Handel, imitiert am ehesten deren Nikotinfreisetzung, weist aber aus diesem Grund auch das höchste Risiko einer Abhängigkeitsentwicklung auf. Möglich ist bei Auftreten schwerer Entzugssymptome eine Kombination diverser Produkte (z. B. Pflaster und Kaugummi bzw. Nikotintablette). Die Nikotinersatztherapie sollte – so die Anbieterempfehlungen – für die Dauer von 8 bis 12 Wochen durchgeführt und während dieses Zeitraums allmählich reduziert werden. Die Nebenwirkungen der Nikotingabe sind Raucherinnen und Rauchern angesichts des langen Nikotinkonsums über die Zigarette wohl vertraut, produktspezifisch ergeben sich im Unterschied zum Rauchen lokale Nebenwirkungen (z. B. Hautreizungen, gereizte Schleimhäute, Schluckauf, Magenschmerzen). Kardiale Probleme im Sinne von Palpitationen oder kardialen Schmerzen werden etwas häufiger berichtet (OR = 1,88; 95 % KI: 1,37–2,57; 15 Studien; N > 11.000 Teilnehmenden), waren aber insgesamt sehr selten (Hartmann-Boyce et al. 2018).

Bei gutem Behandlungserfolg, aber fortgesetzter Rückfallgefahr kann – so die Anwendungsempfehlungen – die Dauer der Anwendung bei allen zugelassenen Produkten verlängert werden. Der Einsatz aller Medikamente wird bei Minderjährigen nicht empfohlen. Bei schwangeren Frauen kann unter ärztlicher Supervision eine Nikotinsubstitution nur dann eingesetzt werden (s. Abschn. 4.6.5), wenn eine Abstinenz ohne Hilfsmittel nicht erreicht oder aufrechterhalten werden kann (Batra 2011).

> **Verfügbare medikamentöse Unterstützungen (Stand 2020):**
>
> - Nikotinpflaster (unterschiedliche Stärken und Pflastersysteme)
> - Nikotinkaugummi (2 und 4 mg, verschiedene Geschmacksrichtungen)
> - Nikotinlutschtablette (1, 1,5, 2 und 4 mg)
> - Nikotin-Inhaler (15 mg/Patrone)
> - Nikotin-Mundspray (1 mg/Sprühstoß)

Die Wirksamkeit einer medikamentösen Unterstützung von Raucherinnen und Rauchern mit Hilfe einer Nikotinersatztherapie ist in zahlreichen randomisierten, kontrollierten Studien nachgewiesen und in Leitlinien (ENSP 2018; Fiore et al. 2008), Metaanalysen und Cochrane-Reviews (zuletzt Hartmann-Boyce et al. 2018) ausgewertet worden: Die medikamentöse Unterstützung von Raucherinnen und Rauchern mit Hilfe einer Nikotinersatztherapie ist wirkungsvoll zur Erreichung von Tabakabstinenz. Insgesamt 133 Studien mit mehr als 64.000 Teilnehmenden wurden in der aktuellen Cochrane-Analyse zur Wirksamkeit der Nikotinersatztherapie ausgewertet (Hartmann-Boyce et al. 2018) und belegen eine Wirksamkeit der Nikotinersatztherapie im Vergleich zu Placebo mit RR = 1,55; 95 % KI: 1,49–1,61.

Die einzelnen Produkte schneiden wie folgt ab:

- Nikotinkaugummi: RR = 1,49; 95 % KI: 1,40–1,60; 56 Studien; N > 22.000
- Nikotinpflaster: RR = 1,64; 95 % KI: 1,53–1,75; 51 Studien; N > 25.000
- Nikotininhaler: RR = 1,90; 95 % KI: 1,36–2,67; 4 Studien; N > 900
- Nikotin-Lutsch-/Sublingualtablette: RR = 1,52; 95 % KI: 1,32–7,74; 8 Studien, N > 4000
- Nikotinnasenspray: RR = 2,02; 95 % KI: 1,49–3,73; 4 Studien; N > 800

Zugelassen ist auch ein Nikotinmundspray (RR = 2,48; 95 % KI: 1,24–4,94; 1 Studie) (McRobbie et al. 2010; Stead et al. 2012). Die Datenlage zum Nikotinmundspray ist noch unsicher und wurde nicht aktualisiert, weist aber auf der Basis der vorliegenden Studie auf eine gute Wirksamkeit hin.

Auch bei der freien Wahl eines Produktes bestätigt sich die Wirksamkeit der NET (RR = 1,37; 95 % KI: 1,25–1,52). Studien, die eine Kombinationsbehandlung untersuchen, geben Hinweis auf eine höhere Wirksamkeit einer Kombination aus Pflaster und Lutschtablette (RR = 1,82; 95 % KI: 1,01–3,31; 1 Studie; N = 342) oder bei einer Kombinationsbehandlung aus Pflaster, Kaugummi und Lutschtablette (RR = 15; 95 % KI: 2–112; N = 54.424).

Es liegt allerdings wenig Evidenz dafür vor, dass eine Nikotinersatztherapie auch bei Raucherinnen und Rauchern wirkt, die weniger als 10–15 Zigaretten am Tag konsumieren (Hartmann-Boyce et al. 2018).

Aus älteren Studien ist abzuleiten, dass NET – sofern diese in der Rauchreduktion eingesetzt wird – in Verbindung mit einer verhaltenstherapeutisch orientierten Begleitbehandlung die Wahrscheinlichkeit auf einen langfristigen Abstinenzerfolg auch bei Raucherinnen und Rauchern, die nicht aufhörmotiviert sind, erhöht (Asfar et al. 2011; Batra et al. 2008; Hughes und Carpenter 2005; Kralikova et al. 2009).

Nikotinersatztherapeutika erweisen sich darüber hinaus als wirksame Hilfen zur Abstinenzstabilisierung bei Raucherinnen und Rauchern, die keine weitere Unterstützung erhalten (RR = 1,24; 95 %C Kl: 1,04–1,47; 2 Studien; N = 2261; Livingstone-Banks et al. 2019b).

Für die Wirksamkeit der Nikotinersatztherapie bei Konsum von rauchlosen Tabakprodukten liegen keine ausreichenden Wirknachweise vor (Ebbert et al. 2011, 1b).

Für eine wirksame Kombination von Nikotinersatztherapie mit Bupropion gibt es nach der neuesten Cochrane-Analyse von Howes et al. (2020) auf der Basis von 12 Studien mit > 3400 Teilnehmenden keine Evidenz (RR = 1,19; 95 % KI: 0,94–1,51), zumal das Risiko für Nebenwirkungen signifikant erhöht scheint (RR = 1,21; 95 % KI: 1,02–1,43).

Eine Kombination von Nikotinersatztherapie und Vareniclin wurde zwischenzeitlich mehrfach untersucht. In der Metaanalyse von Chang et al. (2015) erweist sich die Kombination bei einer gepoolten Auswertung von 3 Studien kurz- und langfristig als wirkungsvoll (kurzfristig: OR = 1,50; 95 % KI: 1,14–1,97; langfristig: OR = 1,62; 95 % KI: 1,18–2,23), allerdings haben diese Ergebnisse keinen Bestand, wenn man eine der drei Studien ausschließt, in der die Raucherinnen und Raucher bereits vor dem Rauchstopp eine Nikotinersatztherapie erhielten. Bei noch unsicheren Resultaten wird hierzu derzeit keine Empfehlung formuliert.

Hintergrundtext zur Empfehlung 4.4.3.2 „Antidepressiva"
Das Rauchen ist für manche Raucherinnen und Raucher aufgrund der schwachen antidepressiven Wirkung des Nikotins und möglicher antidepressiver Wirkungen weiterer pharmakologisch wirksamer Bestandteile des Tabakrauchs möglicherweise als eine Form der Selbstmedikation bei depressiven Symptomen wirksam. Während der Tabakentwöhnung können zudem depressive Symptome auftreten oder vorbestehende depressive Symptome sich verschlechtern. Antidepressiva können diesen Effekt aufheben und so indirekt die Abstinenzerwartung nach dem Rauchstopp erhöhen (Hughes et al. 2007). Manche Antidepressiva, so z. B. Nortriptylin und Bupropion, vermögen das Craving zu reduzieren (Javitz et al. 2011). Die Effektivität von Antidepressiva scheint mit deren dopaminergen und noradrenergen Wirkung, nicht aber mit deren serotonergen Wirkung zusammenzuhängen (Hughes et al. 2007).

Die Effektivität von Bupropion in der Tabakentwöhnung wurde in 45 RCTs mit > 17.000 Teilnehmenden nachgewiesen (RR = 1,64; 95 % KI: 1,52–1,77; Howes et al. 2020). Auch die Wirksamkeit von Nortriptylin zur Tabakentwöhnung ist belegt, es liegen 6 RCTs mit mehr als 900 Teilnehmenden für Nortriptylin vor (RR = 2.03; 95 % KI: 1,48–2,78). Bupropion ist allerdings in seiner Wirkung Vareniclin oder einer Kombinationsbehandlung aus NET unterlegen (Cahill et al. 2016; Hartmann-Boyce et al. 2014; Howes et al.

2020), wenngleich sich Hinweise auf schwerwiegende neuropsychiatrische Nebenwirkungen im Vergleich mit Placebo nicht bestätigten (Anthenelli et al. 2016; Hartmann-Boyce et al. 2014).

Für die Wirksamkeit anderer Antidepressiva fehlen entweder ausreichende Wirknachweise oder es liegt ein ungünstiges Nutzen-Risiko-Verhältnis bei der Anwendung vor.

Bupropion und Nortriptylin verdoppeln also die Erfolgsaussichten nach dem Rauchstopp und sind vergleichbar effektiv wie Nikotinpräparate (Cahill et al. 2013; Hughes et al. 2007). In Deutschland ist nur Bupropion für die Tabakentwöhnung zugelassen.

Auf der Basis von Auswertungen von Melderegistern (FDA) wurden ein Risiko für neurologische und der Verdacht auf schwerwiegende psychiatrische Nebenwirkungen abgeleitet. Die Wertigkeit dieser Melderegister ist für den speziellen Fall des Nikotinentzugs jedoch stark eingeschränkt, da der Entzug selbst mit neuropsychiatrischen Symptomen (wie z. B. dysphorische und depressive Stimmung, Angst, Anhedonie, Reizbarkeit, Ruhelosigkeit, Insomnie, Appetitsteigerung, Antriebsverlust und Konzentrationsschwierigkeiten) einhergeht. Auch fehlt bei der Auswertung von Melderegistern generell der systematische Vergleich mit Placebo. Bupropion kann zu Schlafstörungen, Übelkeit und Mundtrockenheit führen. Mit einer Häufigkeit von < 1:1000 wurden generalisierte Krampfanfälle berichtet. Der Hinweis auf eine erhöhte Suizidgefährdung durch einzelne Berichte von Suiziden in Postmarketinganalysen ist kongruent zur Rate von Suizidgedanken von 1:677 bei Teilnehmenden von Tabakentwöhnungsstudien (Cahill et al. 2013; Hughes et al. 2007). Da aber diese Ereignisse nicht häufiger als in der Allgemeinbevölkerung auftraten und kein kausaler Zusammenhang mit der Anwendung von Bupropion hergestellt werden konnte, wurde das Nutzen-Risiko-Profil als positiv bewertet und in den Anwendungsempfehlungen auf ein vermehrtes Auftreten von depressiven Symptomen und Suizidgedanken im Rahmen der Tabakentwöhnung und der Anwendung von Bupropion hingewiesen (Hughes et al. 2007). Neuere Studien weisen interessanterweise für keines der für die Behandlung der Tabakabhängigkeit zugelassenen Medikamente eine Steigerung der Suizidalität oder anderer psychiatrischer Nebenwirkungen im Vergleich zu Placebo nach (Anthenelli et al. 2016).

Inkonsistente Hinweise ergeben sich für die Induktion psychotischer Symptome bei bestimmten Subpopulationen durch Bupropion (Kumar et al. 2011). Darüber hinaus weist Bupropion durch seine inhibitorische Wirkung auf das Cytochrom-P450-System ein hohes Interaktionspotenzial mit anderen über CYP2D6 metabolisierten Pharmaka auf. Bei gut belegter Wirksamkeit werden die Behandler auf fachgerechte Anwendung gemäß aktueller Fachinformation hingewiesen.

Bei der Kombination einer Nikotinersatztherapie mit Kaugummi oder Pflaster und Bupropion (Cahill et al. 2013; Hall und Prochaska 2009; Jorenby 2002; Jorenby et al. 1999; Killen et al. 2004; Piper et al. 2007, Stapleton et al. 2013) konnte kein Vorteil für die Kombinationsbehandlung festgestellt werden. Vogeler et al. (2016) weisen dagegen in ihrem Review auf der Basis von nur zwei RCTs allerdings auf einen möglichen Vorteil einer Kombination von Bupropion und Vareniclin hin.

In der **Rückfallprophylaxe** nach einem Rauchstopp zeigte sich für Bupropion nur eine schwache Evidenz (RR = 1,15; 95 % KI: 0,98–1,35; 6 Studien; N = 1697), auch kein Vorteil in der Kombination mit NET (RR = 1,18; 95 % KI: 0,75–1,87; 2 Studien; N = 243; Livingstone-Banks et al. 2019b).

In der Untersuchung von Stapleton et al. (2013) konnte eine höhere Wirksamkeit von Bupropion auf den Rauchstopp in der **Subgruppe von Raucherinnen und Rauchern mit einer Depression** in der Vorgeschichte gezeigt werden. Bezüglich der Verhinderung depressiver Symptome konnten in einer früheren Untersuchung bei depressiven Rauchern Effekte von Bupropion nicht gezeigt werden. Im Vergleich zur Nikotinsubstitution (Hughes et al. 2014) oder als Ergänzung hierzu erbrachte Bupropion keinen Vorteil (Evins et al. 2008).

Nortriptylin zeigte sich, auf den Rauchstopp bezogen, vergleichbar effektiv wie Bupropion (Howes et al. 2020), führte aber neben Mundtrockenheit, Benommenheit und Verstopfung insbesondere bei Überdosierung zu einer erhöhten Mortalität, weswegen die Nutzen-Risiko-Bewertung in der Vergangenheit nicht positiv ausfiel (Hughes et al. 2007; 1a). Dhippayom et al. (2011) fanden bei Tagesdosen von 75 und 100 mg jedoch nur ein erhöhtes Risiko für orthostatische Dysregulation.

Andere Antidepressiva
Selektive Serotonin-Wiederaufnahmehemmer zeigten keine Effektivität in der Tabakentwöhnung (4 RCTs für Fluoxetin; Blondal et al. 1999a; Niaura und Abrams 2002; Saules et al. 2004; Spring et al. 2007; 1 für Sertralin, Covey et al. 2002; 1 für Paroxetin, Killen et al. 2000). Ebenso zeigten ein RCT für den Monoaminoxidase-Inhibitor Moclobemid (Berlin et al. 1995), 3 RCTs für Selegelin (Biberman et al. 2003; George et al. 2003; Weinberger et al. 2010) sowie das Antidepressivum Venlafaxin in einer Studie (Cinciripini et al. 2005) keine Abstinenzerhöhung nach dem Rauchstopp. Wenige ältere Studien untersuchten Doxepin, Imipramin, Tryptophan und Johanniskrautpräparate ohne Nachweis einer Effektivität zur Tabakentwöhnung (Übersicht in Hughes et al. 2014; Howes et al. 2020).

Hintergrundtext zur Empfehlung 4.4.3.3 „Partielle Nikotinagonisten"
Hintergrund der Evidenz
Es liegen verschiedene Substanzen als nikotinerge Partialagonisten zur Tabakentwöhnung vor: Vareniclin, Cytisin, Dianiclin, Lobelin; zusätzlich auch Galantamin als Nikotin-Rezeptormodulator.

Die genannten Substanzen bilden eine heterogene Gruppe hinsichtlich der Strukturchemie, der Anzahl der Studien und Metaanalysen zur Wirksamkeit und Sicherheit sowie hinsichtlich der Qualität und dem Evidenzgrad der Studien und der Hinweise für die Wirksamkeit. Aufgrund dieser heterogenen Sachlage ist eine differenzierte Bewertung dieser Substanzgruppe notwendig.

Darstellung der Evidenz
Vareniclin
Die Wirksamkeit von Vareniclin zur Tabakentwöhnung ist belegt.

In der neuesten Metaanalyse von Cahill et al. (2016) wurden 27 Studien ausgewertet, die einen direkten Vergleich mit Placebo vornahmen. Insgesamt gingen mehr als 12.000 Raucherinnen und Raucher in die Untersuchungen ein. Die Evidenz für die Wirksamkeit von Vareniclin im Vergleich zu Placebo ist hoch (RR = 2,24; 95 % KI: 2,06–2,43). In weiteren Studien und Auswertungen der Behandlungsarme ist Vareniclin effektiver als Bupropion (RR = 1,39; 95 % KI: 1,25–1,54; 5 Studien; N > 5800) und als NET (RR = 1,25; 95 % KI: 1,14–1,37; 8 Studien; N > 6200). Auch die langfristige Anwendung scheint gut toleriert zu werden.

In den meisten Studien wurde eine stabile Tagesdosis von 2 x 1 mg Vareniclin nach einer einwöchigen Aufdosierungsphase verwendet. Allerdings werden – im Fall aufkommender Nebenwirkungen wie Schwindel und Übelkeit – bei einer halbierten Tagesdosis ähnlich gute Erfolge erzielt (RR = 2,08; 95 % KI: 1,56–2,78; N = 1266).

Wichtig ist der Hinweis aus der Metaanalyse von Smith et al. (2017) auf eine potenzielle\ selektive Überlegenheit von Vareniclin gegenüber Bupropion oder Nikotinpflastern nur bei Frauen (s. Abschn. 4.6.5).

Es bestand eine unsichere Evidenz für schwerwiegende neuropsychiatrische Nebenwirkungen inkl. Suizidalität und depressiver Verstimmung auf der Basis von Melderegistern (FDA). Eine als Zulassungsauflage durchgeführte Studie an mehr als 8000 Raucherinnen und Rauchern mit und ohne psychische Vorerkrankungen, die im Verhältnis 1:1:1:1 Placebo, Bupropion, Vareniclin und Nikotinpflaster zugeteilt und 26 Wochen nachuntersucht wurden, zeigte keine signifikanten Unterschiede zwischen den verschiedenen Behandlungsarmen hinsichtlich Suizidalität und anderer psychiatrischer Nebenwirkungen, weder bei psychisch gesunden noch bei psychisch vorerkrankten Raucherinnen und Rauchern. Allerdings weisen die psychisch vorerkrankten Raucherinnen und Raucher generell höhere Raten neuropsychiatrischer Komplikationen (ohne Unterschied zwischen den verschiedenen Medikamenten und Placebo), aber geringere Erfolgsquoten auf (Anthenelli et al. 2016).

Offenbar geht der Entzug selbst mit neuropsychiatrischen Symptomen einher, wie z. B. dysphorische Stimmung, Angst, Anhedonie, Reizbarkeit, Ruhelosigkeit, Insomnie, Appetitsteigerung, Antriebsverlust und Konzentrationsschwierigkeiten.

Dosierung Vareniclin

Gemäß der aktuellen Fachinformation beträgt die empfohlene Dosierung zweimal täglich 1 mg Vareniclin im Anschluss an eine 1-wöchige Titrationsphase.

In der Titrationsphase wird Vareniclin wie folgt verabreicht:

Tag 1 bis 3: 0,5 mg einmal täglich

Tag 4 bis 7: 0,5 mg zweimal täglich

Tag 8 bis Behandlungsende: 1 mg zweimal täglich.

Für tägliche Dosierungen höher als 2 mg besteht keine Evidenz.

Cytisin

Für Cytisin liegen zwei Studien (mit 937 Teilnehmenden) zum Einsatz bei der Beendigung des Tabakkonsums vor. Die Wirksamkeit gegenüber Placebo scheint hoch (RR = 3,98; 95 % KI: 2,01–7,87). Auch im direkten Vergleich mit NET in einer Studie mit 1310

Teilnehmenden schneidet Cytisin derzeit nach einem Katamnesezeitraum von 6 Monaten besser ab (RR = 1,43; 95 % KI: 1,13–1,80). Zum Zeitpunkt der Literaturrecherche bestand in Deutschland noch keine Zulassung zur Behandlung der Tabakabhängigkeit, diese erfolgte im Dezember 2020. Daher wurde Cytisin im Rahmen der Konsentierung nur als Medikation der zweiten Wahl (Empfehlungsgrad 0) empfohlen.

Weitere partielle Nikotinrezeptoragonisten

Dianiclin: Eine randomisierte Placebo-kontrollierte Studie zeigt, dass Dianiclin die Abstinenzraten nicht signifikant erhöht (RR = 1,20; 95 % KI: 0,82–1,75; N = 602). Jedoch waren in dieser Studie Craving und Entzugssymptome unter Dianiclin reduziert. Dianiclin wird allerdings nicht weiter untersucht.

Galantamin: Eine randomisierte Placebo-kontrollierte Studie bei Rauchern mit Schizophrenie zeigte keine positiven Effekte auf das Rauchverhalten und aggravierte sogar die Abhängigkeit.

Lobelin: Ein systematisches Review zu Lobelin beschreibt keinen Nutzen für die Kurzzeit-Abstinenz und findet keine Evidenz für einen positiven Effekt auf die Langzeit-Abstinenz aufgrund fehlender Langzeit-Studien.

Hintergrundtext zur Empfehlung 4.4.3.4 „Clonidin"

Clonidin ist ein zentral wirkendes Antihypertensivum, das auch bei anderen Erkrankungen wie dem Tourette-Syndrom, chronischen Schmerzen, dem Alkohol- oder Opiatentzug Anwendung finden kann. Clonidin, ein Agonist an zentralnervösen Alpha-2 Adrenorezeptoren, kann Entzugssymptome durch Modulation des Sympathikotonus beeinflussen (Fitzgerald 2013). Eine Übersichtsarbeit in 2004 beschrieb, dass Clonidin bis dato in 6 Studien mit 700 Teilnehmenden in einer Dosis zwischen 0,1 und 0,45 mg zur Tabakentwöhnung geprüft wurde. In diesen Studien zeigte sich eine Effektivität von RR = 1,63 (95 % KI: 1,22–2,18; Gourlay et al. 2004; Cahill et al. 2013).

Bei einer neuen Literaturrecherche bis einschließlich 17. Mai 2020 in Pubmed unter den Stichworten *clonidine* und *nicotine* wurden 37 Artikel gefunden, von denen sich 19 mit dem Einsatz im klinischen Kontext befassten. Viele hiervon sind Übersichtsarbeiten, die Clonidin neben Nortriptylin nach wie vor als Medikament der 2. Wahl bezeichnen (Aubin et al. 2014; Elrashidi und Ebbert 2014; Le Houezec und Aubin 2013) auch unter länder-spezifischen Bedingungen in Indien (Kumar und Prasad 2014), Polen (Sliwińska-Mossoń et al. 2014) oder Kolumbien (Alba et al. 2013; Cañas et al. 2014), auch bei Frauen (Baraona et al. 2017), aufgrund fehlender Daten jedoch nicht in der Schwangerschaft (Akanbi et al. 2019). Ein Review in einer Zeitschrift über medizinische Toxikologie in 2014 fand, dass die bis dato verfügbaren Daten Alpha2 – Agonisten allgemein, obwohl sie Entzugsbeschwerden und – symptome durch Eingriff in den noradrenergen Metabolismus bei einer ganzen Reihe von Substanzabhängigkeiten (Fitzgerald 2013) lindern können, keine Medikamente 1. Wahl für den routinemäßigen Einsatz sind (Albertson et al. 2014).

Clonidin zur Tabakentwöhnung wurde auch in bestimmten Settings untersucht, so zum Beispiel zur Unterstützung fortgesetzter Abstinenz nach erzwungenem Rauchstopp bei der stationären Behandlung anderer psychischer Erkrankungen allgemein, bei der stationären Entzugstherapie von illegalen Drogen oder in Gefängnissen. Hier zeigte eine Metaanalyse von RCTs und Kohortenstudien bis Mai 2016 mit psychotherapeutischen Interventionen, acht Interventionen mit Nikotinersatztherapie und einer mit Clonidin Effekte zugunsten der Intervention (RR = 2,06; 95 % KI: 30–27; Brose et al. 2018). In der Kombination von Opioid- und Nikotinabhängigkeit zeigte ein RCT zu Naltrexon in der Kombination mit Clonidin ein signifikant vermindertes Craving nach Zigaretten und verminderten Zigarettenkonsum während der Entgiftung, was sich wiederum günstig auf den Opioidentzug auswirkte (Mannelli et al. 2013). Nach einer Befragung von 63 Beraterinnen und Beratern in 22 Rauchstoppprogrammen für Jugendliche, die 15 verschiedene Verhaltens- und 9 medikamentöse Interventionen anboten, setzten 40 % das Nikotinpflaster, 30 % Bupropion und nur 21 % Clonidin ein (Muilenburg et al. 2015).

Aktuelle Übersichtsarbeiten bestätigen den Einsatz von Clonidin als Medikament 2. Wahl, so im Jahr 2016 ein Literaturvergleich etablierter medikamentöser Behandlungen 1. Wahl (NET, Bupropion, Vareniclin) mit 24 alternativen Behandlungsmöglichkeiten. Hier wird Clonidin als hauptsächlich nützlich für Raucherinnen und Raucher angesehen, die Angstprobleme haben, keine Nikotinersatztherapeutika wollen oder bereits mit anderen Medikamenten den Rauchstopp erfolglos versucht haben. Hier ist jedoch die Arbeit von Gourlay et al. (2004) die aktuellste (Beard et al. 2016). Ein systematisches Review in der Cochrane Database of Systematic Reviews, in PubMed, Ovid und in der ClinicalTrials.gov – Datenbank mit Arbeiten bis 2017 bestätigte Clonidin und Nortriptylin als Secondline – Behandlung, wenn Behandlungen erster Wahl versagten oder Patientinnen und Patienten sie bevorzugten (Gómez-Coronado et al. 2018). Auch diese Autoren beziehen sich in ihrer Analyse auf die Arbeit von Gourlay et al. (2004), weisen jedoch darauf hin, dass nur eine der sechs dort eingeschlossenen Studien ein statistisch signifikantes Ergebnis erbrachte und dass eine Analyse aller seinerzeit verfügbaren 15 RCTs ein kumuliertes RR von nur 1,31 (95 % KI: 1,14–1,51) zeigte. In einem systematischen Review mit Meta-Analyse von 24 RCTs über die Wirksamkeit von Clonidin bei Rauchstopp-Interventionen in Ländern niedrigen und mittleren Einkommens schließlich wurde auch Clonidin untersucht. Diese Übersichtsarbeit – die aktuellste bis heute – findet zu Clonidin in diesem Kontext jedoch nur eine Arbeit aus 2003, die Abstinenzraten für Naltrexon, Clonidin und NET von 5,3, 19,3 und 36,8 % beschreibt und somit keine Meta-Analyse erlaubt (Akanbi et al. 2019).

Somit bleibt Clonidin auch nach heutigem Stand der Literatur Medikament der 2. Wahl. Bei über 70 % der Patientinnen und Patienten führte Clonidin dosisabhängig zu Mundtrockenheit, deutlicher Sedierung, Schwindel, Obstipation und orthostatischer Hypotension. Die empfohlene Dosis beträgt 2 x 0,1 mg pro Tag, bei guter Verträglichkeit kann nach 1 Woche auf 2 x 0,2 mg pro Tag aufdosiert werden, die Anwendungsdauer variiert zwischen 3 und 10 Wochen. Ein abruptes Absetzen sollte vermieden werden, vielmehr sollte Clonidin über 2–4 Tage oder länger langsam abdosiert werden. Nach dem Absetzen ist auf eine Rebound-Hypertension zu achten (Fiore et al. 2008). Eine transdermale Applikationsform ist verfügbar (Delgado-Charro und Guy 2014; Gupta und Babu 2013). Wegen der häufigen Nebenwirkungen und potenzieller Interaktionen mit anderen

Medikamenten wird Clonidin trotz seiner nachgewiesenen Effektivität, die etwa so hoch liegt wie bei Nikotinersatz, nur bei Versagen anderer Medikamente als Medikation zweiter Wahl zur Tabakentwöhnung empfohlen. Eine Zulassung ist in Deutschland für diese Indikation bis heute (Stand Dezember 2020) nicht erfolgt. Eine enge medizinische Überwachung ist zur Dosisfindung und zur Überwachung der Nebenwirkungen notwendig.

Alle anderen Medikamente
Eine Vielzahl weiterer Medikamente wurde auf ihre Wirksamkeit und Sicherheit in der Tabakentwöhnung geprüft. Die Wirkansätze reichen von Cravingreduktion über die gezielte Beeinflussung sekundärer, durch Nikotin alterierter Neurotransmitter und über die Nikotinsubstitution bis hin zur Beeinflussung der pharmakokinetischen Verteilung des Nikotins im Körper. Auch Behandlungsverfahren wie die Nikotinimpfung, naturheilkundliche und homöopathische Therapien oder Nikotinapplikationen aus anderen Tabakprodukten wurden untersucht.

Andere zentralnervös wirkende Medikamente:
Silberacetat wurde in früheren Untersuchungen ausführlich auf seine Wirksamkeit untersucht, ohne dass sich Hinweise auf eine ausreichende Wirksamkeit ergeben hätten (Fiore et al. 2008; Lancaster und Stead 2012). Untersuchungen zu Anxiolytika wie Buspiron, Diazepam, Meprobamat, Oxprelol und Metoprolol konnten keine überzeigende Wirksamkeit bei ungünstigem Risikoprofil zeigen (Hughes et al. 2000). Das Antiepileptikum Gabapentin scheint wenig erfolgversprechend (Sood et al. 2010a). Antagonisten an endogenen Cannabinoid CB1-Rezeptoren wie Rimonabant oder Taranabant waren – alleine oder in Kombination mit Nikotinersatz (Rigotti et al. 2009; 1b) – effektiv in der Tabakentwöhnung. Aufgrund der Nebenwirkungen, insbesondere der Verursachung psychischer Auffälligkeiten, wurden alle Substanzen aus der Gruppe der CB1-Rezeptorantagonisten vom Markt genommen (Cahill und Ussher 2011; Morrison et al. 2010). Der selektive Glutamat N-Methyl-D-Aspartat Rezeptor-Antagonist GW468816 (Evins et al. 2011; 1b) war ebenso wie Selegilin (Killen et al. 2010) nicht wirksam bei der Tabakentwöhnung. Rivastigmin (Diehl et al. 2009; 2b) oder Mecamylamin (McKee et al. 2009; 2b) wurden in Teilpopulationen psychisch erkrankter Raucher untersucht. Die Ergebnisse sind zum Teil vielversprechend, aber noch nicht übertragbar auf die Entwöhnungsbehandlung aller Raucherinnen und Raucher. Auch das Antipsychotikum Olanzapin hat in niedriger Dosis einen Einfluss auf das Craving und damit auf das Rauchen (Rohsenow et al. 2008; 2b). Die Opiatantagonisten Naltrexon, Naloxon oder Buprenorphin sind ohne nachgewiesene langfristige Wirksamkeit (David et al. 2006), Naltrexon könnte jedoch – auch in Kombination mit Nikotinersatz – vielversprechend sein (Byars et al. 2005; King et al. 2006).

Für Medikamente wie Silberacetat, Gabapentin, CB1-Rezeptorantagonisten wie Rimonabant oder Taranabant (vom Markt genommen), GW468816, Selegilin, Rivastigmin, Mecamylamin, Olanzapin, Buspiron, Diazepam Meprobamat, Oxprelol und Metoprolol, Naltrexon, Naloxon oder Buprenorphin wird aufgrund des fehlenden Wirksamkeitsnachweises oder des ungünstigen Nutzen-Risiko-Profils keine Empfehlung für den Einsatz bei der Tabakentwöhnung ausgesprochen.

Nikotinimpfung:
Durch die Immunisierung soll durch eine Antigen-Antikörper-Reaktion Nikotin in größeren Komplexen gebunden werden, die nicht mehr die Blut-Hirn-Schranke passieren und damit keine psychotropen Effekte mehr auslösen können. Einige präklinische bzw. Phase 1- und Phase 2-Studien (Cornuz et al. 2008; Hatsukami et al. 2011; Maurer et al. 2005; Wagena et al. 2008) weisen auf eine mögliche zukünftige Anwendbarkeit einer Immunisierung hin. In der aktuellen Metaanalyse aus 4 RCT mit 2642 Rauchen konnte in keiner Studie ein langfristiger Wirkungsnachweis erbracht werden (Hartmann-Boyce et al. 2012). Eine Impfung gegen Nikotin soll nach dem derzeitigen Stand der Wissenschaft nicht zur Tabakentwöhnung angeboten werden.

Naturheilkundliche und homöopathische Präparate:
Der Stand der Forschung zu Naturheilmitteln ist ausgesprochen schwach. Zu Johanniskraut (Hypericum perforatum) liegen nur zwei randomisiert kontrollierte Studien mit geringen Fallzahlen vor (Parsons et al. 2009; Sood et al. 2010b) vor. Diese Studien besitzen einen hohen Evidenzgrad (1b), kommen jedoch zu einem negativen Ergebnis. Weitere konfirmatorische Studien zu Johanniskraut fehlen.

Zu Nicobrevin®, einem naturheilkundlichen Produkt aus Guaifenesin, Campher, Eucalyptusöl, Thiaminmononitrat und Ascorbinsäure, das Craving-reduzierend, atmungs- und verdauungsverbessernd und beruhigend wirken soll, wurde durch die Cochrane Tobacco Addiction Group ein systematisches Review durchgeführt, welches jedoch keine Studien mit Langzeit-Follow-up-Daten einschließen konnte (Stead und Lancaster 2006). Daher konnte es keine Evidenz für eine Wirksamkeit von Nicobrevin für die Tabakentwöhnung feststellen.

Wissenschaftliche Studien zum Wirksamkeitsnachweis von homöopathischen Produkten in der Tabakentwöhnung fehlen bisher, auch in den letzten 15 Jahren wurden keine Studien hierzu veröffentlicht.

Zusammenfassend kann aufgrund der schwachen Evidenzlage weder für Johanniskraut oder Nicobrevin noch für andere Naturheilmittel oder homöopathische Medikamente eine Wirksamkeit im Rahmen der Behandlung von Tabakabhängigkeit als belegt gelten. Im Einklang mit den untersuchten nationalen und internationalen Quellleitlinien zur Behandlung der Tabakabhängigkeit sollten Naturheilmittel oder Homöopathika bis zum Nachweis einer Wirksamkeit in der Tabakentwöhnungsbehandlung nicht eingesetzt werden.

Andere Tabakprodukte/Nikotinfreie Zigaretten:
Das rauchlose Tabakprodukt Snus konnte in den bislang publizierten hochwertigeren Studien entweder keine längerfristigen Vorteile gegenüber Placebo bei der Tabakentwöhnung zeigen (Fagerström et al. 2012; Tønnesen et al. 2008); andere Studien mit geringem Wirksamkeitsnachweis zeigten einen hohen Risk of bias (Nelson et al. 2019). Darüber hinaus gibt es Hinweise darauf, dass rauchlose Tabakprodukte bei Gebrauch ähnliche gesundheitsschädliche Stoffe wie Rauchtabak abgeben (Hecht et al. 2007). Ebenso konnten für

die Wirksamkeit, Anwendbarkeit und Sicherheit nikotinfreier Zigaretten keine ausreichenden Belege gefunden werden. Rauchlose Tabakprodukte (z. B. Snus) und nikotinfreie Zigaretten sollten nicht zur Tabakentwöhnung angeboten werden.

Hintergrundtext zur Empfehlung 4.4.3.5 „Medikamentösen Rückfallprophylaxe"
Die Cochrane-Metaanalyse von Livingstone-Banks et al. (2019b) untersucht Studien zu rückfallpräventiven Strategien verschiedenster Formate. Darunter befinden sich auch Studien zur Wirksamkeit von Vareniclin, Nikotinersatztherapie und Bupropion sowie Rimonabant (mangels Zulassung ohne Relevanz). Ausgewählt wurden Studien, die die Wirksamkeit der diversen Strategien an Rauchern, die die Abstinenz erreicht hatten, untersuchten. Eine verlängerte Gabe von Vareniclin (RR = 1,23; 95 % KI: 1,08–1,41; 2 Studien; N > 1200) ist erfolgreich, für NET (RR = 1,04; 95 % KI: 0,77–1,40; 2 Studien an Raucherinnen und Rauchern, die weitere Unterstützungen erhielten; N = 553) sowie Bupropion (RR = 1,15; 95 % KI: 0,98–1,35; 6 Studien an Raucherinnen und Rauchern, die weitere Unterstützungen erhielten; N > 1600) konnte kein sicherer Wirksamkeitsnachweis erbracht werden. Sichere Aussagen hinsichtlich der Dauer einer medikamentösen Unterstützung sind angesichts der unterschiedlichen Formate (Anwendungsdauern, Form weiterer Unterstützung) derzeit nicht möglich.

Hintergrundtext zu den Empfehlungen 4.4.3.6 „Kombination von Beratung und Medikation" und 4.4.3.7 „Verhaltenstherapie bzw. Intensivberatung und medikamentöse Unterstützung"
Hintergrund der Evidenz
Die pharmakologische Unterstützung der Tabakabstinenz mit Nikotinersatzprodukten, Vareniclin und Bupropion durch Tabakentwöhnungsspezialisten erfolgt in der Praxis regelhaft in Kombination mit einer Beratung oder sogar einer psychosozialen Begleitintervention (Stead et al. 2016).

Da fast alle Arzneimittelstudien zur Wirksamkeitsprüfung der pharmakologischen Entzugsbehandlungsansätze eine signifikante Beratungskomponente einschließen (Stead et al. 2016), ist der Effektivitätsnachweis der pharmakologischen Entzugsbehandlung streng genommen an eine integrale Begleitberatung gebunden. Neben der Effektivität ist auch die Überwachung möglicher Nebenwirkungen eingesetzter Pharmakotherapien ein wichtiger Grund für eine Begleitberatung.

Die hier vorgelegten Empfehlungen stützen sich im Wesentlichen auf eine Metaanalyse im Rahmen der US-amerikanischen Leitlinie von Fiore et al. (2008) sowie auf drei Cochrane- Reviews (Hollands et al. 2019; Stead et al. 2015, 2016).
Darstellung der Evidenz
Die pharmakologische „Monotherapie" stellt in der Regel bereits eine Kombination von Arzneimittelwirkung und begleitender Rauchstoppberatung dar.

In der Update-Version der US-amerikanischen Leitlinie (Fiore et al. 2008) wurden zu dieser Thematik insgesamt 18 Studien identifiziert, die den Effektunterschied zwischen alleiniger Medikation und einer zusätzlichen Beratung untersucht hatten.

Danach ist die Kombination deutlich wirksamer als die Medikation allein (OR = 1,4; 95 % KI: 1,2–1,6; Abstinenzrate: 27,6 % vs. 21,6 %). Die komplementäre Fragestellung, inwieweit eine Beratung durch begleitende Therapie zu höheren Abstinenzraten führt, wurde in neun Studien untersucht. Die Begleitmedikation war hier der alleinigen Beratung ebenfalls deutlich überlegen (OR = 1,7; 95 % KI: 1,3–2,1; Abstinenzrate: 22,1 % vs. 14,6 %). In der Metaanalyse wurde zudem ermittelt, dass die Erfolgsquote mit der Beratungsintensität steigt: Der Effekt wird bei mindestens zwei Beratungsterminen wirksam und erreicht sein Optimum bei acht Beratungssitzungen. Auf dieser Grundlage empfehlen Fiore et al. (2008) eine Kombination von Medikation und Beratung mit mehreren Wiederholungssitzungen (Strength of Evidence = A).

In zwei verwandten Cochrane-Reviews wird die Thematik ebenfalls explizit aufgegriffen. Im ersten untersuchten Stead et al. (2015) den Effekt von adjuvanten verhaltenstherapeutischen Interventionen in der pharmakologischen Tabakentzugsbehandlung. Sie identifizierten 47 RCTs mit insgesamt N > 18.000 Teilnehmenden. Insgesamt brachte eine begleitende Beratung (meist 4 und mehr Sitzungen) einen kleinen aber statistisch signifikanten Effekt auf die langfristige Abstinenz in der Pharmakotherapie (RR = 1,17; 95 % KI: 1,11–1,24). 34 Studien bezogen sich auf NET (25 ausschließlich auf Nikotinkaugummi), fünf auf Bupropion, zwei auf Nortriptylin und eine auf Vareniclin. Für Nortriptylin und Vareniclin waren keine signifikanten Effekte nachweisbar (lack of evidence). Persönlicher Beratungskontakt war mit ähnlichen Effektstärken verbunden wie Telefonberatung. Höhere Effektstärken wurden erreicht bei vier oder mehr Kontakten (gegenüber keinem Kontakt; RR = 1,25; 95 % KI: 1,08–1,45).

Interessant ist die Aussage der Cochrane-Analyse von Hollands et al. (2019) zur Auswirkung behavioraler Interventionen auf die Behandlungsadhärenz bei einer pharmakologischen Medikation: Auf der Basis von 10 eingeschlossenen Studien mit Raucherinnen und Rauchern, die NET, Bupropion oder Vareniclin erhalten hatten (12 Vergleiche) zeigten sich geringe positive Auswirkungen auf die Behandlungstreue bzw. auf die kumuliert eingenommene Dosis (SMD = 0,10; 95 % KI: 0,03–0,18; N = 3655). Die Aussage, hiermit gehe ein höherer kurzfristiger Behandlungserfolg einher, bedarf allerdings noch weiterer Untersuchungen, Aussagen über besonders wirksame Beratungsformate und –inhalte sind ebenfalls noch nicht möglich.

Auch Kombinationsbehandlungen mit psychosozialen Interventionen höherer Intensität (z. B. Intensivberatung, Kognitive Verhaltenstherapie, Motivational Enhancement, Hypnose) in Ergänzung zur Medikation wurden untersucht. In früheren narrativen Reviews (z. B. Laniado-Laborín 2010; Schmelzle et al. 2008) wurde schon regelmäßig berichtet, dass eine Kombination von medikamentösen und psychologischen Ansätzen (Beratung, Telefonbegleitung, Motivational Enhancement, KVT, web-based-Programme etc.) wirksamer sei als ein Ansatz allein. In einem Cochrane-Review zur Frage der verhaltenstherapeutisch orientierten Unterstützung einer Tabakabstinenz fanden Stead et al. (2016) 53 Studien (n > 25.000) zur Kombinationsbehandlung von Pharmakotherapie und verhaltenstherapeutischen Ansätzen. Die verhaltenstherapeutische Intervention beinhaltete i. d. R. eine persönliche Beratung durch einen Entwöhnungsexperten (4–8 Kontakte,

30–300 Min.), bei der Pharmakotherapie handelte es sich meist um NET. Die Metaanalyse ergab eine hohe Qualität der Evidenz bezüglich der Wirksamkeit der Kombinationsbehandlung im Vergleich zur Routinebehandlung oder Kurzinterventionen, mit einer Effektstärke von RR = 1,83 (95 % KI: 1,68–1,98). Der Effekt war stärker in Studien, die in Versorgungssettings durchgeführt wurden (RR = 1,97; 95 % KI: 1,79–2,18). Eine klare Dosis-Wirkungs-Beziehung konnte nicht festgestellt werden, d. h. die Effektstärken nahmen mit Anzahl und Dauer der Beratungstermine nicht signifikant zu.

4.4.6 Von der Evidenz zu den Empfehlungen

Empfehlung 4.4.3.1 „Nikotinersatztherapie"
Die Ergebnisse mehrerer Metaanalysen stimmen überein, Endpunkte und Effektstärken sind klinisch relevant, das Nutzen-Risikoverhältnis ist positiv und die Umsetzbarkeit in der Versorgung möglich. Auf Grundlage der starken Evidenz (1a) wird eine starke („Soll"-) Empfehlung (A) abgeleitet.

Empfehlung 4.4.3.1.1 „Dosis der Nikotinersatztherapie"
Zwei RCT deuten auf eine höhere Effektivität einer selbst gewählten Kombination verschiedener Darreichungsformen von NET hin. Die Ergebnisse wurden allerdings nicht repliziert und damit die Evidenzbasis nicht ausgebaut. Aus klinischen Beobachtungen ergeben sich aber Hinweise auf einen Vorteil höherer Nikotindosierungen und von Kombinationen kur- und langwirksamer Darreichungsformen bei stärkerer Abhängigkeit. Daher erfolgt eine KKP-Empfehlung

Empfehlung 4.4.3.1.2 „Nikotinersatztherapie, Präparatkombinationen für starke Raucher"
Der Forschungsstand hinsichtlich der NET-Kombinationsbehandlungen ist noch sehr unvollständig und wenig belastbar und erreicht nur einen mittleren Evidenzlevel, dennoch führt der deutliche klinisch-praktische Nutzen dieser pharmakologischen Strategie (z. B. bessere individuelle Dosierbarkeit des Nikotins) ohne neue Risiken zu einer Sollte-Empfehlung (B).

Empfehlung 4.4.3.1.4 „Nikotinersatztherapie zur Rückfallprophylaxe"
Der Forschungsstand zur Rückfallprophylaxe und speziell zum Einsatz von NET im Rahmen von Rückfallprophylaxe ist deutlich lückenhaft. Daher erscheint nur eine schwache Empfehlung angemessen (0).

Empfehlung 4.4.3.1.5 „Nikotinersatztherapie bei Konsum von rauchlosen Tabakprodukten (Kautabak, Schnupftabak und Snus)
Auf der Basis eines schwachen Forschungsstandes (LoE 4) gilt die NET für die Behandlung einer Abhängigkeit von rauchlosen Tabakprodukten als in seiner Wirksamkeit nicht

belegt. Medikamente mit unsicherer Wirkung sollten außerhalb von Studien nicht eingesetzt werden (B).

Empfehlung 4.4.3.2.1 „Antidepressiva: Bupropion"
Die Ergebnisse mehrerer Metaanalysen stimmen überein, Endpunkte und Effektstärken sind klinisch relevant, das Nutzen-Risikoverhältnis ist trotz gewisser Risiken deutlich positiv und die Umsetzbarkeit in der Versorgung möglich. Auf Grundlage der starken Evidenz (1a) wird eine starke („Soll"-) Empfehlung (A) abgeleitet.

Empfehlung 4.4.3.2.2 „Antidepressiva: Nortriptylin"
Es bestehen gute Belege für eine Wirksamkeit – allerdings auch zu beachtende Anwendungsrisiken. Nortriptylin ist in Deutschland zur Behandlung der Tabakabhängigkeit nicht zugelassen, daher wird es nur als Medikation der zweiten Wahl (Empfehlungsgrad 0) empfohlen.

Empfehlung 4.4.3.3.1 „Partielle Nikotinrezeptoragonisten: Vareniclin"
Die Ergebnisse mehrerer Metaanalysen stimmen überein, Endpunkte und Effektstärken sind klinisch relevant, das Nutzen-Risikoverhältnis ist positiv und die Umsetzbarkeit in der Versorgung möglich. Auf Grundlage der starken Evidenz (1a) wird eine starke („Soll"-) Empfehlung (A) abgeleitet.

Empfehlung 4.4.3.3.2 „Partielle Nikotinrezeptoragonisten: Cytisin"
Auf der Basis eines schwachen Forschungsstandes (Studien existieren, weisen aber deutliche methodische Mängel auf, LoE 3a) zeigen sich bereits zum Teil deutliche Hinweise auf eine Wirksamkeit von Cytisin (Empfehlungsgrad 0).

Empfehlung 4.4.3.4 „Clonidin"
Es bestehen gute Belege für eine Wirksamkeit (LoE 3a) – allerdings auch bemerkenswerte Anwendungsrisiken. Clonidin ist in Deutschland zur Behandlung der Tabakabhängigkeit nicht zugelassen, daher wird es nur als Medikation der zweiten Wahl (Empfehlungsgrad 0) empfohlen.

Empfehlung 4.4.3.5 „Medikamentöse Rückfallprophylaxe"
Es finden sich methodisch hochwertige Studien und ein systematisches Review zur Wirksamkeit einer verlängerten medikamentösen Behandlung, jedoch kommen ein Cochrane-Review und neuere Studien zu widersprüchlichen Ergebnissen bei unterschiedlichen Medikamenten (LoE 1b). Daher erscheint nur eine schwache Empfehlung angemessen (0).

Empfehlung 4.4.3.6 „Kombination von Beratung und Medikation"
Die Quellleitlinie von Fiore et al. (2008) sowie neue Cochrane-Reviews mit klinisch relevanten Endpunkten (Abstinenzraten) kommen übereinstimmend zu dem Ergebnis, dass

eine Kombination der Medikation mit psychologischen Behandlungsansätzen die Wirksamkeit der Therapie steigert. Auf Grundlage der starken Evidenz (1a) wird eine starke („Soll"-) Empfehlung (A) abgeleitet.

Empfehlung 4.4.3.7 „Verhaltenstherapie bzw. Intensivberatung und medikamentöse Unterstützung"
Die Wirksamkeit einer Kombinationsbehandlung von medikamentöser Unterstützung und verhaltenstherapeutischer Intervention oder Intensivberatung (4–8 Sitzungen) ist klar belegt. Auf Grundlage der starken Evidenz (1a) wird eine starke („Soll"-) Empfehlung (A) abgeleitet.

4.4.7 Empfehlungen für künftige Forschung

1. Randomisierte kontrollierte Studien zur Indikation und Dauer einer medikamentösen Rückfallprophylaxe sollen durchgeführt werden.
2. Studien zur Indikation und Wirksamkeit einer Pharmakotherapie in Abhängigkeit von Merkmalen der Tabakabhängigkeit sollten durchgeführt werden

4.4.8 Klinischer Algorithmus Pharmakotherapie

Auf der folgenden Seite wird Abb. 4.3 „Klinischer Algorithmus Pharmakotherapie" präsentiert. Er ist Teil eines dreiteiligen klinischen Algorithmus, der zusätzlich die Abb. 4.1 („Algorithmus niedrigschwellige Verfahren", Abschn. 4.2.7) und 3 („Algorithmus Psychotherapie", Abschn. 4.3.8) umfasst. Der Bereich der pharmakologischen Behandlung der Entzugssymptomatik im Rahmen des Rauchstopps wird hierbei dargestellt. Abschn. 2.1.4 bietet eine kurze Einführung in die klinischen Algorithmen dieser Leitlinie.

4.5 Somatische Therapieverfahren

Marianne Klein, Kay Uwe Petersen, Daniel Kotz, Ute Mons, Tobias Rüther und Anil Batra

(Autorinnen und Autoren vorige Leitlinienversion: Anil Batra, Tobias Rüther, Cornelie Schweizer, Kay Uwe Petersen)

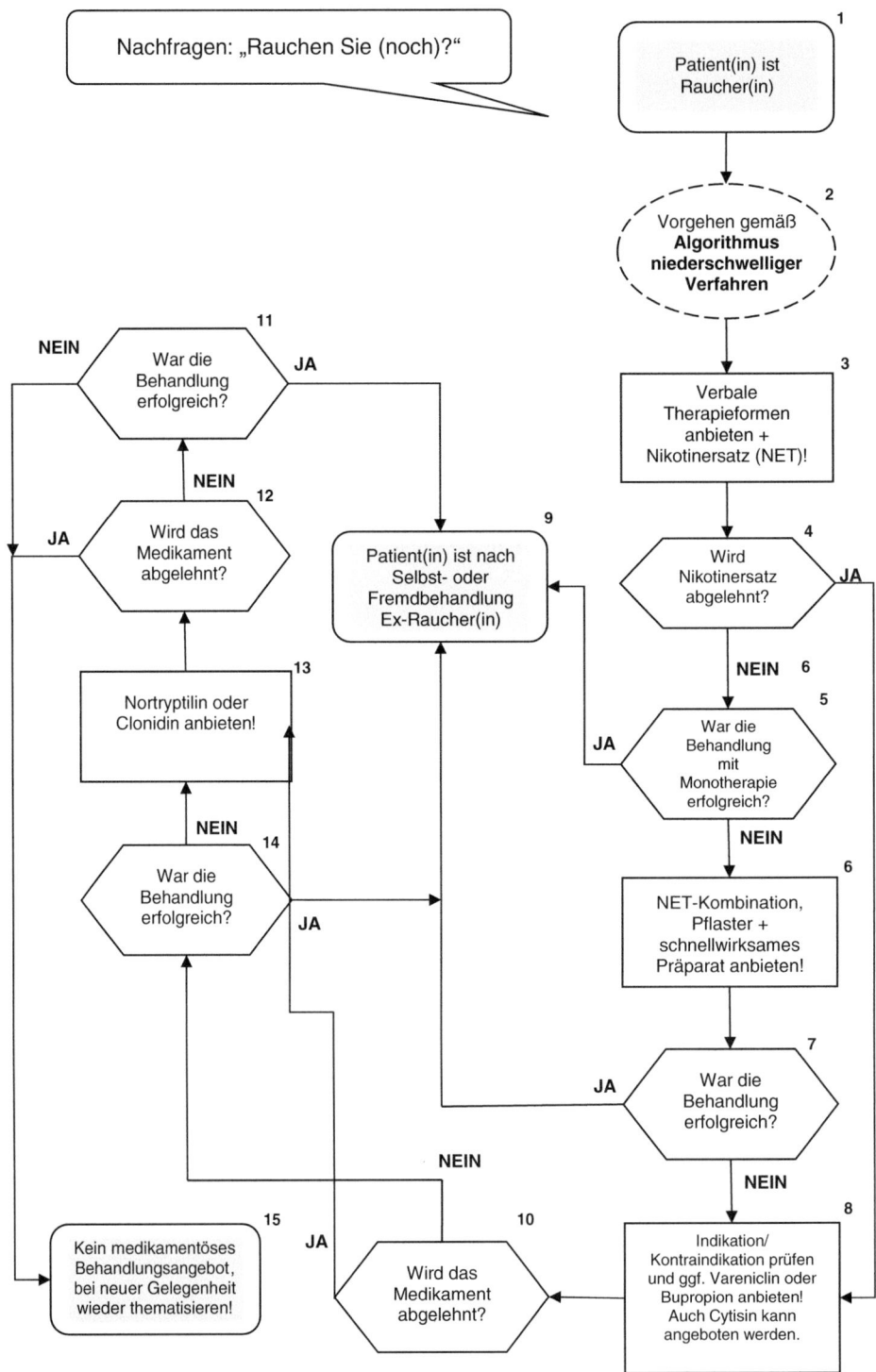

Abb. 4.3 Klinischer Algorithmus Pharmakotherapie

4.5.1 Einleitung

Es wird eine Fülle somatischer Therapieverfahren zur Behandlung der Tabakabhängigkeit in der Versorgungslandschaft angeboten bzw. beworben. Dazu gehören insbesondere die elektronische Zigarette (E-Zigarette), Akupunktur und transkranielle Stimulation. Zu all diesen Themengebieten finden sich nach wissenschaftlichen Gesichtspunkten auswertbare Studien, die eine Bewertung der Wirksamkeit dieser Produkte bzw. Verfahren in der Tabakentwöhnung ermöglichen. Zur Effektivität sonstiger somatischer Interventionsverfahren (Physiotherapie, Sport, Yoga, Entspannungsverfahren, Stimulationsverfahren, Biofeedback u. a.) machen die bisherigen Quellleitlinien kaum Aussagen. In der aktuellen Evidenzrecherche finden sich keine neueren randomisiert-kontrollierten Studien zu dieser Thematik, so dass keine Bewertung dieser Maßnahmen erfolgen kann.

4.5.2 Klinische Fragestellungen

Bei welchen Patientinnen und Patienten oder Patientengruppen sind alleine oder in Kombination mit anderen medikamentösen oder psychotherapeutischen Verfahren angewendete somatische Therapieverfahren (z. B. Akupunktur, transkranielle Stimulation, E-Zigarette) im kontrollierten Vergleich wirksam? Gibt es Hinweise auf unerwünschte Nebeneffekte?

Existieren differenzierte Empfehlungen für besondere Patientengruppen, die bisher nicht in den Punkten 4,7. bis 4,9. (Gender, Alter, somatische und psychische Komorbidität) erfasst werden?

4.5.3 Schlüsselempfehlungen

	Empfehlungen Statements	Empfehlungsgrad
4.5.3.1	**Elektronische Zigarette (E-Zigarette)** Die Befundlage hinsichtlich Wirkung und Risiken der E-Zigarette in der Tabakentwöhnung ist uneinheitlich, mit Hinweisen auf ein Entwohnungspotenzial und auf langfristige Risiken dieser neuen Produkte. Gesamtabstimmung (ohne IK): 30.06.2020: 89 % (25/28)	**Statement**

4.5.4 Hintergrund und Darstellung der Evidenz

Hintergrundtext zur Empfehlung 4.5.3.1 „Elektronische Zigarette (E-Zigarette)"[3][4]
Bei E-Zigaretten handelt es sich um sehr heterogene Produkte, denen gemeinsam eine verbrennungslose Verdampfung von nikotinhaltigen und nikotinfreien Flüssigkeiten unterschiedlicher Rezepturen ist. Die Geräte bestehen aus einer Stromquelle, elektronischen Steuerungselementen, einem Vernebler und einer auswechselbaren Kartusche oder einem Tank mit einer Flüssigkeit (Liquid), die erhitzt, vernebelt und inhaliert wird. Hauptbestandteile dieser Flüssigkeit sind Propylenglykol und/oder Glyzerin und Aromen (Trtchounian et al. 2010; Williams und Talbot 2011). Rezepturen der Liquids variieren dabei sowohl zwischen den Produkten als auch innerhalb der angebotenen Produktserien erheblich (Bahl et al. 2012).

In Tier- und Zellversuchen wirkt E-Zigarettenaerosol entzündungsfördernd, erhöht oxidativen Stress, beeinträchtigt die Zellfunktion und schädigt die Erbsubstanz (NASEM 2018; Pisinger und Døssing 2014). Weiterhin deuten Tier- und Zellversuche darauf hin, dass E-Zigarettenaerosol auf die Atemwege wirkt und insbesondere Entzündungsprozesse und oxidativen Stress auslöst (NASEM 2018; Shields et al. 2017). Beobachtungen am Menschen zeigen, dass E-Zigarettenkonsum kurzfristig die Lungenfunktion und die Abwehrmechanismen im Atemtrakt beeinträchtigt (Antoniewicz et al. 2019; NASEM 2018; Shields et al. 2017). Hinsichtlich der Wirkungen auf das Herz-Kreislaufsystem liegen mehrere Studien mit humanen Untersuchungspersonen vor, die zeigen, dass der Gebrauch nikotinhaltiger E-Zigaretten zu einer Erhöhung von Blutdruck und Herzfrequenz sowie von Markern für endotheliale Dysfunktion und arterielle Steifigkeit führt (Antoniewicz et al. 2019; Franzen et al. 2018; NASEM 2018). Inwieweit diese akuten Auswirkungen auch zu einer langfristigen Erhöhung der Risiken für Atemwegs- sowie Herzkreislauferkrankungen führen, ist derzeit nicht bekannt (Benowitz und Fraiman 2017; NASEM 2018). Studien, die die Auswirkungen eines vollständigen Wechsels vom Zigarettenrauchen auf E-Zigarettenkonsum untersuchen, zeigen eine deutliche Absenkung der Hauptschadstoffe des Tabakrauchs auf Basis von Biomarkern dieser Schadstoffe, was die deutlich niedrigere Schadstoffbelastung durch E-Zigaretten belegt (NASEM 2018; Shields

---

[3] Die Fachgesellschaft „Deutsche Gesellschaft für Suchtmedizin" (DGS e.V.) ist der Auffassung, dass die elektronische Zigarette angesichts der Datenlage zur Unterstützung der Tabakabstinenz unter Beachtung von und nach Aufklärung über mögliche Risiken berücksichtigt werden sollte, wenn andere, evidenzbasierte Maßnahmen zur Erreichung einer Tabakabstinenz für Raucher nicht in Frage kommen. Die Fachgesellschaft bittet darum, bei der nächsten Überarbeitung der Leitlinie eine konsensbasierte Empfehlung auf Basis der vorhandenen Evidenz zu formulieren.

[4] Die Fachgesellschaft „Deutsche Gesellschaft für Pneumologie und Beatmungsmedizin e.V." (DGP) hält die Risiken von E-Zigaretten insbesondere im dualen Konsum in der Darstellung der zuständigen Leitliniengruppe für unterschätzt. Die DGP kritisiert, dass mindestens eine Publikation (Polosa et al.) zitiert wird, die im Verdacht der Einflussnahme durch die E-Zigarettenindustrie steht. Eine Stellungnahme der DGP wurde in der Zeitschrift Pneumologie veröffentlicht (Pankow W, Andreas A, Rupp A, Pfeifer M. Tabakentwöhnung mit E-Zigarette? Pneumologie 2020: DOI: 10.1055/a-1323–6045).

et al. 2017). Bei dualem Konsum ist der Rückgang der Schadstoff-Biomarker geringer ausgeprägt als bei vollständigem Umstieg (Shields et al. 2017). Zu gesundheitlichen Auswirkungen eines Wechsels liegen bislang nur wenige Studien vor. Diese zeigen eine Verbesserung von Lungenfunktion, Krankheitssymptomen, Asthmakontrolle und endothelialer Funktion (George et al. 2019; NASEM 2018; Polosa et al. 2016a); selbst bei Patienten mit Asthma oder COPD verringerte der Wechsel zu E-Zigaretten die Anzahl der Exazerbationen und verbesserte die Krankheitssymptome (Polosa et al. 2016b).

Auch wenn mehrere Beobachtungen die Annahme untermauern, dass der E-Zigarettenkonsum Risiken für Atemwege und Herzkreislaufsystem birgt, wird das Risiko als geringer eingeschätzt als das durch Rauchen (Benowitz und Fraiman 2017; Shields et al. 2017; NASEM 2018). Bezüglich des Krebsrisikos wird von einem geringen kanzerogenen Potenzial der E-Zigaretten ausgegangen, da die Menge an krebserzeugenden Substanzen im Aerosol bei sachgemäßem Gebrauch gering ist (NASEM 2018; Stephens 2018). Zwar geben Tier- und Zellversuche Hinweise auf plausible biologische Mechanismen der Krebsentstehung, aber ob die Mengen im Aerosol ausreichen, um tatsächlich Krebs auszulösen, ist bislang unklar (NASEM 2018).

Um die Sicherheit einer langfristigen Anwendung von E-Zigaretten zu untersuchen, bräuchte es langfristige klinische Studien oder Kohortenstudien mit langfristiger Nachbeobachtung und statistischer Kontrolle des Lebenszeitkonsums von Tabakprodukten, die bislang nicht vorliegen. Auf Basis der bisherigen Studienlage kann aber bereits davon ausgegangen werden, dass E-Zigaretten zwar nicht ohne Risiken sind, aber die langfristigen Auswirkungen des E-Zigarettenkonsums sehr wahrscheinlich deutlich geringer sind als die des Tabakrauchens (NASEM 2018).

Es gibt einige Hinweise, dass E-Zigaretten das Rauchverlangen und tabakbedingte Entzugssymptome verringern können. Zur klinischen Wirksamkeit von E-Zigaretten als Hilfsmittel zu einer dauerhaften Tabakentwöhnung liegt derzeit ein Cochrane Review vor, bei dem zwei Placebo-kontrollierte Studien mit insgesamt 662 Rauchern in eine Meta-Analyse eingeschlossen wurden (Hartmann-Boyce et al. 2016). In beiden Studien wurde eine frühe Generation von E-Zigaretten untersucht, mit niedrigerem Nikotingehalt und schlechterer Batterieleistung als heutige Modelle. Das zusammengefasste Relative Risiko einer 6-Monatsabstinenz der aktiven gegenüber der Placebo-E-Zigarette lag bei 2,29 (95 % KI: 1,05–4,96). Zwei weitere RCTs sind seit Veröffentlichung des Cochrane Reviews erschienen. In einem RCT mit 886 Raucherinnen und Rauchern, die in britischen Tabakentwöhnungsambulanzen rekrutiert wurden, erhielt die Interventionsgruppe ein Starterpaket, bestehend aus einer E-Zigarette der zweiten Generation sowie einer Nachfüllflasche mit einem 18 mg Nikotinliquid, und die Kontrollgruppe ein Nikotinersatzpräparat nach Wahl (Hajek et al. 2019). Nach einem Jahr waren 18 % der Untersuchungspersonen der E-Zigarettengruppe tabakabstinent gegenüber 9 % der Untersuchungspersonen der Nikotinersatzgruppe (RR = 1,83; 95 % KI: 1,30–2,58). Allerdings nutzten 40 % der Untersuchungspersonen der E-Zigarettengruppe ihr zugewiesenes Produkt auch noch nach einem Jahr, gegenüber 4 % der Untersuchungspersonen der Nikotinersatzgruppe. Untersuchungspersonen der E-Zigarettengruppe berichteten eine Abnahme der genutzten durchschnittlichen Nikotinkonzentration ihrer Liquids: 18 mg/ml in Woche 4, 12 mg/ml in Woche 26 und 8 mg/ml in Woche 52

(Hajek et al. 2019). Häufige Nebenwirkungen waren Irritationen von Hals und Mund (signifikant häufiger in der E-Zigarettengruppe; RR = 1,27; 95 % KI: 1,13–1,43) sowie Übelkeit (signifikant häufiger in der Nikotinersatzgruppe; RR = 0,83; 95 % KI: 0,69–0,99). Adverse respiratorische Ereignisse waren selten und Unterschiede zwischen den Gruppen nicht signifikant. Gleichzeitig berichtete die E-Zigarettengruppe signifikant häufiger einen Rückgang respiratorischer Symptome wie Husten und Schleimproduktion, zu bedenken sind bei diesen typischen Folgeerscheinungen des Tabakkonsums allerdings die unterschiedlichen Aufhörquoten. Eine weitere Studie, die bei 1124 Raucherinnen und Rauchern aus der allgemeinen Bevölkerung Neuseelands durchgeführt wurde, verglich Nikotinpflaster (21 mg) + nikotinhaltige E-Zigarette (18 mg) mit Nikotinpflaster (21 mg) + nikotinfreier E-Zigarette sowie Nikotinpflaster (21 mg) als Monotherapie (Walker et al. 2020). Die Abstinenzquoten nach sechs Monaten in den drei Gruppen betrugen jeweils 7 %, 4 % (Risikodifferenz (RD) = 2,99; 95 % KI: 0,17–5,81), sowie 2 % (RD = 4,60, 95 % KI: 1,11–8,09).

In der Gesamtbetrachtung gibt es seit der ersten Leitlinienerstellung für den Einsatz von E-Zigaretten für den Rauchstopp zwar eine verbesserte Evidenzlage, jedoch ist die Studienlage zur Sicherheit bei langfristiger Anwendung noch nicht ausreichend. Eine Empfehlung für den Einsatz von E-Zigaretten für den Rauchstopp kann daher nach Beurteilung der Leitliniengruppe nicht erteilt werden.

Gleichwohl ist der Leitliniengruppe bewusst, dass manche Raucher dieses Produkt nutzen, um ihren Tabakkonsum zu beenden. Sollte der Einsatz der E-Zigarette zur Unterstützung der Tabakabstinenz erwogen werden, dann nur nach Versagen oder Ablehnung anderer evidenzbasierter Maßnahmen sowie Aufklärung über bekannte Risiken bei gleichzeitiger Beendigung des Tabakkonsums.

Differenzierte Empfehlungen für besondere Patientengruppen, die bisher nicht in den Punkten 4,7. bis 4,9. (Gender, Alter, somatische und psychische Komorbidität) erfasst werden, liegen nicht vor.

Akupunktur
Die bisher aussagekräftigste Arbeit zur Effektivität von Akupunktur ist die Metaanalyse der Cochrane Study Group (1a) (White et al. 2011). Diese fand unter Berücksichtigung von 33 kontrollierten Studien zur Akupunktur, Akupressur, Lasertherapie und Elektrostimulation keine Evidenz für die Effektivität der genannten Methoden. Verglichen wurde die Akupunktur mit einer Placebobehandlung (Kurzzeiteffekt: RR = 1,18; 95 % KI: 1,03–1,34; Langzeiteffekt: RR = 1,05; 95 % KI: 0,82–1,35). Akupunktur wurde weniger effektiv als Nikotinersatztherapie eingestuft; im Vergleich zur Warteliste oder zu psychologischen Interventionen konnte kein Vorteil gefunden werden. Laser- und Elektrostimulation schnitten ebenfalls nicht besser als eine Placeboanwendung ab. Die Studien waren jedoch alle nicht verzerrungsfrei oder konsistent, es können also keine haltbaren Aussagen getroffen werden.

In einer Metaanalyse von Tahiri et al. (2012), in die sieben Studien eingingen, ergab sich ein signifikanter positiver Effekt zugunsten der Akupunktur mit allerdings sehr weiten Konfidenzintervallen (OR = 3,53; 95 % KI: 1,03–12,07). Wu et al. (2007) untersuchten ein 8-wöchiges Programm mit Ohr-Akupunktur, wobei die Kontrollgruppe Akupunktur mit einer Stimulation von Punkten erhielt, die für die Entwöhnung irrelevant sind. Nach der Behandlung war die Raucherrate in beiden Gruppen signifikant gesunken (Entwöhnungsrate für die Experimentalgruppe 27,1 % und in der Kontrollgruppe 20,3 %), aber nur die Experimentalgruppe zeigte einen signifikanten Rückgang an Entzugssymptomen. Akupunktur scheint hier auf die Entwöhnung keinen Effekt zu haben, könnte sich aber auf die Entzugssymptome auswirken. Eine kleine, methodisch nicht sehr aussagekräftige Studie von Chae et al. (2011) kommt zu dem Schluss, dass die vegetative Entzugssymptomatik unter Verumakupunktur geringer ausfällt als unter Placeboakupunktur und folgert daraus, dass Akupunktur wirksam sein könnte. In der aktuellsten Metaanalyse von Wang et al. (2019) konnten die Autoren keinen Effekt von echter gegenüber fingierter („sham") Akupunktur bezüglich der Langzeitabstinenz feststellen (RR = 0,80; 95 % KI: 0,23–2,85; 2 Studien). Insgesamt wurde die methodische Qualität der 24 eingeschlossenen RCTs als niedrig bewertet.

Sowohl in der ersten Leitlinienerstellung als auch in der Leitlinienrevision zeigt die Datenlage zur Akupunktur keinen spezifischen Effekt auf die langfristige Abstinenz. Akupunktur wird daher nicht als Maßnahme zur Unterstützung eines Rauchstopps empfohlen. Da die Literatur aber auch nicht auf ein spezifisches Schadenspotenzial der Maßnahme hindeutet, wird – anders als in der letzten Leitlinienversion – keine Empfehlung zur Nicht-Anwendung von Akupunktur in der Tabakentwöhnung formuliert.

Transkranielle Stimulation
In den letzten Jahren wurden mehrere Experimente zum Einsatz der repetitiven transkraniellen Magnetstimulation (rTMS) in der Tabakentwöhnung durchgeführt. Der theoretische Hintergrund der rTMS bei der Suchtbehandlung und insbesondere der Tabakentwöhnung ist noch nicht vollständig erforscht. Die rTMS soll zu einer erhöhten Dopamin- und Glutamatfunktion im cortico-mesolimbischen Bereich sowie zu einer Modulation neuronaler kortikaler Aktivität führen, die insbesondere die Reaktionshemmung, selektive Aufmerksamkeit und Reizreaktivität beeinflusst. Durch eine inhibierende Funktion der transkraniellen Magnetstimulation soll die Rekonsolidierung eines Suchtverhaltens beeinflusst werden (Gorelick et al. 2014).

In der Regel werden hochfrequente 5–20 Hz rTMS Impulse auf den dorsolateralen präfrontalen Cortex appliziert. Gorelick et al. (2014) fassen erstmals 9 Studien zur Behandlung der Tabakabhängigkeit zusammen. In zwei von vier nikotinbezogenen Studien konnte ein reduziertes Rauchen festgestellt werden.

In einer aktuellen Übersicht von Hauer et al. (2019) wird insbesondere der linke dorsolaterale präfrontale Cortex als wichtigste Zielregion der rTMS identifiziert. Andere Stimulationsprotokolle scheinen dagegen nicht effektiv zu sein. Problematisch sind die unterschiedlichen methodischen Herangehensweisen und die kleinen Fallzahlen. Eine Effektivität der HF-rTMS auf dem linken DLPFC im Zuge einer Beeinflussung des Nikotincravings und des Rauchens wird in dieser Übersicht noch als fraglich bezeichnet.

Zhang et al. (2019) dagegen liefern in einem systematischen Review und einer Metaanalyse aus 26 Studien bei nikotin-, alkohol- und drogenabhängigen Personen Hinweise auf eine deutliche – vermutlich dosisabhängige – Reduktion des Cravings und eine geringe Reduktion des Konsums bei Patienten mit einer Abhängigkeit im Vergleich zu einer Placebobedingung.

Auf der Basis der bislang eher widersprüchlichen Befundlage zum Effekt der rTMS bei einer Tabakentwöhnung wird aktuell noch keine Empfehlung ausgesprochen.

Die Datenlage zur transkraniellen Gleichstromstimulation (tDCS) ist sehr widersprüchlich und methodisch noch uneinheitlich. Insbesondere der Blick auf die jüngeren Studien aus dem Jahre 2019 offenbart eher enttäuschende Resultate: Während Alghamdi et al. (2019) im Vergleich zu einer fingierten Sham-Stimulation keinen Vorteil für die tDCS sehen, finden Behnam et al. (2019) in einer Vergleichsstudie mit Sham-Bedingungen höhere Effekte für die Verum-Behandlung und vergleichbare Effekte gegenüber Bupropion. Allerdings wurde in diesem Design Bupropion für die Dauer von 8 Wochen eingesetzt, die gleich effektive tDCS-Behandlungsform jedoch für 12 Wochen. Auch Falcone et al. (2019) finden bei einer tDCS des linken dorsolateralen präfrontalen Cortex (DLPFC) keine Wirksamkeit der tDCS.

Eine Empfehlung kann daher nicht ausgesprochen werden.

4.5.5 Von der Evidenz zu den Empfehlungen

Statement 4.5.3.1 „Elektronische Zigarette (E-Zigarette)"
Die bisher durchgeführten RCTs zeigen, dass E-Zigaretten die Tabakentwöhnung wirksam unterstützen können und möglicherweise sogar effektiver sind im Vergleich zu einer Nikotinersatztherapie. Es gibt allerdings noch relativ wenige RCTs. Da E-Zigaretten nicht risikofrei sind und gesundheitliche Auswirkungen einer Langzeitnutzung noch unzureichend erforscht sind, formuliert die Leitliniengruppe zum Einsatz von E-Zigaretten bei der Tabakentwöhnung keine Empfehlung.

4.5.6 Empfehlungen für künftige Forschung

1. Weitere randomisiert kontrollierte Studien zur langfristigen Wirksamkeit und Sicherheit von E-Zigaretten als Hilfsmittel zur Tabakentwöhnung sollten durchgeführt werden.
2. Randomisiert kontrollierte Studien zur langfristigen Wirksamkeit der repetitiven transkraniellen Magnetstimulation (r-TMS) im Rahmen einer Tabakentwöhnungsbehandlung sollten durchgeführt werden.

4.6 Gender- und Altersaspekte (Jugendliche, Frauen, Schwangere und ältere Menschen)

4.6.1 Einleitung

Dieses Kapitel befasst sich mit den Besonderheiten der Tabakentwöhnung bei Risikogruppen. Unter dieser Kategorie werden „Kinder und Jugendliche", „Frauen" und „ältere Menschen" subsumiert, da sowohl empirische Belege als auch die klinische Erfahrung zeigen, dass alters- und geschlechtsspezifische Aspekte die Erreichbarkeit für Tabakentwöhnungsangebote und den Erfolg von Tabakentwöhnungsmaßnahmen moderieren. Insofern sind besondere Indikationen und Kontraindikationen sowie Empfehlungen zu formulieren, die teilweise von den Standardempfehlungen abweichen. Dies gilt insbesondere auch für die Hochrisikogruppe der „Schwangeren", bei denen Tabakrauchen einen hochgradigen Risikofaktor für die Gesundheit des ungeborenen Kindes darstellt. Schließlich spielt Tabakrauchen als Risikofaktor auch eine entscheidende Rolle für Ätiologie und Prognose bei Menschen mit „chronischen körperlichen Erkrankungen" sowie bei solchen mit „psychischen Störungen". Für alle Risikogruppen bestehen Besonderheiten, die spezifische Indikationsstellungen und Therapieempfehlungen erfordern.

4.6.2 Klinische Fragestellungen

Mit Blick auf Jugendliche, Frauen, Schwangere und ältere Personen wurde die Effektivität von Verfahren aus 4.1., 4.3., 4.4, 4.5 und 4.6 in Bezug auf langfristige Abstinenz und somatische Gesundheit im Vergleich zu Kontrollbedingungen untersucht. Welche differenziellen Indikationen bestehen für die einzelnen Zielgruppen?

Im Einzelnen wurden folgende Fragestellungen untersucht:

1. Für welche der Risikogruppen ist die Wirksamkeit der unterschiedlichen Tabakentwöhnungsverfahren und -interventionen nachgewiesen?
2. Für welche Tabakentwöhnungsverfahren und -interventionen liegt keine ausreichende Evidenz bei diesen Risikogruppen vor?
3. Für welche Tabakentwöhnungsverfahren und -interventionen bestehen in den genannten Risikogruppen. unerwünschte Wirkungen oder ein ungünstiges Nutzen-Risiko-Verhältnis?

4.6.3 Jugendliche

Sophie Luise Schiller, Kay Uwe Petersen, Marianne Klein, Michael Kölch und Rainer Thomasius

(Autoren vorige Leitlinienversion: Stephan Mühlig, Stefan Andreas, Tobias Rüther, Kay Uwe Petersen)

4.6.3.1 Schlüsselempfehlungen Kinder und Jugendliche

	Empfehlungen Statements	Empfehlungsgrad
4.6.3.1.1	**Spezifische Tabakentwöhnung bei Kindern und Jugendlichen** Jugendlichen sollen Kombinationen von altersgerechter Psychoedukation, Motivationssteigerung (Motivational Enhancement, Selbstwirksamkeit) und verhaltenstherapeutischen Interventionen angeboten werden. Empfehlungsgrad: A LoE: 1a (aus systematischer Recherche) Literatur: Fanshawe et al. (2017) Gesamtabstimmung (ohne IK): 30.06.2020: 100 % (29/29)	A

	Empfehlungen Statements	Empfehlungsgrad
4.6.3.1.2	**Niedrigschwellige Angebote** Jugendlichen sollten qualitätsgeprüfte niedrigschwellige Interventionen (Kurzberatung/short counselling, Selbsthilfematerial, Raucherfibeln, Quickguides/Kurzanleitungen, Infomaterial, Fertigkeitsvermittlung), wie in Abschn. 4.1. empfohlen, angeboten werden. Empfehlungsgrad: B LoE: 2 (aus systematischer Recherche) Literatur: Fanshawe et al. (2017) Gesamtabstimmung (ohne IK): 30.06.2020: 100 % (36/36)	B
4.6.3.1.3	**Nikotinersatztherapie** Nikotinpflaster können Jugendlichen in begründeten Ausnahmefällen, wenn andere empfohlene Interventionen nicht zum Erfolg geführt haben, im Rahmen der Tabakentzugstherapie unter gründlicher Nutzen-Risiko-Abwägung als Off-Label-Verschreibung (vgl. Anhang 1) angeboten werden. Empfehlungsgrad: KKP LoE: - Literatur: Fanshawe et al. (2017) Gesamtabstimmung (ohne IK): 30.06.2020: 100 % (32/32)	KKP
4.6.3.1.4	**Psychotherapie und psychologische Beratung** Tabakentwöhnungsprogramme mit verhaltenstherapeutischem Schwerpunkt, Motivierender Intervention und Erhöhung der Selbstwirksamkeitserwartung sollen Jugendlichen angeboten werden. Empfehlungsgrad: A LoE: 1a (aus systematischer Recherche) Literatur: Peirson et al. (2016) Gesamtabstimmung (ohne IK): 30.06.2020: 100 % (29/29)	A
4.6.3.1.5	**Computer-, Internet- und Smartphone-gestützte Programme** Qualitätsgeprüfte Computer-, Internet- und Smartphone-gestützte Programme zur Tabakentwöhnung sollten Jugendlichen angeboten werden. Empfehlungsgrad: B LoE: 2 (aus systematischer Recherche) Literatur: Park und Drake (2015) Gesamtabstimmung (ohne IK): 30.06.2020: 100 % (35/35)	B

4.6.3.2 Hintergrund der Evidenz (Kinder und Jugendliche)

Nahezu alle Einzelstudien basieren auf Studienpopulationen im Alter zwischen 12 und 19 Jahren, die überwiegende Mehrheit bezieht sich auf den Altersbereich von 14 bis 18 Jahren. Über die Effektivität der Tabakentwöhnung bei *Kindern* unter 14 Jahren lassen sich keine Aussagen treffen, da die Altersstufe 12–13 Jahre nur in wenigen Studien einbezogen und meist nicht getrennt ausgewertet wurde. Studien bei < 12-Jährigen konnten nicht identifiziert werden. Auch für den Bereich der Adoleszenz/des frühen Erwachsenenalters (18–21 Jahre) liegen kaum separate Studienergebnisse vor. Damit bezieht sich der Großteil der Aussagen in diesem Abschnitt auf die Wirksamkeit von Tabakentwöhnungsmaßnahmen bei *Jugendlichen*.

Die Studienlage zur Wirksamkeit von Tabakentwöhnungsinterventionen bei Jugendlichen hat sich in den letzten Jahren zunehmend verbessert. Es liegen mittlerweile einige qualitativ hochwertige Primärstudien im randomisiert-kontrollierten Untersuchungsdesign (*RCT*) sowie Systematische Reviews und Metaanalysen vor. Allerdings fehlt es noch an Studien, die die Wirksamkeit von einzelnen Interventionen und Monotherapien geprüft haben. Bisherige Therapieempfehlungen zu einzelnen Ansätzen stützen sich daher teilweise auf klinische Erfahrungen, Rückschlüsse aus epidemiologischen Daten oder klinische Studien geringerer methodischer Qualität (Bauld et al. 2017; Jit et al. 2009).

Die hier vorgelegten Empfehlungen basieren im Wesentlichen auf a) Metaanalysen und Systematischen Reviews des Evidenzgrades 1a, b) Einzelstudien im randomisiert- kontrollierten Design (1b) sowie c) vorhandenen Leitlinien, insbesondere der US- amerikanischen des US Department of Health and Human Services von Fiore et al. (2008).

Bei rauchenden *Jugendlichen* kommen in der Versorgungspraxis generell eher niedrigschwellige Angebote (school-based interventions) sowie psychologische Beratung und psychotherapeutische Interventionen zum Einsatz. Da in diesem Alter naturgemäß erst eine kurze Rauchgeschichte vorliegt und das Problem der körperlichen Abhängigkeitssymptomatik meist nicht im Vordergrund steht, spielen medikamentöse Entwöhnungstherapien hier keine zentrale Rolle in der Standardbehandlung.

4.6.3.3 Darstellung der Evidenz
Kinder und Jugendliche (Hintergrundtext zu den Empfehlungen)
Hintergrundtext zu der Empfehlung 4.6.3.1.1 „Spezifische Tabakentwöhnung bei Kindern und Jugendlichen"

Bei Jugendlichen sind *nicht* generell die gleichen Tabakentwöhnungsmaßnahmen erfolgreich wie bei Erwachsenen, sondern teilweise spezielle Vorgehensweisen wirksam. Generell erreichen monotherapeutische bzw. Einzelinterventionen sowie medikamentöse Entzugsbehandlungen nur eine begrenzte Wirksamkeit.

Die Evidenzlage zur Wirksamkeit von Tabakentwöhnungsverfahren bei Jugendlichen aus verfahrensübergreifender Perspektive wurde mittlerweile in mehreren Systematischen Übersichtsarbeiten und Metaanalysen dargestellt (Adelman 2006; Fanshawe et al. 2017; Peirson et al. 2016; Schepis und Rao 2008; Sussman et al. 2006).

Die fundierteste Synopsis zur Effektivität unterschiedlicher Tabakentwöhnungsansätze liegt in Form eines Systematic Reviews der Cochrane Collaboration vor: Stanton und Grimshaw (2013) fassten die Evidenzlage der vorliegenden hochwertigen RCT's zu den „Tobacco cessation interventions for young people" (ohne Primärprävention) folgendermaßen zusammen: Es wurden 28 kontrollierte Studien mit insgesamt N = 6900 regelmäßig rauchenden Untersuchungspersonen < 20 Jahre gefunden (14 RCTs, 12 cluster-randomisierte, 2 kontrollierte Studien). Die meisten Studien untersuchten komplexe Interventionen, die sich aus mehreren Komponenten unterschiedlicher Verfahrensgruppen zusammensetzten. Mehrheitlich wurden Elemente des Motivational Enhancement mit verhaltenstherapeutischen Interventionen kombiniert. Die zwölf Studien, in denen Motivational Enhancement eingesetzt wurde, erreichten ein mittleres Risk Ratio (RR) von 1,60 (95 % KI: 1,28–2,01). Drei Studien, deren Interventionen nach dem Transtheoretischen Modell für Adoleszente (Prochaska 2000) konzipiert waren, erzielten ebenfalls moderate Langzeiteffekte (12-Monats-Abstinenz) mit einem pooled RR von 1,56 (95 % KI: 1,21–2,01). In dreizehn Studien, die kognitiv-verhaltenstherapeutische Verfahren prüften, konnte kein statistisch signifikanter Effekt nachgewiesen werden. Lediglich sechs Studien zu einem speziellen Verhaltenstherapie-Programm („Not on Tobacco") erzielten einen marginalen statistischen Effekt (RR = 1,31; 95 % KI: 1,01–1,71). Dieses Cochrane Review wurde zuletzt von Fanshawe et al. (2017) aktualisiert. Hierbei wurden 41 Studien (26 RCTs und 15 Cluster-randomisierte Studien) mit 13.292 Untersuchungspersonen unter 20 Jahren betrachtet. Auch hier untersuchten die meisten Studien komplexe Interventionen im Einzel- oder Gruppensetting, die sich aus mehreren Komponenten unterschiedlicher Verfahrensgruppen zusammensetzten. In den Ergebnissen zeigte sich ein signifikanter Interventionseffekte für Gruppenberatung (RR 1,35; 95 % KI: 1,03–1,77; 9 Studien), aber nicht für individuelle Beratung (RR = 1,07; 95 % KI: 0,83–1,39; 7 Studien), den Einsatz verschiedener Vermittlungs-Methoden (RR = 1,26; 95 % KI: 0,95–1,66; 8 Studien) oder Computer- oder Nachrichteninterventionen (pooled RRs zwischen 0,79 und 1,18; 9 Studien insgesamt). In der Unterteilung der Studien nach den drei Subgruppen Motivational Enhancement (MI, 10 Studien), Interventionen basierend auf dem Transtheoretischen Modell für Adoleszente (Prochaska 2000; 6 Studien) und Interventionen basierend auf der Sozial-kognitiven Theorie (SKT; 6 Studien) ergaben sich jeweils kleine, nicht signifikante Effekte (MI versus control RR = 1,11; 95 % KI: 0,90–1,36; Interventionen nach dem Transtheoretischen Modell versus control RR = 1,06, 95 % KI: 0,85–1,31; SKT RR = 1,16; 95 % KI: 0,88–1,51). Die Autoren weisen jedoch hinsichtlich der Subgruppenuntersuchung auf Einschränkungen durch heterogene Studienergebnisse sowie teilweise einen hohen Risk of Bias der Studien hin.

Hintergrundtext zu der Empfehlung 4.6.3.1.2 „Niedrigschwellige Angebote"
Es liegen Hinweise dafür vor, dass niedrigschwellige Interventionen (Kurzberatung/short counselling, Selbsthilfematerial, Raucherfibeln, Quickguides/Kurzanleitungen, Infomaterial, Fertigkeitsvermittlung) wie in Abschn. 4.2 empfohlen, auch bei Jugendlichen wirksam sind, allerdings meist nur kurzfristig.

Für die Wirksamkeit niedrigschwelliger Angebote zur Tabakentwöhnung in dieser Altersgruppe liegen inkonsistente Befunde vor.

Primärärztliche Versorgung: Die US-amerikanische Leitlinie von Fiore et al. (2008) empfiehlt, dass Ärzte ihre pädiatrischen Patienten generell nach dem Rauchen fragen und sie konsequent auf die Gesundheitsrisiken und die Wichtigkeit einer Totalabstinenz hinweisen sollten (Strength of Evidence = C). Derartige Kurzinterventionen (Ärztlicher Rat bis 6 Kontakte) erhöhen die Abstinenzwahrscheinlichkeit um das 1,8-fache.

Die Effekte niedrigschwelliger Interventionen sind allerdings meist eher kurzfristiger Natur, ohne eine bedeutsame Erhöhung der langfristigen Abstinenz zu erreichen. In einer Studie an 35 (cluster-randomisierten) Schulen mit N = 1068 teilnehmenden Schülern, die eine von Krankenschwestern durchgeführte Tabakentwöhnung untersuchte, fand sich kein signifikanter Gruppenunterschied in der 12-Monats-Abstinenzrate (Pbert et al. 2011). In einer neuen Studie aus Dänemark im cluster-randomisierten Design an Jugendlichen wurden ebenfalls nur kurzfristige Änderungen der Rauchstoppmotivation erzielt (Dalum et al. 2012).

Hintergrundtext zur Empfehlung 4.6.3.1.3 „Nikotinersatztherapie"
Es liegen inkonsistente und schwache Hinweise dafür vor, dass Nikotinersatztherapie in Form von Nikotinpflastern (s. Abschn. 4.4) bei Jugendlichen wirksam ist. Nikotinersatztherapien in anderen Applikationsformen (s. Abschn. 4.4) sind in dieser Altersgruppe *nicht* wirksam. Für den stationären Kontext ist jedoch zu berücksichtigen, dass die Nikotinersatztherapie (mittels Pflaster oder Kaugummi) aufgrund eines klinischen Konsenses trotz fehlender Evidenzen aus der Literatur adressiert werden kann und entsprechende Maßnahmen versucht werden können. Bei Jugendlichen sind auch weitere Arzneimittel (Bupropion, Vareniclin; s. Abschn. 4.4) zur Tabakentwöhnung *nicht* wirksam. Daher kann bei Jugendlichen für Arzneimittel außerhalb der Nikotinersatztherapie (wie z. B. Bupropion, Vareniclin) keine Empfehlung gegeben werden.

Sämtliche verfügbaren Arzneimittel zur Behandlung der Entzugssymptomatik in der Tabakentwöhnung sind in Deutschland für Jugendliche nicht zugelassen und folglich nicht routinemäßig verschreibungsfähig. Dennoch liegt Evidenz zur Beurteilung der Wirksamkeit für diese Altersgruppe vor, auf deren Basis eine Off-label-Verschreibung in begründeten Ausnahmefällen zulässig sein könnte. Derartige Ausnahmefälle können bspw. hohe Abhängigkeit und mehrfach erfolglose Rauchstoppversuche, besondere gesundheitliche Risiken (z. B. Asthma bronchiale), komorbider Drogen- oder Alkoholmissbrauch oder psychische Komorbidität sein. In jedem Fall ist vor Einsatz pharmakologischer Tabakentzugsmedikamente eine gründliche individuelle Nutzen-Risiko-Abwägung vorzunehmen.

Im Update des Systematic Reviews der Cochrane Collaboration von Stanton und Grimshaw (2013) wurden weder in den Studien zu Nikotinersatzprodukten noch in den zwei Studien zu Bupropion (eine Dosisvergleichsstudie und eine adjuvante Anwendung zu NET) als Mono- bzw. adjunktive Therapie signifikante Effektstärken ermittelt. In den Originalstudien wurden milde Nebenwirkungen der pharmakologischen Therapien berichtet, die bei den verhaltenstherapeutischen Interventionen nicht auftraten.

Auch im neuesten Update des Systematic Review von Fanshawe et al. (2017) der Cochrane Collaboration wurden in den vier Studien zu pharmakologischen Interventionen keine signifikanten Nachweise für deren Effektivität zur Rauchentwöhnung gefunden. Die Originalstudien waren alle relativ klein, die Abstinenzraten niedrig und somit die Konfidenzintervalle (KI) recht groß. Zwei Originalstudien zeigten keinen signifikanten Nachweis für die Effektivität von Nikotinersatztherapie mittels Kaugummi oder Pflaster (RR = 1,11; 95 % KI: 0,48–2,58; N = 385). Eine Originalstudie konnte keinen signifikanten

Nachweis für den Nutzen der Standarddosis von Bupropion finden (RR = 1,49; 95 % KI: 0,55–4,02; N = 297). Eine weitere Originalstudie konnte keinen signifikanten Nachweis für den Nutzen der Standarddosis Bupropion als Zusatz zur Nikotinersatz-Therapie im Vergleich zur Nikotinersatz-Therapie ohne Bupropion finden (RR = 1,49; 95 % KI: 0,55–4,02; N = 297).

In einer Metaanalyse von Kim et al. (2011) wurden die verfügbaren RCTs zur Wirksamkeit von pharmakologischen Ansätzen in der Tabakentzugsbehandlung (Nikotinersatztherapie, Bupropion) bei Jugendlichen untersucht. Eine Studie zu Vareniclin wurde nicht gefunden. In den sechs identifizierten RCTs mit insgesamt N = 816 regelmäßig rauchenden Teilnehmenden im Alter zwischen 12 und 20 Jahren wurden in der fixed-effects meta-analysis keinerlei signifikante Effekte bezüglich der 3–6-Monatsabstinenz gefunden (RR = 1,38; 95 % KI: 0,92–2,07; I^2 = 00 %).

Dies gilt auch für die separate Nutzung des Nikotin-Nasalsprays, wie Rubinstein et al. (2008) in einem RCT an N = 40 rauchenden Jugendlichen (15–18 Jahre) untersuchten, in der sich keine Gruppenunterschiede zeigten. 57 % der Untersuchungspersonen in der Studiengruppe hatten das Spray innerhalb einer Woche wegen unangenehmer Nebenwirkungen wieder abgesetzt. Demgegenüber kamen Moolchan et al. (2005) in einer doppelt verblindeten randomisiert-kontrollierten Studie an N = 120 jugendlichen Raucherinnen und Rauchern im dreiarmigen Vergleich Nikotinpflaster vs. Nikotinkaugummi vs. Placebo zu dem Ergebnis, dass die Nikotinersatztherapie mittels Pflaster in Kombination mit kognitiv-behavioraler Therapie zu signifikant höherer Abstinenzrate führte als die Kognitive Verhaltenstherapie (KVT) in Verbindung mit einer Placebobehandlung (Intention-to-Treat). Für das Nikotinkaugummi wurde kein Effekt gefunden. Im 3-Monats-Follow-up waren alle Effekte allerdings nicht mehr signifikant.

Muramoto et al. (2007) fanden in einem RCT an N = 312 rauchenden Jugendlichen signifikante Kurzzeiteffekte (7-Tage-Abstinenz im 26-Wochen-Follow-up: 13,9 % vs. 10,3 % Placebo; p = .049) beim Einsatz von Bupropion (300 mg) in Kombination mit einer Kurzberatung. Nach Absetzen der Medikation kam es zu einem rapiden Anstieg der Rückfallrate. Im Gegensatz zu der Befundlage, dass Bupropion bei erwachsenen Rauchern mit psychischer Komorbidität den Abstinenzerfolg erhöht, liegen keine Hinweise darauf vor, dass dies auch für Jugendliche mit psychischen Störungen gilt. Monuteaux et al. (2007) kamen in einer prospektiven doppelt verblindeten und placebokontrollierten Studie an N = 54 rauchenden Kindern und Jugendlichen (9–18 Jahre) mit ADHS zu dem Ergebnis, dass Bupropion keinen signifikanten Einfluss auf den Abstinenzerfolg hatte.

Zum Einsatz von Vareniclin bei Jugendlichen liegen kaum Studien vor. Laut Fachinformation (Zusammenfassung der Merkmale des Arzneimittels/SPC) von CHAMPIX® gilt für die pädiatrische Patientenpopulation: „Bei Kindern und Jugendlichen unter 18 Jahren wurden die Sicherheit und die Wirksamkeit von CHAMPIX noch nicht bestätigt. […] Die Wirksamkeit und die Sicherheit bei Kindern und Jugendlichen unter 18 Jahren wurden nicht nachgewiesen. Daher können keine Dosierungsempfehlungen gemacht werden." Es wurden in diesem Zusammenhang lediglich Untersuchungen zur Pharmakokinetik nach Einzel- und Mehrfachdosierung von Vareniclin an Jugendlichen im Alter von 12 bis (einschließlich) 17 Jahren durchgeführt (Faessel et al. 2009). In einer randomisierten doppelt-verblindeten Pilotstudie von Gray et al. (2012) wurde Vareniclin vs. Bupropion an N = 29 rauchenden Jugendlichen (15–20 Jahre) auf Anwendbarkeit und Sicherheit getestet. Nach Autorenangaben kam es in beiden Gruppen zu keinen ernsthaften Nebenwirkungen. In der Vareniclin-Gruppe erreichten 27 % eine kurzzeitige Abstinenz, in der Bupropion-Gruppe 14 %.

Hintergrundtext zur Empfehlung 4.6.3.1.4 Psychotherapie und psychologische Beratung
Psychotherapeutische Verfahren und psychologische Beratung, wie in Kap. „Psychotherapie" empfohlen, sind auch bei Jugendlichen wirksam. Dies gilt auch für Interventionen zum Motivational Enhancement im Einzel- und Gruppensetting. Verhaltenstherapeutische Verfahren zur Tabakentwöhnung sind insbesondere in Form von komplexen Interventionen und Gruppenprogrammen bei Jugendlichen wirksam. Über andere psychotherapeutische Verfahren (Hypnose, Tiefenpsychologie) liegen für diese Altersgruppe keine Evidenzen vor.

In der US-amerikanischen Leitlinie (Fiore et al. 2008) wird auf Basis von Studien bis zum Erscheinungsjahr 2007 gefolgert, dass psychologische Beratung zur Tabakentwöhnung in dieser Altersgruppe effektiv ist und daher empfohlen werden kann (Strength of Evidence = B). Diese Einschätzung wird durch neuere Metaanalysen und aktuelle Einzelstudien eindeutig bestätigt. In dem Update des Systematischen Review der Cochrane Collaboration von Fanshawe et al. (2017) zeigte sich diesbezüglich ein signifikanter Interventionseffekt für Gruppenberatung (RR = 1,35; 95 % KI: 1,03–1,77; 9 Studien), aber nicht für individuelle Beratung (RR = 1,07; 95 % KI: 0,83–1,39; 7 Studien).

Unter den psychosozialen Ansätzen zur Tabakentwöhnung bei Jugendlichen liegt die beste Evidenz für Motivational Enhancement vor. Sowohl in dem Cochrane Systematic Review von Stanton und Grimshaw (2013) mit einem RR von 1,60 (95 % KI: 1,28–2,01) als auch in anderen Metaanalysen erreichen derartige Ansätze in dieser Altersgruppe die höchsten Effektstärken. Allerdings fanden Stanton und Grimshaw (2013) in ihrer Metaanalyse keine signifikanten Effekte rein verhaltenstherapeutischer Programme in dieser Altersgruppe. In der bisher umfangreichsten Metaanalyse von Heckman et al. (2010) zur Effektivität von Motivational Enhancement in der Tabakentwöhnung wurden auch acht Studien bei Jugendlichen einbezogen, die sogar eine mittlere Effektstärke (Odds Ratio) von OR = 2,29 (95 % KI: 1,34–3,89; p = ,002) aufwiesen. Allerdings zeigt die nähere Betrachtung, dass Motivational Enhancement vor allem in Kombination mit weiteren (verhaltenstherapeutischen) Komponenten seine Wirksamkeit entfaltet. Wie Audrain-McGovern et al. (2011) in einem RCT an N = 355 Jugendlichen zeigen konnten, bleibt der Effekt einer allein motivierenden Intervention auf die Abstinenzrate auf niedrigem Niveau. In dem Systematischen Review von Fanshawe et al. (2017) zeigten sich hingegen wie zuvor beschrieben in der Untersuchung der drei Subgruppen Motivational Enhancement (MI, 10 Studien), Interventionen basierend auf dem Transtheoretischen Modell für Adoleszente (Prochaska, 2000; 6 Studien) und Interventionen basierend auf der Sozial-kognitiven Theorie (SKT; 6 Studien) jeweils kleine, nicht signifikante Effekte (MI versus control RR = 1,11; 95 % KI: 0,90–1,36; Interventionen nach dem Transtheoretischen Modell versus control RR = 1,06; 95 % KI: 0,85–1,31; SKT RR = 1,16; 95 % KI: 0,88–1,51). Die Autoren weisen diesbezüglich jedoch auf Einschränkungen durch heterogene Studienergebnisse sowie teilweise einen hohen Risk of Bias der Studien hin.

Schepis und Rao (2008) berichten darüber hinaus in ihrer umfangreichen Übersichtsarbeit, die allerdings auch Studien niedrigerer Evidenzgrade einbezog, von vergleichsweise hohen Abstinenzraten verhaltenstherapeutischer Interventionen (Psychoedukation, skills training, Kontingenzmanagement), insbesondere in Form komplexer Programme. Einige Studienergebnisse sprechen dafür, dass zumindest die Kombination aus Elementen der kognitiv-behavioralen Therapie und motivationsfördernden Maßnahmen (s. o.) und/oder klassischer Verhaltenstherapie in Form von Kontingenzmanagement den Abstinenzerfolg bei Jugendlichen erhöht (Krishnan-Sarin et al. 2006). Wie Bricker et al. (2010) in einer randomisiert-kontrollierten Prädiktorenstudie (N = 2151) feststellten, ist der entscheidende Wirkfaktor für langfristige Tabakabstinenz bei Jugendlichen eine Steigerung der Selbstwirksamkeit in Bezug auf den Rauchstopperfolg.

In einem Systematischen Review befassten sich Peirson et al. (2016) mit verhaltensbezogenen, alternativen oder komplementären Programmen, die in der medizinischen Primärversorgung oder Ähnlichem durch medizinisches Fachpersonal vermittelt wurden. Vier der insgesamt neun betrachteten RCTs umfassten neben Präventionsprogrammen auch Interventionsprogramme zur Rauchentwöhnung bei 5- bis 18-jährigen Untersuchungspersonen. Diese Interventionsprogramme setzten sich aus mehreren Methoden zusammen: Edukation und Informationsvermittlung (2 Studien), Beratung (4 Studien) und Motivational Enhancement (2 Studien). Drei dieser RCTs zur Rauchentwöhnung wurden in einer Meta-Analyse untersucht (N = 741), welche ergab, dass die Teilnehmende der Interventionsgruppe eine 1,3-mal höhere Wahrscheinlichkeit aufwiesen, zum Ende der Intervention von einem Rauchstopp zu berichten im Vergleich zur Kontrollgruppe (RR = 1,34; 95 % KI: 1,05–1,69). Die vierte Studie konnte aufgrund fehlender Informationen zur Kontrollgruppe nicht in die Analyse eingeschlossen werden.

Hintergrundtext zur Empfehlung 3.6.3.1.5 „Computer-, Internet- und Smartphone-gestützte Programme"

Es liegen Hinweise dafür vor, dass Computer-, Internet- und Smartphone-gestützte Programme zur Tabakentwöhnung bei Jugendlichen wirksam sind.

Auch für neue Ansätze der Raucher-Telefonberatung, Internet-basierter Entwöhnung und Smartphone-basierter Interventionen liegen erste vielversprechende Hinweise für diese Altersgruppe vor (Schepis und Rao 2008), die aber aufgrund methodischer Einschränkungen noch kein abschließendes Urteil erlauben. In einem RCT zu einem computergestützten Entwöhnungsprogramm für Jugendliche an N = 2526 Untersuchungspersonen in der hausärztlichen Primärversorgung kamen Hollis et al. (2005) zu signifikant höheren 2-Jahres-Abstinenzraten in der Studiengruppe (OR = 2,42; 95 % KI: 1,40–4,16).

Im Rahmen eines Systematischen Reviews untersuchten Park & Drake (2015) die Ergebnisse von insgesamt zwölf Studien (N = 10.016) hinsichtlich der Effektivität von Internet-basierten Programmen zur Prävention und Entwöhnung von Rauchen unter 11- bis 23-Jährigen. Darunter befassten sich elf Studien (8 RCTs und 3 Kontrollstudien ohne Randomisierung) mit der Tabakentwöhnung. Diese zeigten zum Großteil positive Ergebnisse hinsichtlich der Effektivität von Internet-basierten Programmen anhand signifikant höherer Rauchstopp-Raten in der Interventionsgruppe im Vergleich zur Kontrollgruppe zur post- und 3-Monats-Follow-Up-Erhebung. Eine Studie berichtete ein entgegengesetztes Ergebnis, jedoch ohne statistische Signifikanz. Langfristig gesehen zeigten sich jedoch bei den meisten Studien zum 6-, 12- und 14-Monats-Follow-Up keine signifikanten Unterschiede zwischen der Interventions- und Kontrollgruppe. Nur eine Studie zeigte einen signifikanten Unterschied zum 6-Monats-Follow-Up.

Zusammenhänge zwischen konventionellem Rauchen und E-Zigarettengebrauch
Es liegen Hinweise für Zusammenhänge zwischen dem Gebrauch von E-Zigaretten und konventionellem Rauchen auf Grundlage von Originalstudien (Hanewinkel und Isensee 2015; King et al. 2015) sowie Systematischen Übersichtsarbeiten und Metaanalysen (Soneji et al. 2017; Wang et al. 2018; Yoong et al. 2018) vor.

Hanewinkel und Isensee (2015) zeigten bei N = 2693 Untersuchungspersonen (Mittleres Alter = 12,5, SD = 0,6) Zusammenhänge zwischen dem Gebrauch von E-Zigaretten, konventionellen Zigaretten sowie dem dualen Gebrauch mit folgenden Merkmalen: höhere Sensation-Seeking-Werte, höhere Wahrscheinlichkeiten, dass Familie und/ oder Freunde konventionell rauchen, männliches Geschlecht und höheres Alter. Konventionelles Rauchen zu Beginn der Studie konnte den E-Zigarettengebrauch zum Follow-Up-Zeitpunkt nicht signifikant vorhersagen.

King et al. (2015) lieferten erste Nachweise in einem kontrollierten Setting, dass die Exposition von E-Zigaretten bei jungen konventionellen Raucherinnen und Rauchern (18–35 Jahre, N = 60) ein Verlangen nach konventionellem Rauchen auslösen kann.

In dem Systematischen Review von Soneji et al. (2017) anhand längsschnittlicher Studien (N = 17.389 Teilnehmende, 14–30 Jahre) ergaben sich Hinweise darauf, dass der E-Zigarettengebrauch zu Beginn der Studie mit einem höheren Risiko für einen folgenden Beginn von konventionellem Rauchen (OR = 3,5 für jemals versus niemals E-Zigarettenraucher, 95 % KI: 2,38–5,16) sowie für das konventionelle Rauchen in den letzten 30 Tagen zum Follow-Up-Zeitpunkt (OR = 4,28 für jemals versus niemals E-Zigarettenraucher, 95 % KI: 2,38–5,16) verbunden war.

In der Meta-Analyse (N = 21 Studien) von Wang et al. (2018) zeigte sich, dass das Rauchen von Familienmitgliedern und Freunden signifikant mit einer höheren Wahrscheinlichkeit des Gebrauchs von E-Zigaretten unter Adoleszenten assoziiert war (OR = 1,47 hinsichtlich Familienmitgliedern, 95 % KI: 1,30–1,66; OR = 2,72 hinsichtlich Freunden, 95 % KI: 1,87–3,95).

4.6.3.4 Von der Evidenz zu den Empfehlungen (Kinder und Jugendliche)

Empfehlung 4.6.3.1.1 „Spezifische Tabakentwöhnung bei Kindern und Jugendlichen"
Zwei Cochrane-Reviews, mehrere Metaanalysen und Reviews mit klinisch relevanten Endpunkten (Abstinenzraten) kommen übereinstimmend zu dem Ergebnis, dass in dieser Altersstufe bestimmte Tabakentwöhnungsinterventionen mit ausreichenden bis großen Effektstärken wirksam sind. Die effektiven Methoden unterscheiden sich z. T. deutlich von denen im Erwachsenenalter und umfassen vor allem psychologische Methoden und multimodale Vorgehensweisen.

Auf Grundlage der starken Evidenz (1a) wird eine starke „Soll"-Empfehlung (A) abgeleitet.

Empfehlung 4.6.3.1.2 „Niedrigschwellige Angebote"
Niedrigschwellige Angebote für diese Altersgruppe sind wenig systematisch überprüft worden. Eine Quell-Leitlinie (Fiore et al., 2008) und ein RCT kommen zu schwachen Effekten.

Allerdings können nach klinischer Erfahrung niedrigschwellige Interventionen die Initialmotivation für weitere Schritte erhöhen. Auf Grundlage dieser Überlegung und der schwachen Evidenz wird eine „Sollte"-Empfehlung (B) abgeleitet.

Empfehlung 4.6.3.1.3 „Nikotinersatztherapie"
Es liegen lediglich Befunde aus einer Einzelstudie dafür vor, dass Nikotinpflaster in dieser Altersgruppe begrenzt wirksam sind. Allerdings können sie in begründeten Ausnahmefällen den Rauchstopp unterstützen, wenn alle nicht-medikamentösen Entwöhnungsversuche gescheitert sind.

Für Nikotinpflaster wird aufgrund der schwachen positiven Evidenz (II) und fehlender Zulassung in Deutschland eine schwache „Kann"-Empfehlung (0) gegeben.

Empfehlung 4.6.3.1.4 „Psychotherapie und psychologische Beratung"
Zwei Cochrane-Reviews, mehrere Metaanalysen und Reviews mit klinisch relevanten Endpunkten (Abstinenzraten) sowie mehrere RCTs kommen fast ausnahmslos zu dem Ergebnis, dass psychotherapeutische Ansätze zur Tabakentwöhnung bei Jugendlichen mit mittleren bis großen Effektstärken wirksam sind.

Auf Grundlage der starken Evidenz (1a) wird eine starke „Soll"-Empfehlung (A) abgeleitet.

Empfehlung 4.6.3.1.5 „Computer-, Internet- und Smartphone-gestützte Programme"
Es liegen erst wenige Einzelstudien und eine systematische Übersichtsarbeit zur Wirksamkeit dieser Ansätze in der Tabakentwöhnung von Jugendlichen vor, die allerdings durchgängig zu vielversprechenden Resultaten führten.

Auf Grundlage zwar geringer Evidenz (2b), aber eines erfolgversprechenden Potenzials gerade bei dieser Altersgruppe wird eine „Sollte"- Empfehlung (B) abgeleitet.

4.6.4 Ältere

Dieter Geyer und Kay Uwe Petersen
(Autoren vorige Leitlinienversion: Stephan Mühlig, Stefan Andreas, Tobias Rüther, Kay Uwe Petersen)

4.6.4.1 Schlüsselempfehlungen Ältere

	Empfehlungen Statements	Empfehlungsgrad
4.6.4.1.1	**Tabakentwöhnung bei Älteren** Älteren Personen (50+) soll das gesamte Spektrum der in Abschn. 4.1, 4.2, 4.3, 4.4, 4.5, 4.6 empfohlenen Tabakentwöhnungsinterventionen angeboten werden. Empfehlungsgrad: A LoE: 1a (aus systematischer Recherche) Literatur: Fiore et al. (2008) Gesamtabstimmung (ohne IK): 30.06.2020: 100 % (36/36)	A
4.6.4.1.2	**Spezifische Tabakentwöhnung bei Älteren** Älteren Personen (50+) sollen eher intensivere Behandlungsformen der Tabakabhängigkeit (kombinierte Methoden incl. psychologischer Beratung, Medikation und langfristiger Begleitung) angeboten werden. Empfehlungsgrad: A LoE: 1b (aus systematischer Recherche) Literatur: Chen und Wu (2015) Gesamtabstimmung (ohne IK): 30.06.2020: 100 % (26/26)	A
4.6.4.1.3	**Niedrigschwellige Angebote** Niedrigschwellige Angebote können dieser Altersgruppe angeboten werden. Empfehlungsgrad: KKP LoE: - Literatur: Zbikowski et al. (2012) Gesamtabstimmung (ohne IK): 30.06.2020: 100 % (35/35)	KKP
4.6.4.1.4	**Arzneimittel** Bei älteren Personen soll das ganze Spektrum der pharmakologischen Therapien nach Berücksichtigung von und Aufklärung über mögliche Risiken wie in Abschn. 4.4 angeboten werden. Empfehlungsgrad: A LoE: 1a (aus systematischer Recherche) Literatur: Zbikowski et al. (2012) Gesamtabstimmung (ohne IK): 30.06.2020: 100 % (32/32)	A
4.6.4.1.5	**Psychotherapie und psychologische Beratung** Bei älteren Personen sollen psychotherapeutische Verfahren und Beratung wie in Abschn. 4.3 angeboten werden. Empfehlungsgrad: A LoE: 1b (aus systematischer Recherche) Literatur: Zbikowski et al. (2012) Gesamtabstimmung (ohne IK): 30.06.2020: 100 % (29/29)	A

4.6.4.2 Hintergrund der Evidenz (Ältere)

Der Terminus „Ältere Personen" wird in den Publikationen der klinischen Studien sehr weit definiert. In zwei vorliegenden Metaanalysen (Chen und Wu 2015; Zbikowski et al. 2012) werden hier Personen im Alter 50+ zusammengefasst. Folglich beziehen sich alle Aussagen zur Wirksamkeit von Tabakentwöhnungsmaßnahmen sowie die abgeleiteten Empfehlungen auf Personen ab dem sechsten Lebensjahrzehnt und nicht primär auf Senioren im Rentenalter. Die Evidenzlage zur Wirksamkeit von Tabakentwöhnung im Alter ist besonders defizitär. In den Quell-Leitlinien wird dieses Problem kaum thematisiert. Die aktuellste Metaanalyse von Chen und Wu (Ia) fasst die vorliegenden RCTs systematisch zusammen. Darüber hinaus erbrachte die eigene Recherche keine zusätzlich relevanten Ergebnisse. Insofern basieren die Empfehlungen auf den Resultaten der aktuellsten Metaanalyse von 2015 über 29 RCTs.

4.6.4.3 Darstellung der Evidenz (Ältere Personen, Hintergrundtext zu den Empfehlungen)

Verschiedene Studien zeigen, dass ein Rauchstopp auch jenseits des 60. bzw. 65. Lebensjahres erfolgreich durchgeführt werden kann. Die Abstinenzraten betragen 25–33 % nach sechs bis zwölf Monaten. Die langfristige Abstinenzraten bei Älteren sind mit denen Jüngerer vergleichbar oder möglicherweise sogar höher (Abdullah et al. 2006; Doolan und Froelicher 2008; Doolan et al. 2008; Ferguson et al. 2005; Tashkin et al. 2011). In einer australischen Studie mit Untersuchungspersonen ab 65 Jahren lag die Erfolgsquote bei ca. 25 %, die spontane Rauchstoppquote bei 4 %. Nach zwei Jahren betrug die Differenz 23,6 % in der Interventionsgruppe gegenüber der spontanen Rauchstopp-Quote von immerhin 12 % (Tait et al. 2008). In einer gerontologischen Untersuchung in North Carolina betrug die Rückfallquote in der achtjährigen Verlaufsbeobachtung nur 16 % (Whitson et al. 2006). In England werden bei der Nutzung spezieller Tabakentwöhnungsdienste größere Erfolgsaussichten für Ältere als für Jüngere beschrieben (Ferguson et al. 2005, Schofield 2006). Ein Rauchstopp führt auch jenseits des 65. Lebensjahres zu einer verlängerten Lebenserwartung (Gellert et al. 2013; Taylor et al. 2002). Chen und Wu (2015) beziehen sich auf epidemiologischen Daten in den USA (CDC 2011), die zeigen, dass ältere Zigarettenraucher ein geringeres Interesse am Rauchstopp aufweisen, seltener Rauchstoppversuche unternehmen und auch seltener an Tabakentwöhnungen teilnehmen (CDC 2011). Epidemiologische Daten zur Altersverteilung des Tabakrauchens belegen, dass der Anteil der Exraucherinnen und -raucher, aber zugleich auch der besonders nikotinabhängigen aktiven Raucherinnen und Raucher in den Kohorten über 60 Jahren zunimmt. Dies weist darauf hin, dass es im Alter einem Großteil der Raucherinnen und Raucher gelingt, dauerabstinent zu werden, aber die hoch abhängigen Raucherinnen und Raucher den Ausstieg nicht schaffen. Unklar ist bislang, inwieweit altersspezifische Tabakentwöhnungsbehandlungen den Abstinenzerfolg erhöhen können. Vor diesem Hintergrund erscheint es nicht gerechtfertigt, älteren Menschen die Interventionsmöglichkeiten zum Rauchstopp vorzuenthalten, die Raucherinnen und Rauchern im jüngeren und mittleren Erwachsenenalter angeboten werden. Gleichwohl ist eine defätistische Haltung weit verbreitet, der zufolge es sich im Alter nicht mehr lohne, mit dem Rauchen aufzuhören. Hierbei spielt Informationsmangel eine wichtige Rolle, aber auch die eigene Einstellung zum Rauchen ist bedeutsam. Besonders schwierig wird es, wenn Ärztinnen/Ärzte oder Pflegekräfte selbst rauchen (Allen 2008; Cataldo 2007; Donzé et al. 2007; Kerr et al. 2006, 2007; Schofield 2006; Schofield et al. 2007). In der Altenhilfe wird oft eine Belastung der Pflegebeziehung durch Diskussionen über das Rauchen befürchtet; nur wenn Brandgefahr im Raume steht (Demenzkranke, Personen mit Sauerstofftherapie, Rauchen im Bett), werden Interventionen erwogen (Doolan und Froelicher 2008).

Bei älteren Personen (50+) sind im Prinzip die gleichen Tabakentwöhnungsverfahren und -interventionen wie in der Allgemeinpopulation und wie in Abschn. 4.1, 4.2, 4.3, 4.4, 4.5 indiziert, wirksam und empfohlen. Allerdings ergeben sich bei Personen im Seniorenalter spezielle Vorgehensweisen aus altersspezifischen Besonderheiten (Motivation, Selbstwirksamkeit, Multimorbidität, Metabolisierung). Es liegen Hinweise dafür vor, dass komplexe Ansätze unter Einbeziehung von Motivationselementen, Beratung und Begleitung bei älteren Menschen sowie eine Kombination von psychologischer Beratung, Medikation und langfristiger Begleitung bei Älteren besonders wirksam sind (Chen und Wu 2015). Bei älteren Personen sind niedrigschwellige Angebote nicht nachgewiesenermaßen wirksam (lack of evidence), Arzneimittel zur Tabakentwöhnung, wie in Abschn. 4.4 empfohlen, jedoch generell wirksam. Bei älteren Personen sind psychotherapeutische Verfahren und psychologische Beratung, wie in Abschn. 4.3 empfohlen, wirksam. Die Studienlage zur Effektivität spezifischer Tabakentwöhnungsangebote für ältere Personen (ohne chronische Erkrankung) ist schwach. In der aktuellsten vorliegenden Metaanalyse von Chen und Wu (2015) wurden insgesamt 29 randomisierte klinische Studien zum Thema „Tabakentwöhnung bei über 50-Jährigen" kombiniert. Aus den 29 Studien (138 untersuchte Interventionen) wurde eine durchschnittliche Abstinenzrate von 26,31 % errechnet. Für pharmakologische Interventionen lag sie bei 26,69 % (n = 11), für „nicht-pharmakologische" Interventionen" bei 23,72 % (n = 46) und für „multimodale" Interventionen, in denen unterschiedliche Beratungen oder psychologische Methoden mit Pharmakotherapie kombiniert wurden, bei 36,67 % (n = 45) (Kontrollgruppen: durchschnittlich 15,64 %; n = 36). Wegen der Heterogenität der inkludierten Interventionen wurde eine WLS (Weighted Least Squares) Meta-Regression durchgeführt, um zu untersuchen, ob die Abstinenzraten zwischen den einzelnen Interventionsformen differieren. Nicht-pharmakologische und kombinierte Interventionsformen weisen höhere Abstinenzraten als Kontrollgruppen auf, der Koeffizient für Pharmakotherapie war auf dem 5 %-Signifikanz-Level nicht signifikant. Nach den GRADE Kriterien war die Evidenzqualität für Studien über pharmakologische und multimodale Interventionen hoch, für die nicht-pharmakologischen niedrig. In fast allen Studien wurde die Entwöhnungsberatung mit anderen Interventionen kombiniert, ausschließliche pharmakologische Interventionen wurde in nur zwei Studien berichtet. Die besten Abstinenzergebnisse erzielten Programme, die verschiedene Ansätze kombinieren, insbesondere unter Einbeziehung von pharmakologischer Entwöhnungstherapie und langfristig begleitender Beratung. Biochemische Abstinenzkontrolle, geringere Altersvariation und ein höherer Frauenanteil in der untersuchten Gruppe waren mit einer höheren Abstinenzquote assoziiert. Telefonische Interventionen waren „face-to-face" Interventionen unterlegen. Die Abstinenzquoten der Follow-Ups waren niedriger als in den ersten drei Monaten.

4.6.4.4 Von der Evidenz zu den Empfehlungen (Ältere)
Empfehlung 4.6.4.1.1 „Tabakentwöhnung bei Älteren"
Die Evidenzen und Empfehlungen in 4,2–4,5 gelten im Prinzip auch für den älteren Teil der Bevölkerung.

Empfehlung 4.6.4.1.2 „Spezifische Tabakentwöhnung bei Älteren"
Ein Systematic Review über 29 RCTs belegt und bestätigt eine ältere Metaanalyse, die 13 RCTs umfasste, dass altersspezifische Tabakentwöhnung, insbesondere die Kombination psychologischer und pharmakologischer Methoden in dieser Altersstufe mit ausreichenden bis großen Effektstärken wirksam ist. Auf Grundlage der Evidenz (Ia) wird eine „Soll"-Empfehlung (A) gegeben.

Empfehlung 4.6.4.1.3 „Niedrigschwellige Angebote"
Niedrigschwellige Angebote sind nicht systematisch bei älteren Personen überprüft worden. Auf Grundlage der schwachen Evidenz wird eine „KKP"-Empfehlung abgeleitet.

Empfehlung 4.6.4.1.4 „Arzneimittel"
Zwei Metaanalysen (Ia) belegen, dass pharmakologische Ansätze in der Tabakentwöhnung bei Älteren wirksam sind. Auf Basis der hohen Evidenz wird eine „Soll"-Empfehlung (A) abgeleitet. Zusätzlich besteht klinischer Konsens (KKP), dass die Dosierung von Bupropion und Vareniclin altersgemäß angepasst werden soll.

Empfehlung 4.6.4.1.5 „Psychotherapie und psychologische Beratung"
Ein Systematic Review (Ia) belegt die Wirksamkeit von psychosozialen Interventionen bei Älteren, insbesondere für komplexe Verfahren und Kombinationsbehandlungen (Psychotherapie + Medikation). Auf Grundlage der hohen Evidenz wird eine „Soll"-Empfehlung (A) gegeben.

4.6.5 Frauen und Schwangere

Sabina Ulbricht, Kay Uwe Petersen, Dörthe Brüggmann, Andreas Jähne, Julia Jückstock, Evelyn Lesta, Christiane Schwarz und Christa Rustler

(Autoren vorige Leitlinienversion: Stephan Mühlig, Stefan Andreas, Tobias Rüther, Kay Uwe Petersen)

4.6.5.1 Schlüsselempfehlungen Frauen und Schwangere

Frauen

	Empfehlungen Statements	Empfehlungsgrad
4.6.5.1.1	**Beratung zur Gewichtskontrolle, Angst vor Gewichtszunahme und Stimmungsschwankungen** In der medizinischen und psychosozialen Gesundheits-versorgung sollte Frauen in der peri- und postmeno-pausalen Lebensphase und zur Erreichung des Rauchstopps eine Beratung zu Ängsten in Bezug auf Gewichtszunahme, Gewichtskontrolle und Stimmungsschwankungen angeboten werden. Empfehlungsgrad: B LoE: 1b Literatur: McVay und Copeland (2011), Perkins und Scott (2008), Torchalla et al. (2012) Gesamtabstimmung (ohne IK): 30.06.2020: 100 % (33/33)	B

Schwangere

	Empfehlungen Statements	Empfehlungsgrad
4.6.5.1.2	**Spezielle Verfahren für Schwangere** Für Schwangere sollen auf ihre speziellen Bedürfnisse angepasste Vorgehensweisen in der Tabakentwöhnung angeboten werden. Empfehlungsgrad: KKP LoE: - Literatur: Chamberlain et al. (2017) Gesamtabstimmung (ohne IK): 30.06.2020: 100 % (34/34)	KKP
4.6.5.1.3	**Digitale Interventionen** Um den besonderen Bedürfnissen von Schwangeren wie eingeschränkter Mobilität, Scham und Stigmatisierung gerecht zu werden, sollten rauchenden Schwangeren in der medizinischen und psychosozialen Gesundheitsversorgung ergänzend qualitätsgesicherte digitale Interventionen (Internet- und mobile Selbsthilfeprogramme) zur Erreichung des Rauchstopps angeboten werden. Empfehlungsgrad: B LoE: 1a Literatur: Griffiths et al. (2018) Gesamtabstimmung (ohne IK): 30.06.2020: 100 % (35/35)	B
4.6.5.1.4	**Psychosoziale Interventionen** In der medizinischen, psychosozialen und auch durch Hebammen geleisteten Gesundheitsversorgung sollen rauchenden Schwangeren Interventionen zur Erreichung des Rauchstopps, d. h. Intensivberatung, Verhaltensmodifikation und Motivationsstrategien, angeboten werden. Empfehlungsgrad: A LoE: 1a Literatur: Chamberlain et al. (2017), Livingstone-Banks et al. (2019b) Gesamtabstimmung (ohne IK): 30.06.2020: 100 % (25/25)	A

Frauen		
	Empfehlungen Statements	Empfehlungsgrad
4.6.5.1.5	**Beratung, Feedback und Bonifikation** In der medizinischen und psychosozialen Gesundheitsversorgung sollen rauchenden Schwangeren Beratung und Feedback (z. B. zum Kohlenmonoxidgehalt der Ausatemluft bzw. zum Gesundheitszustand des Kindes im Rahmen der fetalen Überwachung) sowie Bonifikation, als Anreiz zur Erreichung des Rauchstopps, angeboten werden. Empfehlungsgrad: A LoE: 1a Literatur: Brown et al. (2019), Notley et al. (2019), Wilson et al. (2018) Gesamtabstimmung (ohne IK): 30.06.2020: 100 % (32/32)	A
4.6.5.1.6	**Pharmakotherapie** In der medizinischen und psychosozialen Gesundheitsversorgung kann rauchenden Schwangeren nach Ausschöpfung aller nicht-pharmakologischer Behandlungsoptionen und unter sorgfältigster Abwägung von Nutzen und Risiko sowie ärztlich gynäkologischer Überwachung die Anwendung von Nikotinersatztherapeutika angeboten werden. Empfehlungsgrad: 0 LoE:- Literatur: Claire et al.(2020), Turner et al. (2019) Gesamtabstimmung (ohne IK): 30.06.2020: 100 % (30/30)	0

4.6.5.2 Hintergrund der Evidenz (Frauen und Schwangere)

Frauenliteratur

Zur spezifischen Wirksamkeit von Tabakentwöhnung bei Frauen liegen wenige Studien vor. Die vorgelegte Empfehlung basiert auf Daten von zwei Systematic Reviews aus den Jahren 2012 und 2018, auf zwei Metanalysen sowie auf einer Studie für Frauen in der peri- und postmenopausalen Lebensphase. Es liegen keine Studien zur Wirksamkeit von Tabakentwöhnungstherapien für weitere Gender vor. Die Problematik des Rauchens stillender Frauen wurde in der vorliegenden Leitlinienversion – auch mangels einer überzeugenden Studienlage – nicht thematisiert. Die Erarbeitung notfalls konsensueller Empfehlungen (KKP) wird somit eine Aufgabe der nächsten Leitlinienüberarbeitung.

Schwangere

Die Evidenzlage zum Thema Tabakentwöhnung bei Schwangeren kann als sehr gut eingeschätzt werden. So besteht hinreichend Wissen über die enormen Gesundheitsrisiken des Tabakrauchens für die schwangere Frau und den Fetus. Offenbar stellt bereits eine pränatale Tabakexposition einen bedeutsamen Vulnerabilitätsfaktor für die Gesundheit des Kindes dar: Tabakrauchen in der Schwangerschaft ist mit einer deutlich erhöhten Rate von Schwangerschafts- und Geburtskomplikationen, Reifungsstörungen bzw. verzögerter Entwicklung des Kindes, somatischen Erkrankungen sowie psychischen Störungen in der

Kindheit (und im Erwachsenenalter) und dem Auftreten des plötzlichen Kindstods verbunden. Insofern stellen rauchende Schwangere eine der bedeutsamsten Hochrisikogruppen dar. Die genannten Empfehlungen für rauchende Schwangere basieren auf vorhandenen Leitlinien des National Institute for Care and Excellence des Vereinigten Königreiches (NICE 2018), auf den Ergebnissen von Cochrane Reviews und Metaanalysen des Evidenzgrades 1a.

4.6.5.3 Darstellung der Evidenz
Frauen (Hintergrundtext zu den Empfehlungen)
Hintergrundtext zur Empfehlung 4.6.5.1.1 „Beratung zur Gewichtskontrolle, Angst vor Gewichtszunahme und Stimmungsschwankungen"

Individuelle Tabakentwöhnungsansätze, wie in den Abschn. 4.1 und 4.4, 4.5 empfohlen, sind bei Frauen ebenso wirksam wie bei Männern. Epidemiologische Daten und klinische Studienergebnisse deuten jedoch darauf hin, dass Frauen zwar häufiger professionelle Hilfsangebote der Tabakentwöhnung nachfragen, jedoch in Bezug auf die Aufrechterhaltung der Tabakabstinenz nach einem Rauchstoppversuch weniger erfolgreich sind als Männer (Smith et al. 2016). Als Ursachen dafür werden Unterschiede in der Wahrnehmung von Entzugssymptomen (Weinberger et al. 2014) sowie Unterschiede im Hinblick auf die Compliance und die Wirksamkeit von Pharmakotherapeutika diskutiert (Smith et al. 2016). Daten einer Metaanalyse belegen für Frauen einen Behandlungsvorteil mit Vareniclin gegenüber Bupropion oder Nikotinpflaster, jedoch nicht für Männer (Smith et al. 2017). Auch scheinen Frauen bei der Behandlung mit Vareniclin gegenüber Placebo, im Hinblick auf kurzfristige Ergebnismaße der Tabakabstinenz erfolgreicher, verglichen mit Männern (McKee et al. 2016). Zu dem bereits 2012 publizierten Systematic Review (Torchalla et al. 2012) zu frauenspezifischen Aspekten des Tabakrauchens und zur Wirksamkeit geschlechtsspezifischer Komponenten der Tabakentwöhnung liegt keine Aktualisierung vor. In dieser Arbeit wurden Daten aus 39 klinischen Studien mit insgesamt N = 13.921 Teilnehmerinnen und dem Primäroutcome Tabakabstinenz erhoben. Als geschlechtsspezifische Interventionen wurden u. a. Gewichtskontrolle sowie die Bewältigung von Ängsten in Bezug auf Gewichtszunahme, Stimmungsmanagement und Abstimmung des Rauchstopps auf den Menstruationszyklus untersucht. Im Ergebnis waren die Behandlungsangebote mit geschlechtsspezifischen Komponenten vergleichbar effektiv wie unspezifische Programme, wobei Interventionen, in denen Aspekte wie Gewichtskontrolle und Angst vor Gewichtszunahme nach dem Rauchstopp thematisiert wurden, die höchste Effektivität erzielten. Aus einer weiteren Übersichtsarbeit für Frauen in der peri- und postmenopausalen Lebensphase geht hervor, dass diese von Beratungselementen, die auf Gewichtszunahme, Gewichtskontrolle und Stimmungsschwankungen ausgerichtet sind, ebenfalls profitieren (McVay und Copeland 2011). Das Risiko eines Rückfalls nach dem Rauchstopp ist deutlich geringer für Frauen, die begleitend zur Behandlung mit Nikotinersatzpräparaten ein intensiveres psychosoziales Beratungsangebot erhalten, gegenüber Frauen, die weniger intensiv behandelt werden (Hartmann-Boyce et al. 2018).

Schwangere (Hintergrundtext zu den Empfehlungen)
Hintergrundtext zu den Empfehlungen 4.6.5.1.2 „Spezielle Verfahren bei Schwangeren" und 4.6.5.1.3 „Digitale Interventionen"

Während keine Evidenz für einen Nutzen vorhanden ist, Schwangeren zur Erreichung des Rauchstopps Druckerzeugnisse (z. B. Selbsthilfemanuale und Informationsmaterial) anzubieten (Chamberlain et al. 2017), sollte ihnen die Nutzung qualitätsgesicherter digitaler Interventionen ergänzend empfohlen werden (Griffiths et al. 2018). In einem Review wurde die Effektivität computer- und text-basierter Interventionen (Short Message Service, SMS) untersucht. Anhand von Ergebnissen aus 12 Studien mit 2970 Teilnehmerinnen wurde gezeigt, dass Schwangere, die ein digitales Interventionsangebot erhalten, eine höhere Chance haben, den Rauchstopp umzusetzen, verglichen mit solchen ohne ein solches Angebot (OR = 1,44; 95 % KI: 1,04–2,00). Die digitale Interventionsdosis in den Studien reichte vom einmaligen Ansehen einer Videosequenz (Dauer: ca. 10,5 Minuten) bis hin zur Verabreichung einer SMS basierten Intervention über drei Monate. Die Datenlage lässt bislang keine Schlussfolgerungen dahingehend zu, inwieweit insbesondere rauchende Schwangere mit dem höchsten Bedarf, nämlich jene aus niedrigeren Sozialstatusgruppen, mit digitalen Interventionen erreicht werden können und von diesen profitieren.

Hintergrundtext zu den Empfehlungen 4.6.5.1.4 „Psychosoziale Interventionen" und 4.6.5.1.5 „Beratung, Feedback und Bonifikation"

Die Wirksamkeit psychotherapeutischer Verfahren und psychologischer Beratung (Kognitive Verhaltenstherapie, Psychoedukation, Motivationsstärkung) im Hinblick auf die Erreichung eines Rauchstopps bei Schwangeren gilt als belegt (Chamberlain et al. 2017).

In einem Review (88 Studien, N = 28.000) wurde gezeigt, dass psychosoziale Beratungsansätze grundsätzlich geeignet sind, die Rauchstopprate, insbesondere im dritten Trimenon der Schwangerschaft, signifikant zu erhöhen. Schwangere, die eine psychosoziale Beratung erhalten, haben eine um 44 % erhöhte Chance, einen Rauchstopp erfolgreich umzusetzen, verglichen mit solchen ohne ein solches Angebot. Die Teilnahme von Schwangeren an psychosozialen Beratungen verringert die Wahrscheinlichkeit für die Geburt eines Kindes mit geringem Geburtsgewicht um 17 %.Die Kinder haben ein signifikant höheres Geburtsgewicht verglichen mit den Kindern von rauchenden Frauen, die keine Intervention erhalten haben; auch reduzieren sich die Aufnahmen dieser Kinder auf die neonatalen Intensivstationen um 22 %. Evidenz von hoher Qualität zeigt die Wirksamkeit von Interventionsprogrammen, in deren Rahmen die Schwangere individuell durch Fachpersonal bei der Nikotinentwöhnung unterstützt oder mit Veränderungen objektiver Parameter (z. B. durch Messung der Cotinin-Levels) infolge des Rauchstopps konfrontiert wird. Generell ist es für die Wirksamkeit der Intervention unerheblich, ob diese auf dem Ansatz kognitiver Verhaltenstherapie beruht oder auf weniger umfangreichen psychosozialen Beratungsangeboten, in denen Risiken des Tabakrauchens in der Schwangerschaft thematisiert werden. Als ebenso wirksam gelten Beratungsansätze, die eine generelle Verbesserung der mütterlichen Gesundheit zum Ziel haben und in denen das Tabakrauchen als ein Thema unter mehreren angesprochen wird. Im Unterschied zur Allgemeinbevölkerung scheinen Gruppenprogramme zur Erreichung des Rauchstopps bei Schwangeren weniger gut akzeptiert (Chamberlain et al. 2017). Dies könnte zu der Schlussfolgerung führen, dass Einzelbehandlung die geeignetere Alternative darstellt. Ergebnisse einer Übersichtsarbeit, die den Erfolg von Gruppenprogrammen für Schwangere mit Risikogruppenbezug bewertet (z. B. niedriges Einkommen, Diabetes, Rauchen, Drogenkonsum) zeigen hingegen, dass rauchende Schwangere im Kontext der Gruppe mit einer höheren Wahrscheinlichkeit rauchfrei werden (Byerley und Haas 2017). Möglicherweise profitieren Schwangere in Abhängigkeit von ihrem Sozial- und Gesundheitsstatus unterschiedlich von Gruppenprogrammen.

Es besteht zunehmende Evidenz, dass Ansätze der Bonifizierung des Rauchstopps (z. B. Bargeld, Gutscheine) bei Schwangeren, in Kombination mit psychosozialen Beratungsangeboten (z. B. webbasiert, telefonisch oder persönlich) wirksam sind, eine Tabakrauchabstinenz im Verlauf der Schwangerschaft zu erreichen. Ein Cochrane Review zeigt anhand von 10 Studien (9 USA, 1 Vereinigtes Königreich) mit 2273 Teilnehmerinnen, dass die Chance einen Rauchstopp zu erreichen unter Schwangeren, die ein psychosoziales Angebot mit Bonifizierung erhalten ca. 2,4-mal so hoch ist, verglichen mit Schwangeren, denen keine Bonifizierung angeboten wird (Notley et al. 2019). Zu einer ähnlichen Einschätzung gelangen die Autorinnen und Autoren einer Metaanalyse (Wilson et al. 2018). In dieser Studie wird eine höhere Wirksamkeit von Ansätzen der Bonifizierung des Rauchstopps gegenüber psychotherapeutischen Verfahren belegt. Sowohl die Autorinnen und Autoren des Cochrane Reviews als auch die der Metaanalyse diskutieren ethische Aspekte der Bonifizierung für die Umsetzung eines Gesundheitsverhaltens sowie die generell gesehene Schwierigkeit der Umsetzung der Bonifizierung des Rauchstopps für Schwangere im Gesundheitssystem.

Hintergrundtext zur Empfehlung 4.6.5.1.6 „Pharmakotherapie"
Eine pharmakologische Unterstützung des Rauchstopps unterliegt in der Schwangerschaft besonders kritischer Prüfung auf Risiken für das Ungeborene. Die Datenlage ist begrenzt, überblickt in den letzten Jahren jedoch eine wachsende Anzahl an Sicherheitsstudien. In der Risikoabwägung zwischen dem Weiterrauchen mit einer Vielzahl anderer schädigender Stoffe im Tabakrauch haben sich aber Vorteile der Tabakabstinenz unter Zuhilfenahme einer Nikotinsubstitution gezeigt. Nikotinersatztherapie in der Schwangerschaft wird in den aktuellen Leitlinien des National Institute for Care and Excellence des Vereinigten Königreiches (NICE 2018) nach Ausschöpfung aller nicht-pharmakologischen Behandlungsoptionen, unter sorgfältigster Abwägung von Nutzen und Risiko sowie pränatalmedizinischer Überwachung empfohlen. Dieser Empfehlung schließt sich die Gruppe von Expertinnen und Experten dieser Leitlinie an, nachdem ein aktueller Cochrane Review (Claire et al. 2020) einen, wenn auch schwachen, Effekt der Behandlung mit Nikotinersatztherapie gezeigt hat. Dies bezieht sich auf die Erreichung von Tabakabstinenz sowie die Unbedenklichkeit dieser Behandlung in Bezug auf bedeutsame Ergebnismaße (z. B. Risiken für Fehl-, Früh- und Totgeburt, Neugeborenentod in den ersten 28 Lebenstagen, angeborene Fehlbildungen, Kaiserschnittrate und Geburtsgewicht des Kindes). Für

weitere pharmakologische Behandlungsoptionen wie Vareniclin und Bupropion liegen auch weiterhin keine ausreichenden Wirksamkeitsnachweise vor. In einer Metaanalyse mit begrenzter Fallzahl wurde die Anwendung von Bupropion und Vareniclin zum Erreichen der Zigarettenabstinenz in der Schwangerschaft untersucht. Die Autoren können aufgrund der bislang unzureichenden Evidenzlage keine eindeutige Aussage zur Sicherheit der Anwendung von Bupropion und Vareniclin in der Schwangerschaft formulieren. Ein aussagekräftiges Statement wird bislang nur zur Anwendung von Bupropion gemacht. Werden Schwangere diesem Medikament gegenüber exponiert, resultieren keine positiven oder negativen Effekte auf die kindliche Fehlbildungsrate, das Geburtsgewicht sowie die Schwangerschaftsdauer (Turner et al. 2019).

Anmerkung des Redaktionsteams: Den Kriterien der AMSTAR-II-Checkliste zufolge ist die Qualität der Arbeit von Turner et al. (2019) als niedrig („low") einzustufen.

4.6.5.4 Von der Evidenz zu den Empfehlungen (Frauen und Schwangere)

Empfehlung 4.6.5.1.1 „Beratung zur Gewichtskontrolle, Angst vor Gewichtszunahme und Stimmungsschwankungen"
Der Empfehlung liegen zwei systematische Reviews sowie ein Cochrane-Review zugrunde (Torchalla et al. 2012; McVay und Copeland 2011; Hartmann-Boyce et al. 2018).

Diese behandeln nicht spezifisch die Aspekte der Gewichtskontrolle, dieser Aspekt wird gleichwohl in den vorliegenden Reviews und der Metaanalyse erwähnt und der Gewichtsregulation sowie der psychosozialen Unterstützung eine Bedeutung bei der Aufrechterhaltung der Abstinenz beigemessen. Daraus wird eine „Sollte-Empfehlung" abgeleitet.

Empfehlung 4.6.5.1.2 „Spezielle Verfahren für Schwangere"
Zu dieser Fragestellung wurde keine systematische Recherche durchgeführt, daher wird eine KKP – Empfehlung formuliert.

Empfehlung 4.6.5.1.3 „Digitale Interventionen"
Zu den digitalen Interventionen liegt ein Review vor, das eine schwache Evidenz für eine Wirksamkeit für digitale Interventionen ergibt (Griffiths et al. 2018). Daher formuliert die Gruppe von Expertinnen und Experten eine Sollte-Empfehlung zum Einsatz digitaler Interventionen.

Empfehlung 4.6.5.1.4 „Psychosoziale Interventionen"
Die Wirksamkeit psychosozialer Interventionen wurde in einem umfassenden Review (Chamberlain et al. 2017) belegt. Dies ist für die Gruppe von Expertinnen und Experten Grundlage für eine Soll-Empfehlung.

Empfehlung 4.6.5.1.5 „Beratung, Feedback und Bonifikation"
Die wachsende Evidenz für eine Bonifikation des Rauchstopps laut dem Cochrane-Review von Notley et al. (2019) ist Grundlage für die Soll-Empfehlung.

Empfehlung 4.6.5.1.6 „Pharmakotherapie"
Der Einsatz der Pharmakotherapie wird in den aktuellen NICE-Leitlinien (2018) empfohlen. Auch ein aktuelles Cochrane-Review zeigt einen schwachen positiven Effekt (Claire et al. 2020). Dies ist angesichts der potenziellen Risiken Grundlage für eine Kann-Empfehlung.

4.7 Somatische Komorbidität

Stefan Andreas, Kay Uwe Petersen, Helmut Gohlke, Timo Krüger, Tim Neumann und Stephan Mühlig

(Autoren vorige Leitlinienversion: Stefan Andreas, Helmut Gohlke, Tim Neumann, Kay Uwe Petersen)

4.7.1 Einleitung

Tabakrauch verursacht und verschlechtert eine Vielzahl von Erkrankungen wie Asthma, chronisch obstruktive Lungenerkrankung (COPD), arteriellen Hypertonus, Diabetes mellitus, Herzinfarkt, arterielle Verschlusserkrankung (AVK), Malignome (Lunge, Brust, Magen...), Erkältung, Lungenentzündung u. v. a. Diese Erkrankungen sind überwiegend chronischer Natur, manifestieren sich im weiteren Verlauf akut und mit zunehmender Schwere. Es besteht ein Zusammenhang zwischen der Dauer und der Intensität des Rauchens und dem Risiko für das Auftreten der tabak-induzierten Erkrankungen (Doll et al. 2004; Pirie et al. 2013), die in erheblichem Umfang zum Tode führen: Rauchen ist der wichtigste ursächliche Faktor für vermeidbare Todesfälle und Verlust an lebenswerten [adjustierten (disability adjusted)] Lebensjahren in Deutschland (Mons und Kahnert 2019). Aus der British Doctors Studie lässt sich berechnen, dass eine einzelne Zigarette das Leben um 28 min verkürzt (Gohlke und Yusuf 2007). In Deutschland sind zwischen 17,4 % (Baden-Württemberg) und 22,6 % (Berlin) der Todesfälle bei Männern und zwischen 4,4 % (Sachsen) und 10,9 % (Berlin) der Todesfälle bei Frauen auf den Tabakkonsum zurückzuführen (Mons und Kahnert 2019). In einer prospektiven Erhebung an etwa 200.000 US-Amerikanern verloren Raucher mindestens eine Dekade an Lebenserwartung (Jha et al. 2013). Beendigung des Rauchens vor dem Alter von 40 Jahren reduzierte das Risiko zu Sterben um 90 % (Jha et al. 2013).

Ärztinnen und Ärzte und andere Akteure im Gesundheitssystem sehen regelmäßig Patientinnen und Patienten mit tabakassoziierten Erkrankungen. Neben der krankheitsspezifischen Aufklärung über die genannten Gefahren des Tabakrauchens ist es ihre Aufgabe, eine professionelle Tabakberatung und -entwöhnung anzubieten und auf den Beginn einer Tabakentwöhnung hinzuwirken (Andreas et al. 2014).

4.7.2 Klinische Fragestellungen

Mit Blick auf chronisch kranke Personen soll untersucht werden, welche Effektivität Verfahren der Tabakentwöhnung in Bezug auf eine langfristige Abstinenz im Vergleich zu Kontrollbedingungen haben. Welchen Einfluss hat die Tabakentwöhnung auf die somatische Erkrankung? Die Fragestellungen werden nach den im klinischen Alltag vorherrschenden Setting-Ansätzen und nach einzelnen Erkrankungen unterteilt.

4.7.3 Schlüsselempfehlungen

	Empfehlungen Statements	Empfehlungsgrad
4.7.3.1	**Erfassung des Tabakkonsums** Bei Patientinnen und Patienten mit einer körperlichen Erkrankung soll der Tabakkonsum erfasst werden. Empfehlungsgrad: A LoE: 1a Literatur: Fiore et al. (2008) Gesamtabstimmung (ohne IK): 30.06.2020: 100 % (34/34)	A
4.7.3.2	**Tabakentwöhnung bei Krankenhausaufenthalt** Rauchenden Patientinnen und Patienten, die wegen einer Tabak-assoziierten Erkrankung im Krankenhaus sind, soll eine Rauchstoppempfehlung gegeben und eine Tabakentwöhnung angeboten bzw. vermittelt werden. Die Tabakentwöhnung soll im Krankenhaus beginnen und unterstützenden Kontakt über mindestens einen Monat beinhalten. Empfehlungsgrad: A LoE: 1a Literatur: Eisenberg et al. (2010), Huttunen-Lenz et al. (2010), Mills et al. (2011), Rigotti et al. (2012), Wiggers et al. (2006) Gesamtabstimmung (ohne IK): 30.06.2020: 100 % (33/33)	A
4.7.3.3	**Tabakentwöhnung bei geplanter Operation** Rauchenden Patientinnen und Patienten, bei denen eine Operation geplant wird, soll eine Tabakentwöhnung mit psychosozialer und medikamentöser Unterstützung angeboten werden. Empfehlungsgrad: A LoE: 1a Literatur: Berlin et al. (2016), Prestwich et al. (2017) Gesamtabstimmung (ohne IK): 30.06.2020: 100 % (28/28)	A

	Empfehlungen Statements	Empfehlungsgrad
4.7.3.4	**Tabakentwöhnung bei COPD** Rauchenden Patientinnen und Patienten mit COPD soll eine Tabakentwöhnung mit psychosozialer und medikamentöser Unterstützung angeboten werden. Empfehlungsgrad: A LoE: 1a Literatur: van Eerd et al. (2016) Gesamtabstimmung (ohne IK): 30.06.2020: 100 % (27/27)	A
4.7.3.5	**Tabakentwöhnung bei kardiovaskulären Erkrankungen** Patientinnen und Patienten mit kardiovaskulären Erkrankungen soll eine Tabakentwöhnung mit psychosozialer und medikamentöser Unterstützung angeboten werden. Empfehlungsgrad: A LoE: 1a Literatur: Barth et al. (2015), Knuuti et al. (2020), Rahman et al. (2016), Suissa et al. (2017). Gesamtabstimmung (ohne IK): 30.06.2020: 100 % (28/28)	A
4.7.3.6	**Tabakentwöhnung bei Lungenkarzinom** Rauchenden Patientinnen und Patienten mit Lungenkarzinom soll eine Tabakentwöhnung mit psychosozialer und medikamentöser Unterstützung angeboten werden. Empfehlungsgrad: A LoE: 1a Literatur: Jiménez-Ruiz et al. (2015), National Institute for Health and Care Excellence (NICE) (2018), Vogelmeier et al. (2018), Zeng et al. (2019) Gesamtabstimmung (ohne IK): 30.06.2020: 100 % (27/27)	A
4.7.3.7	**Tabakentwöhnung bei Kopf-Hals-Tumoren** Rauchenden Patientinnen und Patienten mit Kopf-Hals-Tumoren soll eine Tabakentwöhnung mit psychosozialer und medikamentöser Unterstützung angeboten werden. Empfehlungsgrad: A LoE: 1a Literatur: Klemp et al. (2016) Gesamtabstimmung (ohne IK): 30.06.2020: 100 % (27/27)	A
4.7.3.8	**Tabakentwöhnung bei Screening auf Lungenkarzinom** Rauchenden Patientinnen und Patienten, die sich einem Screening auf Lungenkarzinom unterziehen, soll eine Tabakentwöhnung mit psychosozialer und medikamentöser Unterstützung angeboten werden. Empfehlungsgrad: A LoE: 1a Literatur: Cadham et al. (2019), Fucito et al. (2016), Jiménez-Ruiz et al. (2015), Piñeiro et al. (2016) Gesamtabstimmung (ohne IK): 30.06.2020: 100 % (27/27)	A

	Empfehlungen Statements	Empfehlungsgrad
4.7.3.9	**Tabakentwöhnung bei tabakassoziierten Erkrankungen** Rauchenden Patientinnen und Patienten mit sonstigen tabakassoziierten Erkrankungen, soll eine Tabakentwöhnung mit psychosozialer und medikamentöser Unterstützung angeboten werden. Empfehlungsgrad: A LoE: 1a Literatur: Fiore et al. (2008), U.S. Department of Health and Human Services (2014b) Gesamtabstimmung (ohne IK): 30.06.2020: 100 % (27/27)	A
4.7.3.10	**Passive Tabakrauchexposition** Passive Tabakrauchexposition soll vermieden werden. Empfehlungsgrad: A LoE: 1a Literatur: Deutsche Krebsgesellschaft (2018), Frazer et al. (2016), World Health Organization (2019) Gesamtabstimmung (ohne IK): 30.06.2020: 100 % (32/32)	A

4.7.4 Hintergrund der Evidenz

Die meiste Erfahrung zur Tabakentwöhnung bei tabakassoziierten Erkrankungen gibt es verständlicherweise für Erkrankungen, die zum weit überwiegenden Anteil durch Tabakrauchen verursacht wird. Dies gilt insbesondere für die COPD, die zu etwa 90 % durch die Inhalation von Tabakrauch verursacht wird. In der Nachbeobachtungsstudie über 50 Jahre an britischen Ärzten, die rauchten, konnte gezeigt werden, dass eine Beendigung des Rauchens die Lungenfunktion bessert und Symptome sowie die Sterblichkeit reduziert (Doll et al. 2004). Entsprechende Zusammenhänge bestehen auch für die kardiovaskulären Erkrankungen, insbesondere die koronare Herzerkrankung.

In der „Million women Study" hatten Frauen, die im Alter von 25–34 Jahren das Rauchen aufgegeben hatten, ein relatives Sterbe-Risiko von 1,05 (95 % KI: 1,00–1,11), diejenigen, die im Alter von 35–44 Jahren das Rauchen aufgegeben hatten, ein solches von 1,20 (95 % KI: 1,14–1,26); im Verhältnis zu Nie-Raucherinnen war dieses Risiko zwar gering erhöht, entsprach jedoch nur 3 % bzw. 10 % des Risikos der Frauen, die weitergeraucht hatten (Pirie et al. 2013).

Für die COPD konnte in verschiedenen randomisierten, kontrollierten Interventionsstudien gezeigt werden, dass die Tabakentwöhnung auch nach dem „Intention to treat" Ansatz (d. h. selbst unter Berücksichtigung der erfolglos entwöhnten Patienten) Lungenfunktion, Symptomatik und Mortalität verbessert. Zu diesem Thema gibt es u. a. eine Cochrane Metaanalyse von 2016, die aus 16 methodisch hochwertigen Studien schließt, dass eine multimodale Tabakentwöhnung bei Patientinnen und Patienten mit COPD effektiv ist und die Wahrscheinlichkeit der Entwöhnung mindestens verdoppelt.

Tab. 4.2 Tabakassoziierte Erkrankungen (Andreas et al. 2014; National Center for Chronic Diseases et al. 2014)

Karzinome	*Lungenerkrankungen*	*Kardiovaskuläre Erkrankungen*
Lunge	COPD	Arteriosklerose
Mundhöhle	Asthma	Koronare
Nasennebenhöhlen	Infekte der Atemwege	Herzerkrankung
Larynx	Pneumonien	Zerebrovaskuläre
Pharynx	Lungenkarzinom	Erkrankung
Ösophagus	Interstitielle	Aortenaneurysma
Pankreas	Lungenerkrankungen	Arterielle
Blase		Verschlusserkrankung
Niere		
Magen		
Cervix Uteri		
Leukämie		

Andere Erkrankungen
Magengeschwüre, Duodenalgeschwür, Morbus Crohn, Katarakt, Parodontitis, Verminderte Fertilität, Oberschenkelfraktur, Osteoporose, Vermehrte postoperative Komplikationen, Eingeschränkter Gesundheitsstatus

Patientinnen und Patienten mit respiratorischen Erkrankungen sind häufiger depressiv. Laut einer Metaanalyse reduziert das Vorliegen einer Depression bei Patientinnen und Patienten mit respiratorischen Erkrankungen die Wahrscheinlichkeit für eine Tabakentwöhnung (Ho et al. 2009).

Außerdem wirkt die inhalative Therapie bei Raucherinnen und Rauchern schlechter als bei Nichtrauchern (Bhatt et al. 2018). Weiter treten Infekte bei Raucherinnen und Rauchern häufiger auf (Herr et al. 2009).

4.7.5 Darstellung der Evidenz

Hintergrundtext zur Empfehlung 4.7.3.2 „Tabakentwöhnung bei Krankenhausaufenthalt"

Aufgrund der Schwere der meisten tabakassoziierten Erkrankungen werden diese Patientinnen und Patienten häufig stationär behandelt. Das stationäre Setting erlaubt einen intensiven Kontakt und kann den Vorteil des „Teachable Moments" nutzen. „Teachable Moment" umschreibt, dass Patientinnen und Patienten, die eine akute Komplikation einer tabakassoziierten Erkrankung wie z. B. einen Herzinfarkt erleiden, direkt nach dem Ereignis motiviert sind, den Tabakkonsum zu beenden. Allerdings ist der stationäre Aufenthalt meist auf wenige Tage begrenzt. Daher ist es verständlich, dass in einer Cochrane Metaanalyse die stationäre Tabakentwöhnung nur wirksam ist, wenn eine poststationäre Betreuung organisiert wird (Rigotti et al. 2012). Die wesentlichen Ergebnisse der Cochrane Metaanalyse sind: Eine Tabakentwöhnung, die im Krankenhaus beginnt und supportiven Kontakt über mindestens einen Monat beinhaltet, erhöhte die Erfolgsraten nach 6 bis 12

Monaten signifikant (RR = 1,37; 25 Studien). Die Autoren nennen dies eine Intervention mit Level 4 Intensität. Level 1–3 Interventionen (kein supportiver Kontakt oder supportiver Kontakt < 1 Monat) waren ohne signifikanten Effekt. Das Gespräch im Krankenhaus wurde überwiegend (48 von 50 Behandlungsarmen) durch nichtärztliches Personal geführt. In 12 Studien waren auch Ärztinnen und Ärzte involviert. Supportiver oder unterstützender Kontakt wurde in 29 Studien mittels Telefon und in einigen Studien über Briefe, E-Mail oder Internet realisiert. In den Studien wurden Patientinnen und Patienten mit kardiovaskulären, respiratorischen und malignen Erkrankungen untersucht. Die Ergebnisse waren vergleichbar. Für die größte Gruppe (Patientinnen und Patienten mit kardiovaskulären Erkrankungen) wurde ein RR von 1,42 beschrieben. Eine Studie mit Tabakentwöhnung mit supportivem Kontakt und pharmakologischer Begleitung bei Patientinnen und Patienten mit kardiovaskulären Erkrankungen zeigte sogar eine signifikante Reduktion der Mortalität und der Hospitalisationen in der Zwei-Jahres-Nachbeobachtung. In einem Kollektiv mit verschiedenen Erkrankungen erhöhten sich die Erfolgsraten mit Nikotinersatztherapie zusätzlich zu einer intensiven Beratung im Vergleich zur alleinigen intensiven Beratung signifikant (RR = 1,54; 6 Studien). Etwas bessere Ergebnisse wurden für Rehabilitations-Kliniken gefunden (RR = 1,71; 3 Studien).

Der Cochrane Review von 2012 ist bisher nicht aktualisiert worden. Es sind seither allerdings nur Studien publiziert worden, die die Ergebnisse der Metaanalyse prinzipiell bestätigen.

Hintergrundtext zur Empfehlung 4.7.3.3 „Tabakentwöhnung bei geplanter Operation"

Eine geplante Operation kann ein motivationssteigerndes Ereignis für die Tabakentwöhnung sein. Rauchenden Patientinnen und Patienten, bei denen eine Operation geplant wird, sollte eine Unterstützung zum Rauchstopp möglichst in Form einer individuellen verhaltenstherapeutisch orientierten Intervention oder wenigstens einer Kurzintervention, ggfls. mit Nikotinersatztherapie unter Hinweis auf die guten Erfolgsaussichten und die Reduktion von peri- und postoperativen Komplikationsrisiken angeboten werden. Das Risiko postoperative Komplikationen zu erleiden, ist bei Raucherinnen und Rauchern erhöht. Eine bevorstehende Operation ist ein guter Zeitpunkt für einen Rauchstopp. In einer Cochrane-Analyse aus dem Jahr 2014 wurde der Effekt von Tabakentwöhnungsinterventionen auf das Rauchverhalten zum Operationszeitpunkt und 12 Monate postoperativ sowie auf die postoperative Komplikationsrate untersucht (Thomsen et al. 2014). Acht Untersuchungen mit 1156 Patientinnen und Patienten wurden eingeschlossen: es wurden sechs Kurzinterventionsprogramme und zwei intensivere Programme mit mehreren Sitzungen berücksichtigt. Sieben Programme boten Nikotinersatz an. Fünf von sieben Untersuchungen zeigten einen signifikanten Effekt auf den Rauchstopp zum OP-Zeitpunkt, die gepoolte Risikoreduktion (RR) betrug 10,8 (95 % KI: 4,6–25,5) für die beiden intensiveren Programme und 1,4 (95 % KI: 1,2–1,6) für die fünf Kurzinterventionprogramme. Nach 12 Monaten betrug die RR 1,6 (95 % KI: 1,1–2,3; 4 Studien); der Effekt war hauptsächlich auf die beiden Untersuchungen mit den intensiven Programmen zurückzuführen.

Hier betrug die RR 2,96 (95 % KI: 1,57–5,55). Der Effekt von Tabakentwöhnungsinterventionen auf die postoperativen Komplikationen wurden in fünf Studien untersucht, es fand sich eine gepoolte RR Reduktion: 0,70 (95 % KI: 0,56–0,88) für Komplikationen im Allgemeinen und 0,70 (95 % KI: 0,51–0,95) für Wundkomplikationen. Der Effekt war ausgeprägter bei den intensiveren Interventionen (RR = 0,42; 95 % KI: 0,27–0,65 für Komplikationen und RR = 0,31; 95 % KI: 0,16–0,62 für Wundkomplikationen). Für die Kurzinterventionen war der Effekt nicht statistisch signifikant. Zwei weitere Metaanalysen mit zusätzlichen Studien zum Thema wurden nach der Cochrane Metaanalyse publiziert. Die präoperative Intervention führt zu einer mittelfristigen (12 Monate nach der Intervention) Reduktion des Tabakkonsums zwischen 48 % und 56 % (Berlin et al. 2016). Eine weitere Metaanalyse kommt anhand von 2992 Patienten in 19 Studien zu dem Schluss, dass die Raucherraten vor der Operation durch eine präoperative Tabakentwöhnung halbiert werden können. Längere Interventionen und persönliche („face to face") Interaktionen waren erfolgreicher als Computer- oder Internet-basierte Interventionen (Prestwich et al. 2017).

Hintergrundtext zur Empfehlung 4.7.3.4 „Tabakentwöhnung bei Chronisch-obstruktiver Lungenerkrankung (COPD)"
Gut untersucht ist aufgrund der Häufigkeit und des sehr engen Zusammenhanges mit dem Tabakkonsum die Tabakentwöhnung bei COPD. Aufgrund der bei noch rauchenden Patientinnen und Patienten mit COPD regelmäßig zu beobachtenden starken Tabakabhängigkeit, ist eine Tabakentwöhnung mit psychosozialer sowie pharmakologischer Intervention etabliert (Andreas et al. 2014; van Eerd et al. 2016).

Die mit Abstand größte Studie zur Tabakentwöhnung bei COPD war die Lung Health Study. Patienten mit COPD wurden mittels eines intensiven Entwöhnungsprogramms sowie Nikotinersatztherapie behandelt. Das Alter der Patientinnen und Patienten betrug durchschnittlich 48 Jahre. Es bestand ein Tabakkonsum von 40 Pack-Years. Die 12-Monats-Erfolgsrate betrug 34 % versus 9 %. In einer Nachbeobachtung über 14 Jahre zeigte die konservative Intention-to-treat-Analyse einen Überlebensvorteil für Patientinnen und Patienten in der Interventionsgruppe, obwohl die kontinuierliche Abstinenz während der ersten fünf Jahre nur 21,7 % (versus 5,4 % in der Kontrollgruppe) betrug (Anthonisen et al. 2005). Die 14-Jahres-Mortalität war in der Kontrollgruppe höher als in der Tabakentwöhnungsgruppe (hazard ratio = 1,18; 95 % KI: 1,02–1,37). Der Mortalitätsbenefit war bei den Patientinnen und Patienten, die den Tabakkonsum tatsächlich beendeten, am ausgeprägtesten (6 versus 11 pro 1000 Personen-Jahren) (Anthonisen et al. 2005).

In einer Netzwerk-Metaanalyse von Strassmann et al. aus dem Jahr 2009 mit 7372 COPD-Patientinnen und Patienten verschiedenen Schweregrades aus 6 Studien hatte die psychosoziale Intervention in Kombination mit Nikotinersatztherapie den größten Effekt auf die 12 Monats-Abstinenzrate im Vergleich zur Kontrollgruppe (OR = 5,08, p < 0,0001).

Eine Cochrane Metaanalyse von 2016 schloss 16 Studien mit 13.123 Patientinnen und Patienten (zwei davon mit hoher Qualität) ein (van Eerd et al. 2016). Die Autoren fanden Evidenz von hoher Qualität für die Effektivität einer Pharmakotherapie plus intensiver

Beratung (behavioural treatment) verglichen mit Placebo plus intensiver Beratung (RR = 2,53; 95 % KI: 1,83–3,50). Für eine pharmakologische Unterstützung mit Vareniclin (RR = 3,3), NET sublingual (RR = 2,6) und Bupropion (RR = 2,0) fanden sich signifikante Effekte. Weiter besteht Evidenz, dass eine intensive Beratung im Vergleich zu einer Standard Behandlung die Abstinenzraten erhöht.

Hintergrundtext zur Empfehlung 4.7.3.5 „Tabakentwöhnung bei kardiovaskulären Erkrankungen"
Bei Patienten mit Koronarer Herzerkrankung gibt es eine große Zahl von Beobachtungsstudien, die zeigen, dass die Häufigkeit von Herzinfarkten und die Sterblichkeit nach Beendigung des Tabakkonsums abnehmen. Eine Metaanalyse nennt eine Reduktion der Mortalität um 36 % (Critchley und Capewell 2003). Eine erste prospektive randomisierte, kontrollierte Studie mit intensivierter Beratung zur Tabakentwöhnung im Vergleich zu „usual care" bei Patienten mit akutem Koronarsyndrom mit wiederholten Beratungen über mehr als drei Monate nach Krankenhausentlassung ergab eine reduzierte Mortalität nach 23 Monaten, die sich bereits nach 12 Monaten abzeichnete; ebenfalls wurden erneute Krankenhausaufnahmen signifikant reduziert (Mohiuddin et al. 2007). Zusätzlich gibt es gute Untersuchungen, die zeigen, dass die Tabakentwöhnung mit Nikotinersatztherapie (Joseph et al. 1996) und Vareniclin (Cahill et al. 2016) bei kardiovaskulären Erkrankungen sicher und effektiv ist.

Die positiven Effekte des Rauchstopps führen bereits nach kurzer Zeit zu einer Reduzierung kardiovaskulärer Ereignisse. Weiter besteht eine nichtlineare Dosis-Wirkungsbeziehung, so dass bereits ein geringer Tabakkonsum mit einem stark erhöhten kardiovaskulären Risiko einhergeht (Raupach et al. 2006). Gute Anhaltspunkte zum positiven Einfluss der Tabakentwöhnung auf Morbidität und Mortalität lassen sich auch aus epidemiologischen Studien zu Nichtraucherschutz-Gesetzen ziehen: Die Häufigkeit von Krankenhausaufnahmen für Angina pectoris und akuten Herzinfarkt hatte nach Einführung eines Nichtraucherschutz-Gesetzgebung in Deutschland signifikant und klinisch relevant (> 10 %) abgenommen (Sargent et al. 2012). Frühere Metaanalysen hatten bereits ähnliche Befunde außerhalb Deutschlands erhoben (Lighwood und Glantz 2009; Meyers et al. 2009). Die Tabakentwöhnung wird daher in verschiedenen aktuellen Leitlinien zur Behandlung der koronaren Herzerkrankung und des akuten Herzinfarkts stark empfohlen (Fihn et al. 2012; Knuuti et al. 2020; The Joint Task Force 2012; O'Gara et al. 2013; Smith Jr et al. 2011).

Zur Pharmakotherapie bei kardiovaskulären oder metabolischen Erkrankungen gibt es allerdings keine belastbaren klinischen Studien.

Hintergrundtext zur Empfehlung 4.7.3.6 „Tabakentwöhnung bei Lungenkarzinom"
Eine Cochrane Metaanalyse von 2019 konnte keine randomisierten kontrollierten Studien finden (Zeng et al. 2019). Es gibt allerdings schlecht kontrollierte Studien, die einen Effekt der Tabakentwöhnung bei Patientinnen und Patienten mit neu diagnostiziertem Lungenkarzinom zeigen. Die Cochrane Metaanalyse hält fest, dass Patientinnen und Patienten mit

Lungenkarzinom eine Tabakentwöhnung angeboten werden sollte („should"). Starke Empfehlungen werden in nationalen und internationalen Leitlinien zur Behandlung des Lungenkarzinoms ausgesprochen (Deutsche Krebsforschungsgesellschaft 2018).

In einer 2018 publizierten randomisierten, kontrollierten Studie an 528 rauchenden Patientinnen und Patienten mit verschiedenen Malignomen (davon ca. 13 % mit Lungenkarzinom) war die Tabakentwöhnung effektiv (OR = 1,4). In einer Vielzahl von nicht randomisierten Untersuchungen führte die Beendigung des Tabakrauchen bei Patientinnen und Patienten mit Lungenkarzinom zu einer reduzierten Mortalität (Tsao et al. 2016), zu einer besseren Lebensqualität (Garces et al. 2004) und einem besseren Performance Status (Baser et al. 2006; Jiménez-Ruiz et al. 2015).

Hintergrundtext zur Empfehlung 4.7.3.7 „Tabakentwöhnung bei Kopf-Hals-Tumoren"
In einer Metaanalyse wurden sechs Studien mit 946 Patientinnen und Patienten ausgewertet. Eine erfolgreiche Tabakentwöhnung gelang häufiger in der Interventionsgruppe als in der Kontroll-Gruppe (Klemp et al. 2016). Das relative Risiko (RR) lag bei 0,76 (95 % KI: 0,59–0,97). Die Heterogenität war gering. Besonders wirksam war eine Kombination aus Gesprächen und Pharmakotherapie. Effekte auf Morbidität und Mortalität wurden in diesem Kollektiv prospektiv nicht untersucht, sind jedoch aufgrund von Erfahrungen bei anderen Erkrankungen plausibel.

Hintergrundtext zur Empfehlung 4.7.3.8 „Tabakentwöhnung bei Screening auf Lungenkarzinom"
In den USA, in Europa und bald auch in Deutschland werden Programme zum Screening auf Lungenkarzinom mittels Niedrig-Dosis-CT durchgeführt. Diese Programme reduzieren sowohl die Lungenkarzinom-spezifische als auch die Gesamtsterblichkeit. Eine Metaanalyse hat den Stellenwert der Tabakentwöhnung in diesem Setting untersucht (Piñeiro et al. 2016). Drei randomisierte und drei einarmige Studien wurden eingeschlossen. Die Autoren folgern, dass Lungenkarzinom Screening einen „Teachable Moment" darstellt und die Tabakentwöhnung erfolgreich in solche Programme integriert werden können. Eine aktuelle Metaanalyse, die Studien mit Personen eingeschlossen hat, die den Personen in den Screening-Programmen ähneln, unterstützt diese Befunde (Cadham et al. 2019). Persönliche Beratung (OR = 1,3; 95 % KI: 1,1–1,5) und Pharmakotherapie (OR = 1,5; 95 % KI: 1,2–1,8) waren nach 12 Monaten effektiv. Telefon- und Web-basierte Interventionen waren weniger effektiv.

Eine retrospektive Analyse des National Lung Screening Trials zeigte, dass das Beenden des Rauchens die Gesamtsterblichkeit bei den eingeschlossenen Patientinnen und Patienten um 20 % reduziert (Tanner et al. 2016). Günstig ist auch, dass die Rundherde nach Tabakentwöhnung in einem Screening Programm kleiner werden (Maci et al. 2014). Leitlinien und in Deutschland ein aktuelles Positionspapier zum Lungenkarzinom Screening empfehlen daher die multimodale Tabakentwöhnung in diesem Setting (Fucito et al. 2016; Herth et al. 2019).

Hintergrundtext zur Empfehlung 4.7.3.9 „Tabakentwöhnung bei tabakassoziierten Erkrankungen"

Tabakrauchen verursacht über die oben dargestellten Mechanismen eine Vielzahl von Erkrankungen (Tab. 4.2). Anders als bei den häufigen, oben abgehandelten Erkrankungen, gibt es bei der Vielzahl von selteneren oder weniger gut untersuchten Erkrankungen keine so belastbaren Studien zur Tabakentwöhnung in dem jeweiligen spezifischen Kollektiv. Daher kann nicht auf kontrollierte Studien zurückgegriffen werden, die die Tabakentwöhnung bei diesen einzelnen Erkrankungen gezielt untersuchen.

Z.B. sind rauchende Patientinnen und Patienten mit Diabetes mellitus besonders von kardiovaskulären Komplikationen betroffen. In einer Metaanalyse aus Beobachtungsstudien hat die Beendigung des Tabakkonsums bei Patientinnen und Patienten mit Diabetes die Gesamtsterblichkeit und kardiovaskuläre Komplikationen signifikant vermindert (Pan et al. 2015).

Fast alle Karzinome sind zumindest z. T. tabakassoziiert. Besonders deutlich ist dies beim Lungenkarzinom, welches in Deutschland die führende Krebs-Todesursache darstellt. Eine Vielzahl von Beobachtungsstudien hat gezeigt, dass die Beendigung des Tabakkonsums die Lebensqualität und Sterblichkeit bei Lungenkarzinom klinisch relevant vermindert (Andreas et al. 2013; Deutsche Krebsgesellschaft 2018). Unerwünschte Wirkungen der Tabakentwöhnung wurden nicht berichtet, in einer retrospektiven Untersuchung nahm die Lebensqualität nach Rauchstopp zu (Andreas et al. 2013). Die Deutsche Gesellschaft für Pneumologie und Beatmungsmedizin (DGP) hat zusammen mit anderen Fachgesellschaften eine S3-Leitlinie zur Diagnostik und Therapie des Lungenkarzinoms publiziert (Deutsche Krebsgesellschaft 2018). In dieser Leitlinie wird festgehalten: „Patienten mit Lungenkarzinom, die noch rauchen, sollten dazu motiviert werden, den Tabakkonsum zu beenden. Ihnen sollte eine qualifizierte Tabakentwöhnung angeboten werden (Empfehlungsgrad A)". Auch wenn es für andere Tumorentitäten weniger Studien gibt, ist ein analoges Vorgehen sinnvoll. Ein Statement der American Society of Clinical Oncology gibt einen exzellenten Überblick, ohne jedoch die Methodik der Metaanalyse anzuwenden (Hanna et al. 2013).

Für die vielen anderen genannten tabakassoziierten Erkrankungen gibt es kaum kontrollierte prospektive Studien zu den Effekten der Tabakentwöhnung. Trotzdem lassen sich für diese im ärztlichen Alltag bedeutsamen Erkrankungen Empfehlungen formulieren. Der positive Einfluss der Tabakentwöhnung auf Morbidität und Mortalität bei tabakassoziierten Erkrankungen lässt sich zuverlässig ableiten, da für die genannten Erkrankungen ein epidemiologisch nachgewiesener und pathophysiologisch plausibler Zusammenhang zwischen Tabakkonsum und der jeweiligen Erkrankung besteht. In methodisch hochwertigen Reviews wird für die genannten tabakassoziierten Erkrankungen ein gesicherter Zusammenhang mit dem Tabakrauchen dargelegt (Aspect Consortium 2004; National Center for Chronic Disease 2014). Bei eindeutigen Ergebnissen und ohne wesentliche neue Erkenntnisse hat 2020 der letzte Surgeon General Report zu diesem Thema Stellung genommen (U.S. Department of Health and Human Services 2014a). Weitere Reports haben z. B. die E-Zigarette zum Thema. Weiter wird folgende Empfehlung berücksichtigt: „Die Kombination von Beratung und Medikation ist effektiver als lediglich Beratung oder Medikation allein. Daher sollte, wenn immer möglich und zweckmäßig, sowohl Beratung als auch eine Medikation den Patientinnen und Patienten angeboten werden, die versuchen den Tabakrauch zu beenden (A)" (Fiore et al. 2008).

Hintergrundtext zur Empfehlung 4.7.3.10 „Passive Tabakexposition"
Passivrauchen verursacht und verschlechtert eine Vielzahl vom kardiovaskulären, metabolischen und onkologischen Erkrankungen (Deutsche Krebsgesellschaft 2018; WHO 2019). Bereits eine kurzfristige Passivrauchexposition kann ein fatales kardiovaskuläres Ereignis auslösen (Raupach et al. 2006).

Entsprechend konnte eine Cochrane Metaanalyse von 2016 eindeutig zeigen, dass ein wirksamer Nichtraucherschutz insbesondere kardiovaskuläre Erkrankungen und deren Sterblichkeit reduziert (Frazer et al. 2016). Effekte auf respiratorische und perinatale Erkrankungen waren weniger stark ausgeprägt. Diese und eine Vielzahl weiterer Studien sowie Empfehlungen bilden die wissenschaftliche Grundlage der erfolgreichen Nichtraucherschutzpolitik. Hier belegt allerdings Deutschland augenblicklich im europäischem Vergleich den letzten Platz (Joossens et al. 2020).

4.7.6 Von der Evidenz zu den Empfehlungen

Empfehlung 4.7.3.1 „Erfassung des Tabakkonsums"
Diese Empfehlung wurde in Analogie zu Empfehlung 4.8.3.1. aufgestellt. Weiter ergibt sich diese Empfehlung zwingend daraus, dass Tabakkonsum den Verlauf vieler körperlicher Erkrankungen beeinflusst und daher in den Empfehlungen 4.7.6.2–4.7.6.6 jeweils eine Tabakentwöhnung empfohlen wird. Wenn der Tabakkonsum nicht erfragt (diagnostiziert) wird, kann er nicht behandelt werden. Die Quellleitlinie von (Fiore et al. 2008) deckt diese Aussage mit dem genannten Evidenzlevel und Empfehlungsgrad.

Empfehlung 4.7.3.2 „Tabakentwöhnung bei Krankenhausaufenthalt"
Eine Cochrane Metaanalyse von 2012 zeigt die Effektivität dieser Intervention (Rigotti et al. 2012). Eine Aktualisierung dieser Metaanalyse hat bisher nicht stattgefunden. Belastbare Studien, die die Aussage widerlegen, sind nicht publiziert worden. Endpunkt der in der Metaanalyse von 2012 berücksichtigten Studien ist der Erfolg der Tabakentwöhnung nach mindestens 6 und in der überwiegenden Zahl der Studien nach 12 Monaten. Dieser Endpunkt ist anderen Endpunkten wie z. B. Mortalität unterlegen. Allerdings ist zu bedenken, dass für diese Fragestellung insbesondere aus ethischen Gründen kontrollierte Studien mit „harten" Endpunkten nicht durchgeführt werden können. Bei fehlenden Hinweisen auf relevante unerwünschte Wirkungen und klarer epidemiologischer Datenlage zu den positiven Effekten der Beendigung des Tabakkonsums ist die Stärke der Empfehlung A. Die Implementierung soll auf Grundlage des OPS 9-501 Tabakentwöhnung (https://www.icd-code.de/ops/code/9-501.html) im DRG Fallpauschalensystem durchgeführt

werden. Dieser soll künftig die Kostenübernahme ermöglichen, wenn Tabakentwöhnung in einem standardisierten Verfahren während eines stationären Aufenthaltes begonnen wird und Patientinnen und Patienten weiter in ambulante Strukturen betreut werden.

Empfehlung 4.7.3.3 „Tabakentwöhnung bei geplanter Operation"
In der initialen Leitlinien-Version von 2014 wurde eine B-Empfehlung ausgesprochen, da die Implementierung der Tabakentwöhnungsinterventionen in der Versorgung operativer Patienten noch nicht ausreichend gesichert war. Mittlerweile sind zwei Metaanalysen publiziert worden. Die präoperative Intervention führt langfristig zu einer signifikanten Reduktion des Tabakkonsums (Berlin et al. 2016). Auch wird die Raucherrate vor der Operation etwa halbiert (Prestwich et al. 2017). „Die Implementierung von Tabakentwöhnung für rauchenden Patientinnen und Patienten, bei denen eine Operation geplant ist, ist immer noch nicht ausreichend gesichert. Daher wird eine Implementierungsstrategie vorgeschlagen, die auf dem OPS 9-501 Tabakentwöhnung im Fallpauschalensystem DRG beruht. Dieser soll künftig die Kostenübernahme ermöglichen, wenn Tabakentwöhnung in einem standardisierten Verfahren während eines stationären Aufenthaltes begonnen wird und Patienten weiter in ambulante Strukturen überführt werden können." Relevante Nachteile einer präoperativen Tabakentwöhnung wurden nicht berichtet und sind nicht zu erwarten.

Empfehlung 4.7.3.4 „Tabakentwöhnung bei COPD"
Diese Empfehlung stützt sich auf mehrere ältere Metaanalysen und eine aktuelle Cochrane Analyse. Bei klarer Datenlage, relevanten Effekten (Lungenfunktion, Symptome und Mortalität in der größten Studie) und sehr geringen Kosten im Vergleich zu anderen in der Medizin etablierten Prozeduren wird als Stärke der Empfehlungsgrad A angegeben. In der Empfehlung wird der Begriff „psychosoziale Intervention" genutzt. Dieser beinhaltet psychologische oder soziale Unterstützung mit Interventionen wie Beratung, Selbsthilfe-Materialien oder Verhaltenstherapie. Da die Effektivität einer alleinigen psychosozialen Intervention geringer ist und die COPD eine erhebliche Krankheitslast aufweist, wird die Tabakentwöhnung mit medikamentöser und psychosozialer Unterstützung empfohlen.

Empfehlung 4.7.3.5 „Tabakentwöhnung bei kardiovaskulären Erkrankungen"
Aufgrund der oben dargelegten starken Evidenz für die Risiken jeglicher Tabakexposition bei Vorliegen kardiovaskulärer Erkrankungen sowie für die Wirksamkeit der Tabakentwöhnung in diesem Kollektiv wurde eine starke Empfehlung ausgesprochen. Bei kardiovaskulären Erkrankungen sind die negativen Effekte einer Passivrauchexposition besonders gut belegt.

Empfehlung 4.7.3.6 „Tabakentwöhnung bei Lungenkarzinom"
Im Vergleich zu den etablierten Therapien des Lungenkarzinoms (Operation, Strahlentherapie, Chemotherapie bzw. systemische Therapie) ist die Tabakentwöhnung nicht mit relevanten Nebenwirkungen verbunden. Auch wenn es nur wenige randomisierte Studien in diesem Setting gibt, so ist es doch akzeptiert, dass eine Tabakentwöhnung bei Patienten

mit Lungenkarzinom erfolgreich ist und die Beendigung des Rauchens das Befinden und die Prognose bessert. Weiter sind die oben aufgeführten Therapien des Lungenkarzinoms effektiver bzw. werden besser vertragen. In einer Metaanalyse von 2019 wurden die wesentlichen Studien zusammengetragen (Zeng et al. 2019).

Empfehlung 4.7.3.7 „Tabakentwöhnung bei Kopf-Hals-Tumoren"
Ähnlich wie bei dem Lungenkarzinom ist bei Kopf-Hals-Tumoren der Tabakkonsum der wesentliche Risikofaktor. Eine Tabakentwöhnung ist bei diesen Patienten ausweislich einer Metaanalyse möglich. Analog zu den Patienten mit Lungenkarzinom profitieren Patienten mit Kopf-Hals-Tumoren von einer Tabakentwöhnung. Die Studienlage ist zwar beim Lungenkarzinom deutlich besser, die Biologie und Therapie beider Tumoren jedoch vergleichbar. Auch angesichts der hohen Morbidität und Mortalität der Kopf-Hals-Tumore und den geringen Kosten sowie Nebenwirkungen der Tabakentwöhnung wird eine Soll-Empfehlung ausgesprochen.

Empfehlung 4.7.3.8 „Tabakentwöhnung bei Screening auf Lungenkarzinom"
Das Lungenkarzinom-Screening reduziert bei ausgewählten Personen die Karzinom- spezifische und die Gesamtsterblichkeit signifikant. In den USA und anderen Ländern wird das Screening auf Lungenkarzinom bereits von den Kostenträgern übernommen. In Deutschland wird von einer Kostenübernahme in etwa zwei Jahren ausgegangen. In allen Programmen, den entsprechenden Leitlinien und einem Deutschen Positionspapier wird der Tabakentwöhnung in diesem Setting eine zentrale Rolle zugeschrieben. Die positiven Effekte der Tabakentwöhnung sind mindestens so stark wie die des Screenings, der Aufwand des Screenings ist jedoch wesentlich höher.

Empfehlung 4.7.3.9 „Tabakentwöhnung bei tabakassoziierten Erkrankungen"
Wie weiter oben ausführlich dargelegt, ist die beste Evidenz zur Tabakentwöhnung für die COPD und kardiovaskuläre Erkrankungen vorhanden. Aus pathophysiologischen Erwägungen und aufgrund epidemiologischer Studien sind für andere tabakassoziierte Erkrankungen vergleichbare Zusammenhänge als gesichert anzusehen. Die Stärke der Empfehlung wird allerdings von A nach B abgesenkt, um der Situation Rechnung zu tragen, dass die Empfehlung aus belastbaren epidemiologischen Daten und einer Empfehlung aus einer Leitlinie (Fiore et al. 2008) abgeleitet ist, wie oben unter 4.7.5.4. erläutert.

Dass es randomisierte kontrollierte Studien mit dem Endpunkt Mortalität für alle o. g. tabakassoziierten Erkrankungen gibt oder geben wird, ist auch aus ethischen Gründen nicht zu erwarten. Bei relevanten Effekten auf Symptomatik und Mortalität, nicht sicher nachweisbaren relevanten Nebenwirkungen und sehr geringen Kosten im Vergleich zu anderen in der Medizin etablierten Prozeduren, ist ein Empfehlungsgrad 0 oder KKP für die Tabakentwöhnung nicht zu rechtfertigen. Dies auch vor dem Hintergrund der Tatsache, dass viele der etablierten medikamentösen oder interventionellen Therapieansätze tabakassoziierter Erkrankungen mit unerwünschten Arzneimittelwirkungen, prozeduralen Komplikationen und hohen Kosten verbunden sind.

Patientinnen und Patienten mit tabakassoziierten Erkrankungen eine Tabakentwöhnung mit reduzierter Effektivität (das heißt lediglich pharmakologische oder lediglich psychosoziale Unterstützung) anzubieten, ist vor dem Hintergrund der Morbidität und Mortalität der genannten Erkrankungen und den geringen Kosten der Tabakentwöhnung nicht zu rechtfertigen.

Empfehlung 4.7.3.10 „Passive Tabakexposition"
Kürzlich fasste die World Health Organization die über einen Zeitraum von 50 Jahren zusammengetragene Evidenz zusammen (WHO 2019). Es ist eindeutig, dass Passivrauchen eine Vielzahl vom kardiovaskulären, metabolischen und onkologischen Erkrankungen verursacht und/oder verschlechtert (WHO 2019). Verständlicherweise gibt es keine prospektiven, randomisierten Studien zu diesem Thema. Eine Cochrane Metaanalyse von 2016 zeigt, dass ein wirksamer Nichtraucherschutz vor Passivrauchexposition insbesondere kardiovaskuläre Erkrankungen und deren Sterblichkeit reduziert (Frazer et al. 2016). Die Evidenz ist daher eindeutig und lässt sich aus methodisch hochrangigen Metaanalysen ableiten. Da der Nichtraucherschutz keine gesundheitlichen oder anderen negativen Folgen hat, wird eine starke Empfehlung mit dem Empfehlungsgrad A ausgesprochen.

4.7.7 Empfehlungen für künftige Forschung

Es sollten prospektive kontrollierte, randomisierte Studien mit ethisch vertretbarer kurzer Laufzeit und gut etablierten Surrogat-Parametern für weitere tabakassoziierte Erkrankungen durchgeführt werden.

4.8 Psychische Komorbidität

Tobias Rüther, Kay Uwe Petersen, Stephan Mühlig, Anil Batra und Ulrich W. Preuss

(Autoren vorige Leitlinienversion: Tobias Rüther, Stephan Mühlig, Anil Batra, Kay Uwe Petersen)

4.8.1 Einleitung

Patientinnen und Patienten mit einer komorbiden psychischen Erkrankung weisen im Vergleich zur Normalbevölkerung in etwa doppelt so hohe Prävalenzraten (40–50 %) einer Tabakabhängigkeit auf. Rauchen ist die häufigste vermeidbare Todesursache bei Patientinnen und Patienten mit psychischen Erkrankungen und ein wichtiger Risikofaktor für kardiovaskuläre Erkrankungen und Diabetes. Generell zeigen Patientinnen und Patienten mit einer psychischen Erkrankung eine bis zu 25 Jahre reduzierte Lebenserwartung, hauptsächlich aufgrund überproportionaler Morbidität chronischer tabakassoziierter Erkrankungen. Besonders hohe Raucherprävalenzen treten bei Suchterkrankungen (ca. 80 %), der Schizophrenie (70–88 %), bei affektiven Störungen (ca. 60 %) sowie Angsterkrankungen (ca. 60 %) auf. Bei Suchtpatientinnen und -patienten wirken die gesundheitsschädigenden Folgen des kombinierten Alkohol- und Tabakkonsums synergetisch und werden beim Alkoholkonsum sogar um ca. 50 % höher geschätzt als das der Einzelrisiken von Tabak- und Alkoholkonsum auf die Mortalität (Rüther et al. 2014). Die Empfehlungen zum Rauchstopp bei komorbider Alkoholabhängigkeit wurden gemeinsam mit der entsprechenden Arbeitsgruppe der Alkoholleitlinie entwickelt, so dass hier auf diese Leitlinie zu verweisen ist.

4.8.2 Klinische Fragestellungen

Mit Blick auf Menschen mit einer psychischen Erkrankung soll untersucht werden, welche Effektivität die Interventionsverfahren aus 4.1, 4.3, 4.4, 4.5 und 4.6 in Bezug auf langfristige Abstinenz im Vergleich zu Kontrollbedingungen haben.

Welche differenziellen Indikationen bestehen für die einzelnen Zielgruppen?

Welchen Einfluss hat die Tabakentwöhnung auf die Progredienz und die Therapieerfolge der psychischen Erkrankung?

Allgemeine Schlüsselempfehlungen

	Empfehlungen Statements	Empfehlungsgrad
4.8.3.1.1	**Erfassung des Tabakkonsums** Bei Patientinnen und Patienten mit einer psychischen Störung – aktuell oder in der Vorgeschichte – soll der Tabakkonsum erfasst werden. Empfehlungsgrad: KKP LoE: - Literatur: Fiore et al. (2008) Gesamtabstimmung (ohne IK): 30.06.2020: 100 % (30/30)	KKP
4.8.3.1.2	**Empfehlung eines Rauchstopps** Rauchenden Patientinnen und Patienten mit einer psychischen Störung – aktuell oder in der Vorgeschichte – soll ein Rauchstopp empfohlen werden. Empfehlungsgrad: KKP LoE: - Literatur: Fiore et al. (2008) Gesamtabstimmung (ohne IK): 30.06.2020: 100 % (31/31)	KKP

	Empfehlungen Statements	Empfehlungsgrad
4.8.3.1.3	**Prinzipien zur Tabakentwöhnung** Unter Berücksichtigung von Akuität und Besonderheiten der psychische Störung sollen Patientinnen und Patienten mit einer Tabakabhängigkeit und einer zusätzlichen psychischen Störung – aktuell oder in der Vorgeschichte – prinzipiell dieselben psychosozialen, psychotherapeutischen und medikamentösen Prinzipien angeboten werden wie Raucherinnen und Rauchern ohne zusätzliche psychische Störung. Empfehlungsgrad: KKP LoE: - Literatur: Fiore et al. (2008) Gesamtabstimmung (ohne IK): 30.06.2020: 100 % (23/23)	KKP

Spezielle Empfehlungen für komorbide depressive Erkrankungen

	Empfehlungen Statements	Empfehlungsgrad
4.8.3.2.1	**Tabakentwöhnung bei komorbiden depressiven Erkrankungen** Rauchenden depressiven Patientinnen und Patienten oder Raucherinnen bzw. Rauchern mit einer Depression in der Vorgeschichte soll eine Behandlung zur Beendigung des Tabakkonsums mit auf die depressive Symptomatik bezogenen Komponenten (z. B. Stimmungsmanagement) angeboten werden. Empfehlungsgrad: A LoE: 1a Literatur: Van der Meer et al. (2013) Gesamtabstimmung (ohne IK): 30.06.2020: 100 % (26/26)	A
4.8.3.2.2	**NET und Pharmakotherapie bei komorbiden depressiven Erkrankungen** Bei rauchenden Patientinnen und Patienten mit Depressionen sollen Nikotinersatztherapie und Vareniclin in einem „staged care" Ansatz angeboten werden. Empfehlungsgrad: A LoE: 1a (aus systematischer Recherche) Lit neu: Aldi et al. (2018) Gesamtabstimmung (ohne IK): 30.06.2020: 100 % (24/24)	A

	Empfehlungen Statements	Empfehlungsgrad
4.8.3.2.3	**NET und Pharmakotherapie bei komorbiden depressiven Erkrankungen 2** Bei Raucherinnen und Rauchern mit aktuellen depressiven Symptomen kann Nikotinersatztherapie (Kaugummi, Transdermales System) in Verbindung mit Fluoxetin (20 mg/d) angeboten werden. Empfehlungsgrad: 0 LoE: 1a (aus systematischer Recherche) Lit neu: Aldi et al. (2018) Gesamtabstimmung (ohne IK): 30.06.2020: 100 % (22/22)	0
4.8.3.2.4	**NET und Pharmakotherapie bei komorbiden depressiven Erkrankungen 3** Bei Raucherinnen und Rauchern mit schweren depressiven Symptomen kann ein Nikotin-Inhaler in Verbindung mit Fluoxetin (20 mg/d) oder Naltrexon (50 mg/d) angeboten werden. Fluoxetin und Naltrexon sind jedoch für diese Indikation in Deutschland nicht zugelassen (vgl. Anhang, Kriterien für Off-Label Use). Empfehlungsgrad: 0 LoE: 1a (aus systematischer Recherche) Lit neu: Aldi et al. (2018) Gesamtabstimmung (ohne IK): 30.06.2020: 100 % (21/21)	0
4.8.3.2.5	**Psychologische Unterstützung bei Depressionen in der Vorgeschichte** Bei Raucherinnen und Rauchern mit Depressionen in der Vorgeschichte sollen Psychoedukation, kognitive Verhaltenstherapie sowie Rückfalltraining als Inhalte der psychologischen Unterstützung angeboten werden. Empfehlungsgrad: A LoE: 1a (aus systematischer Recherche) Lit neu: Aldi et al. (2018) Gesamtabstimmung (ohne IK): 30.06.2020: 100 % (18/18)	A

Spezielle Empfehlungen für komorbide andere Substanzkonsumstörungen/Suchterkrankungen

	Empfehlungen Statements	Empfehlungsgrad
4.8.3.4.1	**Tabakentwöhnung bei komorbiden anderen Substanzkonsumstörungen/Suchterkrankungen** Rauchenden Patientinnen und Patienten mit Substanzkonsumstörung/Suchterkrankung (neben Tabak) mit Absicht der Abstinenzerreichung soll eine Behandlung zur Beendigung des Tabakkonsums angeboten werden. Empfehlungsgrad: A LoE: 1a Literatur: Apollonio et al. (2016), Thurgood et al. (2016)) Gesamtabstimmung (ohne IK): 30.06.2020 100 % (27/27)	A
4.8.3.4.2	**Pharmakotherapie und Kombinationstherapie** Rauchenden Patientinnen und Patienten mit Substanzkonsumstörung/Suchterkrankung (neben Tabak) mit Absicht der Abstinenzerreichung sollten eine pharmakologische Unterstützung des Rauchstopps oder eine Kombinationsbehandlung (aus kognitiv-behavioraler Therapie oder Individualberatung plus Kontingenzmanagement plus medikamentöser Unterstützung) angeboten werden. Empfehlungsgrad: B LoE: 1a Literatur: Apollonio et al. (2016), Thurgood et al. (2016)) Gesamtabstimmung (ohne IK): 30.06.2020 100 % (20/20)	B

4.8.3 Schlüsselempfehlungen

Spezielle Empfehlungen für komorbide schizophrene Erkrankungen

	Empfehlungen Statements	Empfehlungsgrad
4.8.3.3.1	**Tabakentwöhnung bei komorbiden schizophrenen Erkrankungen** Rauchenden Patientinnen und Patienten mit einer stabilen Schizophrenie sollten zur Beendigung des Tabakkonsums Bupropion oder Vareniclin angeboten werden. Empfehlungsgrad: B LoE: 1a (aus systematischer Recherche) Literatur: Cerimele und Durango (2012), Kishi und Iwata (2015), Peckham et al. (2017),Roberts et al. (2016), Tsoi et al. 2013, Wu et al. (2016) Gesamtabstimmung (ohne IK): 30.06.2020 100 % (20/20)	B
4.8.3.3.2	**Tabakentwöhnung bei komorbiden schizophrenen Erkrankungen 2** Rauchenden schizophrenen Patientinnen und Patienten soll eine Behandlung mit der Nikotinersatztherapie angeboten werden. Empfehlungsgrad: KKP LoE: - Literatur: Dalack et al. (1999), Gallagher et al. (2007), Horst et al. (2005), Tsoi et al. 2013 Gesamtabstimmung (ohne IK): 30.06.2020 100 % (23/23)	KKP
4.8.3.3.3	**Verhaltenstherapeutische Ansätze bei komorbiden schizophrenen Erkrankungen** Verhaltenstherapeutische (Verstärker-orientierte) Ansätze können bei schizophrenen Patientinnen und Patienten zur Tabakentwöhnung angeboten werden. Empfehlungsgrad: 0 LoE: 1a (aus systematischer Recherche) Literatur: Peckham et al. (2017), Tsoi et al. 2013 Gesamtabstimmung (ohne IK): 30.06.2020 100 % (22/22)	0

4.8.4 Hintergrund der Evidenz

Komorbide depressive Erkrankungen

Es liegen eine Metaanalyse der US-Amerikanischen Guideline (Fiore et al. 2008, Evidenzgrad 1a) und eine Stellungnahme in den Therapieempfehlungen der Arzneimittelkommission der deutschen Ärzteschaft (2010) vor, in anderen Quell-Leitlinien wurden keine Aussagen zu dieser Patientengruppe gefunden. Ein aktuelles Cochrane-Review zur Fragestellung liegt vor (Evidenzgrad 1a). Weiterhin fand sich eine Metaanalyse über 16 randomisierte kontrollierte Studien (Evidenzgrad 1a) sowie einige kontrollierte randomisierte Originalstudien (Evidenzgrad 1b).

Komorbide schizophrene Erkrankungen
Es liegt eine Metaanalyse der US-Amerikanischen Guideline (Evidenzgrad 1a) vor. In anderen Quell-Leitlinien wurden keine Aussagen zu dieser Patientengruppe gefunden. Darüber hinaus finden sich ein Cochrane-Review von 2013 (Evidenzgrad 1a) sowie sechs systematische Metaanalysen, teils jedoch mit Erweiterung der untersuchten Patientinnen und Patienten auf „severe mental illness" (SMI) also unter Einbeziehung anderer Arten von schizophrenieähnlichen Psychosen (z. B. schizophreniforme und bipolare Störungen oder wahnhafte Störungen, entsprechend den ICD-10-Kategorien, Evidenzgrad 1a). Zur Sicherheit einer Behandlung mit Vareniclin, Bupropion liegt eine systematische Metaanalyse vor (Evidenzgrad 1a). Darüber hinaus findet sich eine große Placebo-kontrollierte randomisierte doppelblinde Studie zur Sicherheit von Vareniclin, Bupropion und NRT bei psychiatrischen Patientinnen und Patienten.

Komorbide andere Substanzkonsumstörung/Suchterkrankungen
In anderen Quellleitlinien wurden keine explizit ausformulierten Empfehlungen gefunden. Es liegt ein Cochrane Systematic Review zur Wirksamkeit von Tabakentwöhnungsinterventionen bei Patientinnen und Patienten mit Substanzkonsumstörungen in akuter Therapie oder in der Entwöhnungsphase nach Abstinenzerreichung vor (Apollonio et al. 2016). Eine weitere Metaanalyse (Thurgood et al. 2016) adressiert die Wirksamkeit von Tabakentwöhnungsinterventionen bei Patientinnen und Patienten in der Entwöhnungsphase nach dem Rauchstopp.

Andere komorbide psychische Erkrankungen (E52.3)
Es liegen eine Metaanalyse der US-Amerikanischen Guideline (Evidenzgrad 1a) und eine Stellungnahme in den Therapieempfehlungen der Arzneimittelkommission der deutschen Ärzteschaft (2010) vor, in anderen Quellleitlinien wurden keine Aussagen zu dieser Patientengruppe gefunden. Darüber hinaus finden sich 2 Metaanalysen über randomisierte, kontrollierte Studien.

4.8.5 Darstellung der Evidenz

Hintergrundtext zu den Empfehlungen 4.8.3.1.1 „Erfassung des Tabakkonsums", 4.8.3.1.2 „Empfehlung eines Rauchstopps" und 4.8.3.1.3 „Prinzipien zur Tabakentwöhnung"
Alle untersuchten internationalen Leitlinien empfehlen zum Untersuchungszeitpunkt, dass rauchende psychiatrische Patientinnen und Patienten im Allgemeinen dieselben Behandlungsstrategien für eine komorbide Tabakabhängigkeit erhalten sollen, wie es für die Normalbevölkerung üblich ist. Zum Zeitpunkt der Leitlinienerstellung zeigten sich nur

wenige kontrollierte, randomisierte Studien für diese Klientel. Generell zeigten sich in den wenigen untersuchten Studien für Tabakentwöhnung bei psychiatrischen Patientinnen und Patienten höhere Abstinenzraten als bei einer Placebo- oder Kontrolltherapie, jedoch waren die Abstinenzraten bei psychiatrischen Patientinnen und Patienten stets niedriger als bei Studien, die in der Normalbevölkerung durchgeführt wurden. Alle verfügbaren Metaanalysen fordern weitere Forschung in diesem Bereich. Trotz der guten und robusten Datenlage für Effizienz und Sicherheit der medikamentösen Behandlung der Tabakabhängigkeit gibt es wenige Studien, die an psychiatrischen Patientinnen und Patienten durchgeführt wurden.

Das Rauchen (dabei insbesondere die Aufnahme von zahlreichen Begleitstoffen im Tabakrauch, nicht die Nikotinaufnahme) beeinflusst über das mikrosomale Cytochrome-P450-System der Leber den Abbau zahlreicher Psychopharmaka. Betroffen sind sowohl die CYP-Isoenzyme 1A2 als auch 2E1.

Mit der Veränderung des Tabakkonsums werden die Serumspiegel von Antidepressiva, Antipsychotika und auch Benzodiazepinen verändert, sodass mit der Reduktion des Tabakkonsums auch die Serumspiegel dieser Medikamente überprüft werden müssen.

Besonders betroffen sind Antipsychotika wie Clozapin oder Olanzapin. Rauchende Patientinnen und Patienten erhalten im Durchschnitt ca. 50 bis 70 % höhere Tagesdosierungen als Nichtraucher (Haslemo et al. 2006).

Regelmäßige Spiegelkontrollen sind erforderlich, um Intoxikationen nach einem Rauchstopp zu vermeiden (van der Weide et al. 2003).

Die beigefügte Tab. 4.3 (Batra et al. 2020) benennt die wichtigsten Interaktionen.

Hintergrundtext zur Empfehlung 4.8.3.2 „Komorbide depressive Erkrankungen"
Verfahrensübergreifende Metaanalysen
Fiore et al. (2008) beschreiben in der Metaanalyse der US-amerikanischen Guideline vier Studien, die den Selektionskriterien entsprachen: Eine Behandlung mit Bupropion

Tab. 4.3 Wichtige Psychopharmaka, deren Abbau durch Tabakrauch induziert wird (modifiziert nach Desai et al. 2001; Olivier et al. 2007, aus Batra et al. 2020 und Rüther et al. 2014)

Antidepressiva	Antipsychotika	Anxiolytika	Andere
Agomelatin	Aripiprazol	Alprazolam	Carbamazepin
Amitriptylin	Chlorpromazin	Clonazepam	Chlordiazepoxid
Clomipramin	Clozapin	Diazepam	Propranolol
Duloxetin	Fluphenazin	Lorazepam	
Fluvoxamin	Haloperidol	Oxazepam	
Imipramin	Olanzapin	Triazolam	
Mirtazapin	Perazin		
Nortriptylin	Quetiapin		
Reboxetin	Risperidon		
Sertralin	Tiotixene		
Trazodone	Zotepin		

oder Nortriptylin ist im Vergleich zur Placebobehandlung bei Patientinnen und Patienten mit einer Depression in der medizinischen Vorgeschichte wirksamer als Placebo zur Erreichung einer Langzeitabstinenz (OR = 3,42; 95 % KI: 1,70–6,84; Abstinenzraten = 29,9 %; 95 % KI: 17,5 %–46,1 %). Hierbei wird aber darauf hingewiesen, dass die untersuchten Studien typischerweise intensivere psychosoziale Interventionen beinhalten. In den Therapieempfehlungen der Arzneimittelkommission der deutschen Ärzteschaft (2010) wird – ohne Literaturangabe – darauf hingewiesen, dass bei Patientinnen und Patienten mit gleichzeitig oder früher bestehenden psychischen Erkrankungen in den ersten 14 Tagen nach Rauchstopp eine besonders enge Überwachung notwendig ist, da diese (vor allem bei Depressionen oder Schizophrenien) exazerbieren können. Gegebenenfalls sei ein Psychiater hinzuzuziehen. Aus der US-amerikanischen Guideline wird zitiert „Patienten mit früheren Depressionen profitieren von Bupropion und Nortriptylin, aber die Nikotinersatztherapie scheint auch bei diesen Patientinnen und Patienten erfolgreich zu sein". Die weiteren zur Verfügung stehenden Quellleitlinien geben keine speziellen Empfehlungen für Patientinnen und Patienten mit einer komorbiden depressiven Erkrankung.

In einem aktuellen Cochrane-Review (Van der Meer et al. 2013) wurden 33 randomisiert kontrollierte Studien eingeschlossen, in denen spezielle emotionsbezogene Interventionen enthalten waren. Die Metaanalyse zeigte einen signifikanten positiven Effekt für die Kombination von psychosozialem „mood management" mit einer Standard-Entwöhnungstherapie im Vergleich zu einer alleinigen Standard-Entwöhnungstherapie bei depressiven Patientinnen und Patienten (RR = 1,47; 95 % KI: 1,13–1,92; 11 Studien; N = 1844). Bei Rauchern mit einer Depression in der Vergangenheit fanden sich ähnliche Effekte (RR = 1,41; 95 % KI: 1,13–1,77; 13 Studien; N = 1496). Eine Behandlung mit Bupropion bei depressiven Patientinnen und Patienten zeigte im Vergleich zu Placebo einen positiven Effekt, der jedoch nicht signifikant war (RR = 1,37; 95 % KI: 0,83–2,27; 5 Studien; N = 410). Für einen Wirksamkeitsbeleg von Fluoxetin oder Paroxetin bei depressiven Patientinnen und Patienten wurden zu wenige Daten gefunden. Bupropion scheint im Vergleich zu einer Placebobehandlung bei Patientinnen und Patienten mit einer Depression in der Vorgeschichte die Langzeitabstinenz signifikant zu erhöhen (RR = 2,04; 95 % KI: 1,31–3,18; 4 Studien; N = 404). Aufgrund der kleinen Anzahl der gefundenen Studien und der Post-Hoc Subgruppenanalysen war die gefundene Evidenzlage jedoch relativ schwach. Für einen Wirksamkeitsnachweis bei Patientinnen und Patienten mit einer Depression in der Vorgeschichte wurden für Fluoxetin, Nortriptylin, Paroxetin, Selegilin oder Sertralin keine ausreichenden Daten gefunden. 23 der 49 eingeschlossenen Studien untersuchten Interventionen zur Tabakentwöhnung, in denen keine spezifischen Elemente für depressive Patienten enthalten waren. Darüber hinaus bestand eine Heterogenität bezüglich der Studien, die psychosoziale Interventionen mit einer Standardintervention verglichen. Diese fand sich sowohl für Studien bei depressiven Patientinnen und Patienten als auch für Patientinnen und Patienten mit einer Depression in der Vorgeschichte. Eine Studie untersuchte eine Behandlung mit Nikotinersatztherapie im Vergleich zu einer Placebobehandlung bei depressiven Rauchern und zeigte einen positiven, wenn auch nicht signifikanten Effekt (RR = 2,64; 95 % KI: 0,93–7,45; N = 196).

Ein positiver, ebenfalls nicht signifikanter Effekt der Nikotinersatztherapie im Vergleich zu Placebo konnte bei der Behandlung von Rauchern mit einer Depression in der Vorgeschichte gezeigt werden (RR = 1,17; 95 % KI: 0,85–1,60; 3 Studien; N = 432).

Gierisch et al. (2012) konnten in einer Metaanalyse 16 randomisierte, kontrollierte Studien ihren Kriterien entsprechend einschließen, hierbei waren jedoch nur drei Studien originäre Studien mit depressiven Patientinnen und Patienten, bei allen anderen eingeschlossenen Arbeiten handelt es sich um Subgruppenanalysen: Es zeigte sich ein kleiner positiver Effekt für „behavioural mood management" (RR = 1,41; 95 % KI: 1,01–1,96). Die Behandlung mit Antidepressiva zeigte kleine positive Effekte, aber im zusammengefassten relativen Risiko keine signifikanten Ergebnisse (RR = 1,31; 95 % KI: 0,73–2,34). Drei Studien unter Verwendung von Nikotinersatztherapie zeigten kleine positive Effekte auf die Abstinenzraten.

Kinnunen et al. (1996) konnten zeigen, dass die Gabe von Nikotinkaugummi bei depressiven Patientinnen und Patienten (12-Monats-Abstinenzrate 15,1 %) im Vergleich zu Patientinnen und Patienten ohne psychische Komorbidität (20,1 %; p = .23) ähnlich erfolgreich war. Hierbei zeigte sich in der Survival-Analyse ein signifikanter Einfluss der vorhandenen Depressivität zu Beginn der Studie auf die 12-Monats-Abstinenz unabhängig vom Therapieregime.

In einer größeren placebokontrollierten Untersuchung wurde eine Behandlung mit Bupropion oder Placebo in Kombination mit einer Verhaltenstherapie sowie beide Substanzen in Kombination mit einer depressions-spezifischen Verhaltenstherapie (cognitive-behavioral treatment for depression, CBTD) im 12 Monatsverlauf untersucht: Im Vergleich zu Placebo zeigte Bupropion eine in allen Bedingungen bessere Wirkung auf die 12-Monatsabstinenz (Brown et al. 2007).

Die gefundenen Studien zu psychotherapeutischen Interventionen bei depressiven Rauchern sind bisher uneinheitlich und schlecht vergleichbar. Einheitliche Standards existieren noch nicht und selbst die getesteten psychotherapeutischen Vergleichs- bzw. Placebobedingungen sind uneinheitlich. Eine auf depressive Patientinnen und Patienten zugeschnittene Verhaltenstherapietechnik (cognitive behavior therapy mood management procedure) zeigt bei depressiven Patientinnen und Patienten bessere Ergebnisse in der 3-Monats-Abstinenz als eine Kontrollintervention, während Patientinnen und Patienten ohne depressive Symptomatik in einer Vergleichsgruppe ohne diese spezielle Technik bessere Erfolge erreichten. Ein anderes psychotherapeutisches Verfahren (behavioral activation treatment for smoking, BATS) zeigte bei Rauchern mit mild ausgeprägten depressiven Symptomen im Vergleich zu einer Standard-Therapie jeweils in Kombination mit der Nikotinersatztherapie eine signifikant bessere 7-Tages-Abstinenz nach 16 Wochen (aOR = 3,59; 95 % KI: 1,22–10,53; p = .02), jedoch nicht nach 24 Wochen. Zusammenfassend sind aufgrund der bisherigen Daten spezifische psychotherapeutische Interventionen bei depressiven Patientinnen und Patienten wirksam, die untersuchten Verfahren und Kontrollbedingungen sind jedoch uneinheitlich (MacPherson et al. 2010).

Seit der letzten Leitlinienversion wurden insgesamt 4 relevante systematische Reviews oder metaanalytische Arbeiten zum Themenbereich Rauchen und affektive Störungen in der systematischen Recherche identifiziert (Aldi et al. 2018; Mitchell et al. 2015; Secades-Villa et al. 2017; Young et al. 2018).

Hintergrund der Evidenz:
Die Metaanalyse von Mitchell et al. (2015) screente insgesamt 1013 Studien, von denen n = 7 in die Auswertung eingeschlossen wurden, die mit dem NOS und PRISMA Kriterien hinsichtlich der Beratung zur Rauchabstinenz evaluiert wurden.

Im Einzelnen berücksichtigte die Übersicht von Mitchell et al. (2015) Untersuchungen von Druss et al. (2001), die keine Personen mit affektiven Erkrankungen einschloss. Die Untersuchung von Hippisley-Cox et al. (2007) schloss 127.231 Untersuchungspersonen mit koronarer Herzerkrankung (KHK) mit und ohne psychischer Erkrankung, darunter n = 369 Personen mit bipolarer Erkrankung und KHK ein. Die Publikation von Whyte et al. (2007) bewerteten n = 10.000 zufällig aus N = 114.088 ausgewählten Patientinnen und Patienten mit einem Diabetes, darunter 45,1 % weiblich, mittleres Alter 67 Jahre. Unter den ausgewählten Personen befanden sich n = 1043 mit „schwerer psychischer Erkrankung" und Diabetes (n = 705 mit schizophrenen Psychosen, n = 398 mit bipolaren Erkrankungen und n = 58 mit beiden Erkrankungen). Goldberg et al. (2007) schlossen n = 201 Patientinnen und Patienten mit schwerer psychischer Erkrankung und Diabetes ein, darunter 100 Personen mit Schizophrenie und 101 mit schweren affektiven Störungen. Szatkowski und McNeill (2013) berichteten über n = 32.154 Patientinnen und Patienten mit psychischen Erkrankungen und Rauchen, dazu zählten n = 398 mit Bipolarer Erkrankung, n = 19.754 mit Depressionen. Duffy et al. (2012) untersuchten n = 27.652 Raucher ohne eine psychische Erkrankung, n = 1612 mit bipolarer Störung und n = 11.068 mit Depressionen.

Die Metaanalyse von Secades-Villa et al. (2017) fasste die zum damaligen Zeitpunkt vorhandenen Studien zur Therapie des Rauchens bei Depressionen zusammen (LoE 1a).

Von N = 6393 gescreenten Studien wurden n = 20 in die Auswertung einbezogen (N = 5061 Untersuchungspersonen). Die in dieser Übersicht enthaltenen Studien bewerteten drei Arten von Interventionen: psychologische (6/30 %), pharmakologische (6/30 %) oder kombinierte (8/40 %). Dreizehn Studien (65 %) untersuchten die Wirkung psychologischer Interventionen zur Tabakentwöhnung, ausschließlich (6/30 %) oder in Kombination mit einer Pharmakotherapie (7/35 %). Die kognitive Verhaltenstherapie (CBT) wurde in drei Studien berücksichtigt. In zwei Studien wurde die Wirkung von Techniken der motivationalen Gesprächsführung (MI) untersucht. In fünf Studien wurden Selbsthilfematerialien zur Verfügung gestellt. Schließlich wurden in drei Studien Übungsinterventionen einbezogen. Zehn Studien (50 % der Gesamtzahl) evaluierten eine psychologische Behandlung mit einer Stimmungsmanagement-Komponente, allein oder in Kombination mit einer Pharmakotherapie. Sechs der oben genannten Studien beinhalteten Techniken der Verhaltensaktivierung (BA), wie die Steigerung angenehmer Aktivitäten und ein tägliches Stimmungsprotokoll. Sieben Studien (35 %) untersuchten die Wirkung der Pharmakotherapie zur Tabakentwöhnung, allein oder in Kombination mit psychotherapeutischer Behandlung.

Aldi et al. (2018) publizierten eine Metaanalyse die schwerpunktmäßig die Wirksamkeit von pharmakologischen Interventionen bei komorbiden Depressionen, depressiven Symptomen oder Depressionen in der Vorgeschichte darstellt. Von den N = 4393 gescreenten Studien wurden n = 23 eingeschlossen. Darunter berichteten 8 Studien über aktuelle depressive Symptome, 3 Studien über depressive Episoden und 16 über Depressionen in der Vorgeschichte. N = 7592 Untersuchungspersonen wurden berücksichtigt (LoE 1a).

In der Metaanalyse von Young et al. (2018) konnten aus den n = 660 recherchierten Untersuchungen insgesamt n = 7 eingeschlossen werden, die n = 1964 Untersuchungspersonen berücksichtigen. (LoE 1a)

Darstellung der Evidenz
In der Metaanalyse **von Mitchell et al.** (2015) zur Abstinenzberatung bei Raucherinnen und Rauchern mit und ohne psychische Erkrankungen ergab sich kein signifikanter Unterschied (RR = 1,02, 95 % KI: 0,94–1,11; N = 721.658, Q = 1421, p = .001).

Subgruppenanalysen belegten, dass auch Personen mit "schweren psychischen Erkrankungen" (SMI) eine vergleichbar hohe Rate an Beratungen erhielten wie Raucher oder Raucherinnen ohne SMI (RR = 1,09; 95 % KI: 0,98–1,2; N = 559.122). Dies zeigte sich auch bei Raucherinnen und Rauchern mit Schizophrenie (RR = 1,09; 95 % KI: 0,68–1,70) und bipolarer Störung (RR = 1.14; 95 % KI: 0,85–1,5).

In der Metaanalyse von **Secades-Villa (2017; LoE 1a)** wurde in den Ergebnissen zunächst die Auswirkungen auf das Rauchverhalten vorgestellt. Insgesamt waren Interventionen gegenüber der Vergleichsbedingung signifikant besser wirksam, sowohl kurzzeitig (RR = 1,26; 95 % KI: 1,12–1,41, p < ,001; Q(15) = 41,39; p < ,001; I^2 = 63,76 %), als auch langfristig (RR = 1,14; 95 % KI: 1,01–1,29; p = .048; Q(15) = 25,97; p = .038; I^2 = 42,24 %). Die Abstinenzraten in der aktiven und in der Vergleichsbedingung betrugen durchschnittlich 27,74 % vs. 19,76 % in der Kurzzeittherapie und 19,87 % vs. 17,45 % in der längerfristigen Therapie.

Auswirkungen der psychotherapeutischen Behandlung auf die Tabakentwöhnung: die Metaanalyse fand einen positiven, wenn auch nicht statistisch signifikanten Effekt für psychotherapeutische Behandlungen gegen eine Vergleichsbedingung sowohl bei der Kurzzeit- (RR = 1,06; 95 % KI: 0,90–1,24; p = .48; Q(9) = 15,41; p = ,08; I^2 = 41,58 %) als auch bei der Langzeit-Nachbeobachtung (RR = 1,02; 95 % KI: 0,88–1,18; p = .809; Q(10) = 15,62; p = .11; I^2 = 35,99 %). Die Ergebnisse zeigten die stärksten Effekte für die gleichzeitige verhaltensaktivierende Behandlung von Depressionen und Tabakabhängigkeit im Langzeitverlauf (RR = 2,75; 95 % KI: 1,16–6,49; p = .02), bei einer Abstinenzquote von 25,4 %.

Auswirkungen der pharmakologischen Behandlungen auf die Tabakentwöhnung: Die Analyse zeigte einen günstigen Effekt für die Pharmakotherapie bei drei oder weniger Monaten Follow-up (RR = 1,53; 95 % KI: 1,29–1,81; p < ,001; Q(5) = 16,46; p = ,006; I^2 = 69,63 %). Dieser Effekt blieb auch langfristig statistisch signifikant (RR = 1,59; 95 % KI: 1,23–2,05; p < 0,001; Q(4) = 1,59; p = ,81; I^2 = 0 %). Die Untergruppenanalyse ergab die stärksten Effekte für Vareniclin in jeder der Zeitrahmenbewertungen (RR = 2,30 bzw. 1,63).

Nach **Aldi et al.** (2018) zeigten sich in der Gruppe der Studien zur Therapie von Tabakkonsumstörungen bei Majorer Depression Hinweise auf die Wirksamkeit der Nikotinersatztherapie vs. Placebo (Thorsteinsson et al. 2001) sowie bei Vareniclin vs. Placebo über eine Zeit von 9–52 Wochen Therapie und Follow-up Zeitraum (Anthenelli et al. 2013; Woche 9–12: OR = 3,35; Woche 9–24: OR = 2,53; Woche 9–53: OR = 2,35). Ebenfalls konnte die Wirksamkeit einer „Staged-Care Intervention" mit psychologischer Beratung, Nikotin-Ersatztherapie und Bupropion belegt werden (Hall et al. 2006; OR = 4,55). Personen in der Interventionsgruppe wiesen bessere Abstinenzzahlen auf als Personen mit einer „brief contact control intervention" über einen Zeitraum von 12–18 Monaten.

Bei Personen mit „depressiven Symptomen" (DS) wurden höhere Abstinenzraten mit Nikotin-Ersatztherapie nach 12 Monaten berichtet (Kinnunen et al. 2008; 12 Wochen, Depr. vs. Non-Depr OR = 1,24; Placebo vs. Nikotinkaugummi OR = 0,69), ebenfalls zeigten sich höhere Abstinenzraten unter Naltrexon und „Verhaltensberatung" und Nikotin) vs. Placebo bei schweren Depressionen (Walsh et al. 2008; Placebo vs. Naltrexon OR = 0,77; DS: NTX vs. PLC OR = 0,52; Quit rates moderate DS NTX vs. PLC OR = 1,55; Schwere DS NTX vs. PLC OR = 4,61). Raucherinnen und Raucher mit aktueller oder Depressionen in der Vorgeschichte unterschieden sich nicht von Personen ohne Depressionen. Die Abstinenz war auch größer bei Personen mit DS unter Fluoxetin + Nikotin vs. Fluoxetin allein über 6 Monate. Allerdings zeigte sich der Effekt nicht nach 7 Tagen oder 12 Monaten (Brown et al. 2014) oder bei Personen mit Depressionen (nicht MDD vs. MDD OR = 1,24; seq. FLX Behandlungsende; 6; 12 Monate: OR = 1,20; 2,35; 1,37; seq. FLX vs. FLX und Nik. OR = 0,98; 0,99; 1,03).

Verhaltensaktivierung war wirksamer als eine Kontrollbedingung über 15 Wochen bei DS (MacPherson et al. 2010), ohne dass statistische Signifikanzwerte angegeben wurden (OR = 2,71; ebenfalls nach 16 Wochen OR = 2,71). Demgegenüber zeigte eine KVT über 30 Tage mit Follow-up über 6 Monate (Schleicher et al. 2012; Abstinenz 30 Tage 6,9 % vs. 3,4 %, 3 Monate: 10,3 % vs. 10,3 %, 6 Monate: 13,8 % vs. 10,3 %) keine Wirkung, wie auch eine Beratung über 12 Wochen (Bernard et al. 2015; 12 Wochen Abstinenz 48,5 % vs. 38,5 %). Ebenfalls konnte eine Therapie mit Nikotinersatz, psychologischer Beratung und eine Nikotinersatztherapie mit Bupropion und Psychotherapie jeweils keine Wirkung über einen Follow-up von 1–12 Monaten belegen (Batra et al. 2010; OR = 0,98).

Bei Personen mit einer positiven Lebenszeitanamnese von Depressionen zeigte die KVT eine bessere Wirkung als „Gesundheitserziehung" über einen 12-monatigen Follow-up (Haas et al. 2004; no MDD hist.: OR = 0,85; rekurrente MDD: OR = 2,93; einzelne MDD: OR = 0,73). Sowohl Bupropion als auch Nikotinersatz belegten die Wirksamkeit bei Individuen mit und ohne Depressionen (Smith et al. 2003). Ebenfalls konnte eine erhöhte Abstinenz bei Nortriptylin und KVT vs. Placebo belegt werden, wobei die Wirksamkeit bei Personen ohne Depressionen besser ausfiel. Bupropion oder Nortriptylin zusammen mit einer psychologischen Intervention zeigte eine OR von 3,32 (p < ,05) (Hall et al. 2002). Allerdings war kein Effekt bei Bupropion und KVT sowie KVT für Depression vs.

Placebo nachweisbar. KVT und Nikotinkaugummi zeigte ebenfalls eine bessere Wirkung als TAU (treatment as usual) über 1 Jahr Follow-up (Hall et al. 1994; 8 Wochen 60 % vs. 59 %; 12 W. 46 % vs. 49 %; 26 W. 36 % vs. 38 %; 52 W. 16 % vs. 25 %). Allerdings konnten diese Ergebnisse durch eine nachfolgende Studie der gleichen Arbeitsgruppe nicht bestätigt werden (Hall et al. 1996). Punktuell zeigte sich eine höhere Abstinenz nach 20 Wochen bei kognitiver Therapie und Rückfallprävention, die aber nach 52 Wochen nicht mehr nachweisbar war (Killen et al. 2008; 20 W: KVT + Skills training vs. general supportive therapy GST: 45 % vs. 29 %; 52 W: 31 % vs. 27 %, Past MDD 20 W: OR = 0,19, past MDD KVT 23 % vs. GST 50).

Verschiedene Pharmaka, wie Naltrexon (nach 6 Monaten) (Covey et al. 1999; NTX vs. PLC 46,7 % vs. 26,3 % OR = 2,5; MDD als Abstinenzprädiktor), Bupropion während der Therapie und nach 1 Jahr (Hayford et al. 1999; no past MDD vs. past MDD OR = 1,09, 1y FU OR = 0,89; Cox et al. 2004: 7 Tage, no past MDD vs. past MDD 62 % vs. 55 %), Sertralin (Covey et al. 2002; Abstinenz am Ende der Therapie, 50 mg: 33,8 % vs. PLC 28,8 %; nach 6 Monaten 11,8 % vs. 16,7 %; bis 200 mg: 43,3 % vs. 40,4 %; 6 M: 15,1 % vs. 23,4 %) und Selegilin (Weinberger et al. 2010; keine Unterschiede) während der Therapie und nach 4 bzw. 6 Monaten belegen. Fluoxetin bis 20 mg vs. 40 mg konnte während der der Therapiephase (Saules et al. 2004; 20 vs. 50 end of treatment: 43,1 % vs. 35,4 %), konnten keinen Effekt belegen. Fluoxetin wirkte aber bei MDD in der Vorgeschichte besser während der Therapie aber nicht nach 6 Monaten (Spring et al. 2007; Abstinenz: PLC vs. Fluoxetin OR = 0,28; 6 Monate OR = 7,00). Ebenfalls fanden sich keine Unterschiede für eine KVT mit und ohne ein Programm zu Beendigung des Tabakkonsums und einer KVT für Depressionen (Brown et al. 2001; SSC vs. KVT + SSC. Behandlungsende: 33,3 % vs. 37,6 %; 1 Monat 30,1 % vs. 39,5 %; 12 M 24,7 % vs. 32,5 %).

Obwohl für Nortriptylin, Naltrexon, Bupropion und Selegilin typische Nebenwirkungen angegeben wurden, war der Studien-Drop-out in der Placebogruppe höher, unabhängig davon, ob eine Vorgeschichte einer Depression bestand oder nicht.

Anmerkung des Redaktionsteams: Bei Zugrundelegung der Kriterien der AMSTAR-II-Checkliste ist die Qualität der Arbeit von Aldi et al. (2018) als niedrig („critically low") einzustufen.

In der Metaanalyse von **Young et al.** (2018) fand sich zur Fragestellung (Depression und Rauchen) eine Studie, die sich mit Rauchbeendigung bei Personen mit Angst und depressiven Symptomen beschäftigte. Kein signifikanter Effekt konnte gefunden werden, es fehlen Angaben zur Effektstärke oder OR. Als Intervention wurde angewendet: „web-based Acceptance Committance Therapy ACT" vs. „Education and Social support" (Jones et al. 2015).

Hintergrundtext zur Empfehlung 4.8.3.3 „Komorbide schizophrene Erkrankungen"
Verfahrensübergreifende Metaanalysen
In der US-amerikanische Leitlinie (Fiore et al. 2008) werden neben der Empfehlung zur Anwendung der allgemeinen Behandlungsstrategien für Tabakabhängigkeit bei Pati-

enten ohne psychische Komorbidität keine speziellen Empfehlungen für die Behandlung schizophrener Patienten gegeben. Hingewiesen wird auf einzelne Studien, die auf eine Effektivität einer Behandlung mit Nikotinersatztherapie oder Bupropion bei dieser Patientengruppe hinweisen. Auch wird eine Studie zitiert, die Hinweise gibt, dass Patienten, die mit modernen Antipsychotika (sogenannte Atypika) behandelt werden, besser auf eine Behandlung mit Bupropion ansprechen. Die weiteren zur Verfügung stehenden Quell-Leitlinien geben keine speziellen Empfehlungen für Patienten mit einer komorbiden Schizophrenie.

In einem Cochrane-Review über die Behandlung schizophrener Patienten mit einer komorbiden Tabakabhängigkeit (Tsoi et al. 2013) wurden 34 Studien in die Metaanalyse eingeschlossen (16 Studien zur Tabakabstinenz, eine zur Rauchreduktion, zwei zur Rückfallprävention und acht Studien, die das Rauchverhalten bei Interventionen beschrieben, die ein anderes therapeutische Ziel hatten). In sieben Studien wurde eine Placebobehandlung mit Bupropion verglichen. In der Metaanalyse fanden sich signifikant höhere Abstinenzraten unter einer Behandlung mit Bupropion im Vergleich zu Placebo bei Behandlungsende (RR = 3,03; 95 % KI: 1,69–5,42; 7 Studien; N = 340) und nach sechs Monaten (RR = 2,78; 95 % KI: 1,02–7,58; 5 Studien; N = 214). Es zeigten sich keine signifikanten Unterschiede bezüglich Positiv- oder Negativsymptomatik und depressiven Symptomen zwischen den Patienten in den Placebo- oder Bupropion-Gruppen. Es fanden sich auch keine Berichte schwerer Nebenwirkungen, wie epileptische Anfälle unter einer Behandlung mit Bupropion. Die Abstinenzraten nach einer Behandlung mit Vareniclin waren ebenfalls signifikant höher als bei Placebo bei Behandlungsende (RR = 4,74; 95 % KI: 1,34–16,71; 2 Studien; N = 137). Nur eine Studie wurde gefunden, die Follow-Up-Untersuchungen nach einer Vareniclin-Behandlung nach sechs Monaten aufwies. Hier waren die Konfidenzintervalle zu breit, um einen nachhaltigen Effekt zu belegen. Es wurden keine signifikanten Unterschiede hinsichtlich psychischer Symptome zwischen den Gruppen der mit Vareniclin und der mit Placebo behandelten Patienten gefunden. Auf kasuistische Berichte von suizidalen Gedanken oder suizidalem Verhalten bei zwei mit Vareniclin behandelten Patienten wird jedoch hingewiesen. Zwei Studien zeigten, dass Contingent Reinforcement (CR), also verstärkungsorientierte Ansätze mit Geld, die Abstinenzrate bei schizophrenen Patienten erhöhen und die Anzahl der gerauchten Zigaretten verringern kann. Jedoch blieben diese Studien Berichte über Langzeiteffekte schuldig. Andere pharmakologische und nicht-pharmakologische Therapiestrategien (insbesondere auch die Nikotinersatztherapie, die Kombinationstherapie oder psychosoziale Interventionen) zeigten in dieser Metaanalyse bei schizophrenen Patienten keine Evidenz.

Zur Behandlung mit der Nikotinersatztherapie (hier in Form von Nikotinpflastern) finden sich für Patienten mit schizophrenen Erkrankungen nur wenige Studien mit geringen Patientenzahlen. Einige Studien zeigten eine Reduktion der täglich gerauchten Zigaretten oder einen Rückgang des Grads der Abhängigkeit gemessen mit dem Fagerström-Test (Fagerström Test for Nicotine dependence, FTND). Die aktuelle Datenlage kann jedoch nicht belegen, dass durch den Einsatz von Nikotinpflastern die CO-Konzentration der Ausatemluft bei schizophrenen Patienten reduziert wird. Eine Studie mit geringen Patientenzahlen konnte zeigen, dass ein über einen längeren Zeitraum (6 Monate) gegebenes Nikotinpflaster die Rückfallrate nach einem Rauchstopp reduzieren kann. Spezifische Nebenwirkungen von Nikotinpflaster wurden in den oben beschriebenen Studien bei schizophrenen Patienten nicht beschrieben.

Ein systematisches Review von Cerimele und Durango (2012) zeigte, dass eine Behandlung mit Vareniclin nicht mit einer Exazerbation psychischer Symptome bei stabilen, gut überwachten Patienten mit Schizophrenie in Verbindung steht.

Psychosoziale Ansätze (Psychotherapie, Beratung, Motivational Enhancement):
Es gibt starke Hinweise darauf, dass eine intensivere psychotherapeutische Behandlung bei schizophrenen Patienten zu höheren Therapieerfolgen führt. Gallagher et al. (2007) zeigten, dass Contingent Reinforcement (CR), also verstärkungsorientierte Ansätze mit Geld, die Abstinenzrate bei schizophrenen Patienten erhöhen und die Anzahl der gerauchten Zigaretten verringern kann. Signifikante Langzeiteffekte konnten jedoch nicht nachgewiesen werden.

Hintergrundtext zur Empfehlung 4.8.3.4 „Komorbide andere Substanzkonsumstörung/ Suchterkrankungen"
Es liegt ein Cochrane Systematic Review zur Wirksamkeit von Tabakentwöhnungsinterventionen bei Patientinnen und Patienten mit Substanzkonsumstörungen in akuter Therapie oder in der Entwöhnungsphase nach Abstinenzerreichung vor (Apollonio et al. 2016). Es wurden insgesamt 35 RCTs mit fast 5800 Teilnehmenden einbezogen. Die eingesetzten Tabakentwöhnungsinterventionen umfassten Beratungsinterventionen, Pharmakotherapie oder eine Kombinationsbehandlung aus beidem. Ein signifikanter Abstinenzerfolg über 6 Wochen bis 18 Monate gegenüber der jeweiligen Kontrollgruppe wurde für den Einsatz von Pharmakotherapie (RR = 1,88; 95 % KI: 1,35–2,57; 11 Studien, N = 1808, low quality evidence) und Kombinationstherapie (RR = 1,74; 95 % KI: 1,39–2,18; 12 Studien; N = 2229, low quality evidence) festgestellt, nicht jedoch für Beratungsinterventionen allein (RR = 1,33; 95 % KI: 0,90–1,95). Diese Ergebnisse fielen für Patientinnen und Patienten in einer Akutbehandlung oder abstinente Teilnehmende sowie für Patientinnen und Patienten mit alkoholbezogener oder mit anderen Drogen-assoziierter Substanzkonsumstörung ähnlich aus.

In einer anderen Metaanalyse (Thurgood et al. 2016) wurden 17 RCTs zur Wirksamkeit von Tabakentwöhnungsinterventionen bei Patientinnen und Patienten in der Entwöhnungsphase nach dem Rauchstopp einbezogen. In 5 Studien wurde eine signifikante Effektivität bzgl. der 6–12-Monatsabstinenz ermittelt, insbesondere für NET, Beratung, Kontingenzmanagement, Rückfallprophylaxe sowie für Kombinationstherapien. In acht Studien hatte die Tabakentwöhnung keinen Einfluss auf die komorbide Substanzstörung, in zwei RCTs wurden Hinweise auf einen erhöhten Konsum des komorbiden Suchtmittels gefunden.

4.8.6 Von der Evidenz zu den Empfehlungen

Empfehlungen 4.8.3.1.1 „Erfassung des Tabakkonsums", 4.8.3.1.2 „Empfehlung eines Rauchstopps" und 4.8.3.1.3 „Prinzipien zur Tabakentwöhnung"
Alle untersuchten internationalen Leitlinien empfehlen zum Untersuchungszeitpunkt, dass rauchende psychiatrische Patienten im Allgemeinen dieselben Behandlungsstrategien für eine komorbide Tabakabhängigkeit erhalten sollen, wie es für die Normalbevölkerung üblich ist. Zum Zeitpunkt der Leitlinienerstellung zeigten sich nur wenige uneinheitliche kontrollierte, randomisierte Studien für dieses Klientel als Gesamtaussage (Evidenzlage: 0). Aus klinischen Gesichtspunkten wurde eine „klinische Konsenspunkt-Entscheidung" (KKP) getroffen.

Empfehlung 4.8.3.2 „Komorbide depressive Erkrankungen"
Aus den metaanalytischen Auswertungen leiten Aldi et al. (2018) für die verschiedenen, von ihnen untersuchten Patientengruppen (Raucherinnen und Raucher + aktueller MDD, R + depressive Symptome, R + schwere Depressionen, R + Depressionen in der Anamnese) folgende Empfehlungen ab (LoE 1a):

Aktuelle MDD und Raucherinnen und Raucher:
Nikotinersatztherapie (21 mg); Varenicline 1 mg/2x/d, 2staged care" (Anthenelli et al. 2013; Thorsteinsson et al. 2001)

Personen mit Tabakkonsum und aktuellen depressiven Symptomen:
Nikotinkaugummi, Fluoxetin 20 mg/d, Transdermaler Nikotinersatz (Brown et al. 2014; Kinnunen et al. 2008; MacPherson et al. 2010)

Raucherinnen und Raucher und schwere depressive Symptome aktuell:
Nikotin Inhaler und Fluoxetin 20 mg/d, Naltrexon 50 mg/d. (Blondal et al. 1999a; Walsh et al. 2008).

Positive Anamnese Depression und Raucherinnen und Raucher: KVT und kognitive Abstinenztherapie sowie Rückfalltraining (Hall et al. 1994, 1996; Killen et al. 2008)

Aus der Metaanalyse von Young et al. (2018) können keine Empfehlungen abgeleitet werden.

Die Metaanalyse von Secades-Villa et al. (2017; LoE 1a) hält im Ergebnis fest, dass eine bessere Wirksamkeit in Studien mit pharmakologischer Behandlung im Vergleich zu psychosozialen Interventionen festzustellen war. Insgesamt belegten die metaanalytischen Angaben, dass psychosoziale Interventionen einen positiven, aber nicht statistisch signifikanten Effekt auf die Rauchabstinenz zeigten. Eine Studie mit „Verhaltensaktivierung" berichtete über signifikante Effekte auf die Abstinenz nach 6 und 12 Monaten und damit eine moderate Wirkung auf die Stimmung und Abstinenz (Gierisch et al. 2012).

Drei Studien, die die Wirkungen einer Bewegungstherapie untersuchten (Bernard et al. 2015; Patten et al. 2016; Vickers et al. 2009), konnten keine Wirksamkeit auf Abstinenzraten aufweisen. Eine Studie, die motivationale Gesprächsführung einsetzte, berichtete über keine Änderung der Rauchabstinenz nach 12 Monaten (Japuntich et al. 2007). Somit benötigt die Gruppe der depressiven Raucherinnen und Raucher nach Ansicht der Autoren eine "intensivere Unterstützung" zur Rauchabstinenz.

Die Aussagen der Metaanalyse gehen über die Ergebnisse der Auswertung von Aldi et al. (2018) nicht hinaus, ergänzen und unterstützen aber deren Ergebnisse.

Empfehlung 4.8.2.3.1 „Tabakentwöhnung bei komorbiden schizophrenen Erkrankungen"
Metaanalysen über kontrollierte, randomisierte Studien mit ausreichender Fallzahl (1a) zeigen eine gute Datenlage für Bupropion für eine sichere Behandlung von tabakabhängigen Patienten mit einer komorbiden Schizophrenie ohne signifikanten Einfluss auf die Positiv – oder Negativsymptomatik. Ausgehend von der Dopamin-Hypothese der Schizophrenie wurde jedoch die Substanz als Selektiver Noradrenalin- und Dopamin- Wiederaufnahmehemmer aus theoretischen Überlegungen im Empfehlungsgrad herabgestuft (B).

Ein systematisches Review über prospektive randomisierte, kontrollierte Studien mit ausreichender Fallzahl (1a) sowie zwei kontrollierte, randomisierte Studien (1b) zeigen eine signifikante Überlegenheit von Vareniclin bei stabilen schizophrenen Patienten, jedoch sind die Daten für die Langzeitabstinenz uneinheitlich. Aus diesem Grunde wurde der Empfehlungsgrad herabgestuft (B).

Empfehlung 4.8.2.3.2 „Tabakentwöhnung bei komorbiden schizophrenen Erkrankungen 2"
Kontrollierte, randomisierte Studien (1a), jedoch mit geringen Patientenzahlen, zeigen in der Metaanalyse keinen klaren Effekt bei schizophrenen Rauchern. Aufgrund der guten klinischen Erfahrung und den allgemeinen Empfehlungen für die Behandlung von Patienten mit psychischer Komorbidität wurde eine klinische Konsenspunkt-Entscheidung (KKP) getroffen (KKP).

Empfehlung 4.8.2.3.3 „Verhaltenstherapeutische Ansätze bei komorbiden schizophrenen Erkrankungen
Eine kontrollierte, randomisierte Studie zeigt einen signifikanten Effekt verstärkerorientierter verhaltensttherapeutischer Interventionen bei schizophrenen Patienten (1a), jedoch keine signifikanten Langzeiteffekte. Aus diesem Grunde wurde der Empfehlungsgrad herabgestuft (0).

Empfehlung 4.8.2.4 „Komorbide andere Substanzkonsumstörungen/ Suchterkrankungen"
Ein systematisches Cochrane-Review (Apollonio et al. 2016) über eine höhere Anzahl (N = 35) randomisiert-kontrollierter Studien mit hoher methodischer Qualität (1a) und hoher Fallzahl (> 5000) belegt mit hoher Evidenz und moderater Quality of Evidence eine hohe

Effektstärke der Wirksamkeit der untersuchten Therapieansätze zur Tabakentwöhnung bei Patienten mit alkoholbezogener oder mit anderen drogen-assoziierter Substanzkonsumstörung. Eine weitere Metaanalyse (Thurgood et al. 2016) über prospektive randomisierte, kontrollierte Studien mit ausreichender Studien- und Teilnehmeranzahl und moderater methodischer Qualität belegt die Wirksamkeit von Tabakentwöhnung bei komorbid Suchtkranken in der Entwöhnungsphase nach dem Rauchstopp. Der komorbide Suchtmittelkonsum wurde durch die Tabakentwöhnung überwiegend nicht beeinflusst (8 RCTs), in der Minderheit der Studien (N = 2) erhöht.

4.9 Setting, Versorgungssituation und Aspekte der Finanzierung

Autorinnen und Autoren: Christa Rustler, Kay Uwe Petersen, Thomas Hering, Daniel Kotz, Sabina Ulbricht, Volker Weissinger, Ute Mons
 (Autorinnen und Autoren vorige Leitlinienversion: Ulf Ratje, Sabina Ulbricht, Gabriele Bartsch, Kay Uwe Petersen)

4.9.1 Einleitung

Obgleich der Anteil der jugendlichen Raucherinnen und Raucher rückläufig ist, beträgt die Gesamtprävalenz erwachsener Raucherinnen und Raucher ca. 28 %. In Deutschland rauchen 32 % der Männer und 25 % der Frauen, die älter als 15 Jahre sind (Kotz et al. 2018). Mehr als 120.000 Todesfälle sind jährlich in Deutschland auf die Folgen des Tabakkonsums zurückzuführen (Mons und Kahnert 2019).

Die flächendeckende Implementierung und systematische Umsetzung von Kurzberatungsansätzen zur Förderung des Rauchstopps (persönlich, telefonisch, Internet, mobile Anwendungen) sowie von therapeutischen Einzel- und Gruppeninterventionen mit und ohne Pharmakotherapie in medizinischen, pflegerischen und psychosozialen Versorgungsstrukturen stehen bislang in Deutschland aus. Es liegen zudem nur wenige einschlägige statistische Daten zur fundierten Einschätzung der tatsächlichen Versorgungssituation in Deutschland vor. Aktuelle Daten der DEBRA Studie (Deutsche Befragung zum Rauchverhalten) belegen, dass in Deutschland derzeit nur 13 % der Rauchstoppversuche mit evidenzbasierten Methoden unterstützt werden (5 % mit ärztlicher Kurzberatung, 1,2 % mit verhaltenstherapeutischer Einzel- oder Gruppentherapie, 8 % mit Nikotinersatztherapie, und 0,4 % mit Vareniclin) (Kotz et al. 2020). Daten der EUREST-PLUS ITC-Studie 2016 zeigen, dass nur 39 % der befragten Raucherinnen und Raucher innerhalb der vorangegangenen zwölf Monate durch Gesundheitspersonal ein Rauchstopp angeraten wurde (Hummel et al. 2018). Speziell für das Hausarztsetting konnten DEBRA-Daten zeigen, dass nur 18 % der Raucherinnen oder Raucher bei ihrer letzten Hausarztkonsultation eine Rauchstoppempfehlung erhalten hatten, und lediglich 3 % ein evidenzbasiertes Therapie-

Angebot zur Tabakentwöhnung, wie z. B. eine Rauchstopp-Empfehlung mit Verweis auf Pharmako- oder Verhaltenstherapie (Kastaun und Kotz 2019). Auf der Basis dieser Ausgangssituation ist eine dringende Verbesserung der Implementierung von evidenzbasierten Maßnahmen der Tabakentwöhnungsbehandlung in der hausärztlichen Praxis sowie allen Settings des Gesundheitswesens von Nöten.

4.9.2 Klinische Fragestellungen

Welche Settings sind in welchem Maße und unter welchen Voraussetzungen (z. B. politischer Wille, Finanzierung und Werbung) wirksam?

Welche Settings (z. B. soziale Einheiten) sind in Deutschland etabliert?

Die vorhandenen Strukturen der medizinischen, pflegerischen und psychosozialen Gesundheitsversorgung sind grundsätzlich geeignet, das gesamte evidenzbasierte Interventionsspektrum als Standardprozess im Rahmen der Patientenbehandlung zu etablieren. Die qualifizierte und effektive Umsetzung von Kurzberatungsansätzen zur Förderung des Rauchstopps und auch Tabakentwöhnungsmaßnahmen erfordern allerdings eine stärkere Professionalisierung und flächendeckende Implementierung.

4.9.3 Schlüsselempfehlungen

	Empfehlungen Statements	Empfehlungsgrad
4.9.3.1	**Setting Beratung (persönlich, telefonisch, Internet-basierte Anwendungen)** Beratungsangebote zum Rauchstopp sollen systematisch und qualifiziert durch ärztliche und alle weiteren Berufsgruppen von Gesundheits- und Sozialeinrichtungen sowie durch Psychotherapeuten angeboten werden. Empfehlungsgrad: KKP LoE: - Literatur: Brown et al. (2016),, Bundesministerium für Gesundheit (BMG)(2015), Carson-Chahhoud et al. 2019, Carson et al. (2012), Matkin et al. (2019), Rice et al. (2017), Saba et al. (2014)). Gesamtabstimmung (ohne IK): 30.06.2020 100 % (25/25)	KKP
4.9.3.2	**Setting Therapeutische Interventionen (mit und ohne Pharmakotherapie)** Verhaltenstherapeutisch orientierte Einzel- und Gruppeninterventionen zur Erreichung des Rauchstopps sollen durch qualifizierte ärztliche/psychotherapeutische und qualifizierte weitere Fachpersonen in allen Bereichen des Gesundheitswesens und unter Berücksichtigung von zielgruppenspezifischen Besonderheiten angeboten werden. Empfehlungsgrad: KKP LoE: - Gesamtabstimmung (ohne IK): 30.06.2020 100 % (25/25)	KKP

	Empfehlungen Statements	Empfehlungsgrad
4.9.3.3.1	*Setting* **Implementierung 1** Evidenzbasierte Interventionen zur Förderung des Rauchstopps sollen in allen Einrichtungen/Settings des Gesundheitswesens systematisch implementiert werden. Empfehlungsgrad: KKP LoE: - Literatur: Herold et al. (2016), van Rossem et al. (2017) Gesamtabstimmung (ohne IK): 30.06.2020 100 % (25/25)	KKP
4.9.3.3.2	*Setting* **Implementierung 2** Evidenzbasierte Interventionen zur Förderung des Rauchstopps sollen Bestandteil von Qualitätszielen aller Einrichtungen/Settings des Gesundheitswesens sein. Empfehlungsgrad: KKP LoE: - Literatur: Herold et al. (2016), van Rossem et al. (2017)) Gesamtabstimmung (ohne IK): 30.06.2020 100 % (25/25)	KKP
4.9.3.4.1	*Setting* **Professionalisierung der Interventionsumsetzung 1** Die Qualifizierung zur Umsetzung von Kurzberatung zur Förderung des Rauchstopps soll in der Ausbildung aller Gesundheitsberufe verpflichtend sein. Empfehlungsgrad: KKP LoE: - Gesamtabstimmung (ohne IK): 30.06.2020 100 % (25/25)	KKP
4.9.3.4.2	*Setting* **Professionalisierung der Interventionsumsetzung 2** Die Qualifizierung in verhaltenstherapeutisch orientierten Interventionen zur Förderung des Rauchstopps soll in die Fort- und Weiterbildung integriert werden. Empfehlungsgrad: KKP LoE: - Gesamtabstimmung (ohne IK): 30.06.2020 100 % (25/25)	KKP

4.9.4 Hintergrund der Evidenz

Für die Erarbeitung dieses Kapitels wurden therapeutische Empfehlungen der Abschn. 4.1, 4.2, 4.3, 4.4, 4.5, 4.6, 4.7, 4.8 verwendet, deren Empfehlungsgrad mit A bewertet wurde. Auf diese wird entsprechend verwiesen.

4.9.5 Darstellung der Evidenz

Hintergrundtext zur Empfehlung 4.9.3.1 „Setting Beratung (persönlich, telefonisch, Internet-basierte Anwendungen)"

Die Empfehlung und Umsetzung von Kurzberatungsansätzen (Empfehlungen 4.2.3.1, 4.2.3.4, Empfehlungsgrad A, LoE 1a) zum Rauchstopp soll durch qualifiziertes Personal der medizinischen, pflegerischen und psychosozialen Versorgung erfolgen. Dazu zählen Ärzte, Pflegefachpersonen, psychologische und ärztliche Psychotherapeuten sowie weitere qualifizierte Professionen, wie u. a. Medizinische Fachangestellte, Atmungstherapeuten, Hebammen, Psychologen, Sozialarbeiter, Sozialpädagogen, und Ergotherapeuten (Matkin et al. 2019; Rice et al. 2017). Es besteht hinreichend Evidenz zur Wirksamkeit des einmaligen ärztlichen Ratschlages mit dem Rauchen aufzuhören sowie zur Wirksamkeit ausführlicherer ein- bzw. mehrfach ärztlicher Kurzberatung zum Rauchstopp (Stead et al. 2013). Auch weitere einschlägig qualifizierte Professionen der medizinischen, pflegerischen, rehabilitativen und psychosozialen Versorgung können Kurzberatungsansätze wirksam umsetzen (Carson et al. 2012; Rice et al. 2017).

Für die Umsetzung dieser Empfehlung in Deutschland kommen verschiedene medizinische und psychosoziale Settings in Frage: medizinische Einrichtungen (Akut- und Reha-Kliniken, Ambulanzen, Arztpraxen, Zahnarztpraxen, Hebammenpraxen, Einrichtungen der Jugendhilfe, Apotheken, u. a.), Kommunen (Drogen-/Suchtberatung, Schwangerenberatung, Familienberatung, Gesundheitsämter, sowie aufsuchende Dienste wie Familienpflege, Familienhebammen, u. a.) und Betriebe (Sozialdienst, betriebsärztlicher Dienst) (BMG 2015; Brown et al. 2016; Carson-Chahhoud et al. 2019; Saba et al. 2014).

Hintergrundtext zur Empfehlung 4.9.3.2 „Setting Therapeutische Interventionen (mit und ohne Pharmakotherapie)"

Verhaltenstherapeutisch orientierte Einzel- und Gruppeninterventionen zur Förderung des Rauchstopps (Empfehlungen 4.3.3.1, 4.3.3.2, Empfehlungsgrad A, LoE 1a) sollen durch qualifizierte Mitarbeiter im Gesundheitswesen empfohlen und durchgeführt werden. Hierzu gehören u. a. Ärzte, Psychologen, Pflegefachpersonen, Sozialarbeiter, Sozialpädagogen, Medizinische Fachangestellte. Ärzte mit Zusatzqualifikationen in der Suchtmedizin sowie psychologische und ärztliche Psychotherapeuten sowie Sozialarbeiter/Psychologen mit der Weiterbildung Sucht – die in entsprechenden Settings tätig sind – mit einer Verhaltenstherapieausbildung gelten als qualifiziert dafür, Tabakentwöhnung anzubieten und durchzuführen.

Anhand einer Diagnostik kann ein schädlicher Gebrauch von Tabak bzw. eine Tabakabhängigkeit festgestellt werden. In diesem Fall ist die Empfehlung für bzw. die Vermittlung in Angebote angezeigt, die Möglichkeiten intensiverer Interventionen enthalten. Hierzu gehören verhaltenstherapeutische Gruppen- und Einzelinterventionen (Empfehlungen 4.3.3.1 und 4.3.3.2, jeweils Empfehlungsgrad A, LoE 1a) sowie die Empfehlung und die Anwendung von einer pharmakotherapeutischen Unterstützung des Nikotinentzugs. Als geeignet gelten Nikotinersatztherapie (Empfehlung 4.4.3.1, Empfehlungsgrad

A, LoE 1a), Bupropion (Empfehlung 4.4.3.2.1, Empfehlungsgrad A, LoE 1a) und Vareniclin (Empfehlung 4.4.3.3.1, Empfehlungsgrad A, LoE 1a). Kombinationsbehandlungen aus Verhaltens- und Pharmakotherapie gelten als besonders effektiv.

Hintergrundtext zur Empfehlung 4.9.3.3.1 „Setting Implementierung 1"
Als Implementierung wird eine spezifisch geplante Reihe von Aktivitäten definiert, die dazu dienen, ein (evidenzbasiertes) Programm in die Praxis umzusetzen (Fixsen et al. 2005). Es gibt umfangreiche empirische Belege dafür, dass der Grad der Implementierung die Programmergebnisse beeinflusst (Durlak und DuPre 2008). Faktoren für eine erfolgreiche Implementierung von evidenzbasierten Interventionen werden wie folgt beschrieben:

Eine effektive Führung und aktive Programmbefürworter/Multiplikatoren im Setting sind entscheidend für die Umsetzung. Die Multiplikatoren sollten in einer Organisation eine hohe Position innehaben und den Respekt anderer Mitarbeiter haben, um eine Innovation durch den gesamten Verbreitungsprozess von der Einführung bis zur Nachhaltigkeit zu orchestrieren (Durlak und DuPre 2008). Denn in den einzelnen Systemen sind Prozessveränderungen als Voraussetzung für die Verbesserung der Dokumentation des Rauchstatus, die Bereitstellung von Beratung zur Förderung des Rauchstopps und die Vermittlungen in Tabakentwöhnungsangebote erforderlich (Thomas et al. 2017). Implementierungsprozesse bedingen immer Anpassungsprozesse innerhalb der Organisation um die Interventionen an die jeweiligen Bedürfnisse der Zielgruppe (z. B. Jugendliche, akut und chronisch Kranke, Schwangere, soziale und kulturelle Besonderheiten) und organisatorische Bedingungen (Arztpraxis, Jugendhilfe, Akut-, Rehabilitations- oder Fachklinik, Beratungsstelle, etc.) anzupassen. Hier werden bessere und nachhaltigere Ergebnisse erzielt, wenn dies auf partizipatorischen Prozessen mit allen relevanten Beteiligten basiert. Im Idealfall finden Qualifizierungen statt, nachdem die notwendigen Ressourcen in Bezug auf Zeit, Personal, administrative und finanzielle Unterstützung gesichert sind und andere Faktoren die Umsetzung aktiv unterstützen (strategische Zielsetzung, gemeinsame Entscheidungsfindung, effektive Führung und technische Unterstützung usw.). Da Personalwechsel die Implementierung, Programmtreue und Nachhaltigkeit gefährden kann, ist eine regelmäßige Nachschulung erforderlich.

Hintergrundtext zur Empfehlung 4.9.3.3.2 „Setting Implementierung 2"
Frühzeitiges Monitoring hilft anfängliche Umsetzungsprobleme zu erkennen und die erforderliche Unterstützung im System oder von außen zu bieten. Ein systematisches Monitoring- und Rückmeldesystem für die Implementierung der Tabakentwöhnung in den Settings erhöht die Umsetzungstreue und die Innovation in den notwendigen Anpassungen. Politische Rahmenbedingungen sind essenziell für die Institutionalisierung neuer Verfahren und Praktiken sowie für die Unterstützung einer administrativen und finanziellen Infrastruktur (Durlak und DuPre 2008; Michie et al. 2011). Bezogen auf den Krankenhausbereich werden von Fiore et al. (2007) sechs grundsätzliche Strategien auf der Systemebene zur Förderung der Behandlung von Tabakabhängigkeit vorgeschlagen, die auch auf andere Bereiche des Gesundheitssystems übertragbar sind.

1. Einführung eines Systems zur Identifizierung von Raucherinnen und Rauchern und zur Dokumentation des Tabakkonsumstatus
2. Bereitstellung von Ausbildung, Ressourcen und Feedback zur Förderung der Anbieter von Tabakentwöhnung
3. Bereitstellung von Personal für die Tabakentwöhnung und Aufnahme dieser in die Aufgaben- und Stellenbeschreibungen
4. Förderung einer Krankenhauspolitik, die Tabakentwöhnung unterstützt und anbietet
5. Bereitstellung evidenzbasierter Behandlungen der Tabakabhängigkeit (sowohl Beratung und Pharmakotherapie)
6. Finanzierung der Tabakentwöhnung und Aufnahme der Tabakentwöhnung in die Leistungskataloge

Hintergrundtext zu den Empfehlungen 4.9.3.4.1 und 4.9.3.4.2 „Setting Professionalisierung der Interventionsumsetzung"

Die Implementierung und Umsetzung von Interventionen zur Förderung des Rauchstopps erfordert die Einbeziehung aller Berufsgruppen des Gesundheitssystems, die unmittelbar in der Patientenversorgung tätig sind, sowie in sozialen Sicherungssystemen, zum Beispiel gesetzlichen Krankenkassen. Als qualifiziert gelten Personen, die entweder im Bereich der Suchtbehandlung (z. B. Zusatzbezeichnung Suchtmedizinische Grundversorgung) oder eine spezifische tabakbezogene Fort- und Weiterbildung durchlaufen haben (z. B. Curriculum Tabakabhängigkeit der Bundesärztekammer, Ausbildungscurricula verschiedener Anbieter, die leitlinienkonforme Tabakentwöhnungsbehandlungen zum Inhalt haben). Die bislang unzureichende Ausbildung von Ärzten bezüglich der leitlinienkonformen Tabakentwöhnung ist ein wesentliches Hindernis für die Umsetzung von Beratungs- und Behandlungsangeboten (Raupach et al. 2014). Dies zeigt sich bereits während des Medizinstudiums (Raupach et al. 2013). So ist die Vermittlung von Grundlagen einer evidenzbasierten Tabakentwöhnung noch zu selten Pflichtbestandteil des Medizinstudiums. Dabei kann bereits ein Trainingsmodul im Medizinstudium Langzeiteffekte hinsichtlich Wissen, Fertigkeiten und Einstellungen in Bezug auf Tabakentwöhnung haben (Herold et al. 2016). Den Effekt von Qualifizierungsprogrammen für Angehörige der Gesundheitsberufe zur Durchführung von Tabakentwöhnung zeigt eine systematische Übersichtsarbeit (Carson et al. 2012). Schulungen erhöhen signifikant den Effekt einer Intervention bezüglich langfristiger Abstinenzraten bei behandelten Patientinnen und Patienten (OR = 1,60; 95 % KI: 1,26–2,03) sowie zudem die Wahrscheinlichkeit einer Beratung bzw. einer Folgeberatung. Für die Notwendigkeit der Professionalisierung von Tabakentwöhnung in medizinischen Versorgungssettings spricht zudem, dass Maßnahmen, welche Pharmakotherapie mit verhaltenstherapeutischen Elementen kombinieren, im Hinblick auf die Wirksamkeit einer Kurzintervention überlegen sind. Beispielsweise konnte eine randomisierte kontrollierte Studie, durchgeführt in niederländischen Hausarztpraxen unter Alltagsbedingungen bei einer Therapie bestehend aus hausärztlicher Beratung und Vareniclin Langzeitabstinenzraten von 27 % nach 12 Monaten berichten (van Rossem et al. 2017).

4.9.6 Von der Evidenz zu den Empfehlungen

Empfehlungen 4.9.3.1 bis 4.9.3.3
Aufgrund des Mangels an geeigneter Literatur basieren die Empfehlungen 4.9.3.1 bis 4.9.3.3 auf klinischen Konsensentscheidungen (Empfehlungsgrad: Klinischer Konsenspunkt, KKP).

4.9.7 Empfehlungen für künftige Forschung

Wichtig ist, dass Fragen zur Versorgungsforschung im Bereich der Tabakentwöhnung in Zukunft verstärkt aufgegriffen werden und entsprechende Mittel zur Verfügung gestellt werden. Dies beinhaltet:

1. Studien zu Umsetzungsstrategien zur Implementierung der Leitlinienempfehlungen im realen deutschen Versorgungsalltag sollen durchgeführt werden.
2. Es soll untersucht werden, welche hinderlichen und fördernden Faktoren – sowohl auf Seiten (potenzieller) Therapieanbieter wie -empfänger – einer besseren Umsetzung der Leitlinienempfehlungen im realen deutschen Versorgungsalltag entgegenstehen und wie diese überwunden bzw. gefördert werden können.
3. Es soll untersucht werden, wie leitlinienbasierte(s) Screening, Diagnostik und Behandlung des schädlichen und abhängigen Tabakkonsums flächendeckend in die Aus- und Weiterbildung aller Gesundheitsberufe stärker integriert werden kann.
4. Es sollen die Bedarfe und Ansprüche von Zielgruppen untersucht werden, um die Angebote und Versorgungsstruktur bedarfsgerecht optimieren zu können.

4.9.8 Zur Verbesserung der Versorgungssituation

4.9.8.1 Finanzierung der Tabakentwöhnung
Bislang grenzt die deutsche Sozialgesetzgebung die Prävention bei fehlendem Krankheitsnachweis von der Therapie bei vorhandenem Nachweis einer Erkrankung ab. Für die erstattungsfähige Umsetzung einer therapeutischen Intervention wäre es daher notwendig, die Diagnose einer Tabakabhängigkeit nach ICD-10 (F17.2) und/oder weiterer tabakassoziierter Erkrankungen zu stellen. Daher werden Ansätze zur Förderung des Rauchstopps ohne Diagnostik und Erkrankungsnachweis als Präventionsmaßnahmen bezeichnet. Maßnahmen, die eine Diagnostik und den Erkrankungsnachweis beinhalten, werden dagegen als therapeutische Maßnahmen definiert. Angesichts der immensen Kosten zur Behandlung von tabakbedingten Erkrankungen ist die Kosteneffektivität von solchen Maßnah-

men, die im ambulanten Gesundheitswesen angesiedelt sind, hinreichend nachgewiesen (Reda et al. 2012; Salize et al. 2009; van den Brand et al. 2017). Nach Berechnungen (Wasem et al. 2008) liegt die Nettokosteneinsparung für das Gesundheitssystem bei ca. 15.000 Euro pro Patientinnen und Patienten bei erfolgreichen Rauchstopp.

Vollständig finanzierte Interventionen, die sich an Raucher richten, erhöhen im Vergleich zu nicht finanzierten Interventionen den Anteil der Raucher, die einen Rauchstoppversuch unternehmen, die an Behandlungen zur Tabakentwöhnung teilnehmen und erfolgreich abstinent werden. So ist die Vollfinanzierung der Tabakentwöhnung für Patientinnen und Patienten mit einer 77 % erhöhten Abstinenzrate verbunden (RR = 1,77; 95 % KI: 1,37–2,28). Nicht so eindeutig ist die Wirkung von finanziellen Anreizen, die sich an die Anbieter richten (van den Brand et al. 2017). Die Koppelung von Tabakentwöhnungsmaßnahmen an die Leistungsvergütung von Klinken beeinflusst bei Anbietern jedoch die strategische Entscheidung in der Organisation und führte in einer regionalen Klinikgruppe in einem dreijährigen Zeitraum zu einer Verdoppelung der Patientinnen und Patienten, die am Programm teilnahmen (33,7 % in 2009 vs. 62,8 % in 2013). Es nahm sowohl die vollständige Durchführung des Programms als auch die nachhaltige Implementierung der Prozesse zu. Zusätzlich erhöhte sich die Anzahl der Kliniken, die sich am Programm beteiligten, in der Region von 76 % auf 96 % (Mullen et al. 2019).

Die aktuelle Gesetzgebung in Deutschland zur Tabakentwöhnung bedingt bislang erhebliche formale, administrative und wirtschaftliche Barrieren, die im Ergebnis für die Mehrzahl der Bedürftigen prohibitiv wirken. Bislang bleibt es Einrichtungen und Gesundheitsdienstleistern überwiegend selbst überlassen, welchen Stellenwert sie evidenzbasierten Interventionen zur Behandlung des Tabakkonsums einräumen geben und in welchem Umfang sie in Routineprozesse implementiert werden. Aufgrund der beschriebenen Erkenntnisse, auch aus anderen Ländern, sind Veränderungen der gesetzlichen Vorgaben von Nöten. Die Prävention und therapeutische Behandlung der Tabakabhängigkeit ist verbindlich als notwendige und allgemein zugängliche Leistung im Gesundheitswesen zu verankern und zu finanzieren. Die Finanzierung muss auch eine systematische Implementierung von Strukturen und Qualifikation sowie einem Monitoringsystem umfassen, um Fortschritte und Barrieren sichtbar zu machen und zu überwinden. Die Behandlung des Tabakkonsums ist in den Leistungskatalog der Krankenkassen aufzunehmen.

4.9.9 Empfehlungen für künftige Aktualisierungen der Leitlinie

Es wird vorgeschlagen, künftig die Empfehlung einer Intervention neben dem randomisiert-kontrolliert erbrachten Wirksamkeitsnachweis (efficacy) stärker mit der Wirksamkeit — (effectiveness) unter realen Versorgungsbedingungen zu verbinden.

Anhang

Anhang 1 „Off-Label-Use": Zur Anwendung von Medikamenten zur Tabakentwöhnung, die in Deutschland nicht zugelassen sind.

In Deutschland zugelassene Medikamente zur Tabakentwöhnung bei Anwendung ab dem 18. Lebensjahr sind alle Präparate zur Nikotinsubstitution, Bupropion, Vareniclin und Cytisin. Nur einzelne Nikotin-Präparate sind für die Anwendung bei gleichzeitig fortgesetztem Tabakkonsum zum allmählichen Rauchverzicht oder für die Kombination einzelner Nikotinpräparate untereinander zugelassen (näheres hierzu siehe Fachinformation der einzelnen Produkte). Alle anderen Medikamente oder Medikamentenkombinationen (z. B. Bupropion und Nikotinkaugummi) und insbesondere ihre Anwendung vor dem 18. Lebensjahr sind nicht zugelassen und somit im sogenannten „Off-Label-Use".

In Deutschland können Arzneimittel auf Erwägungen zur Patientensicherheit nur nach Zulassung durch die Zulassungsbehörden (z. B. das Bundesinstitut für Arzneimittel und Medizinprodukte – BfArM) auf den Markt gebracht werden. Grundlage der Zulassung ist die Beantragung der Zulassung durch das herstellende pharmazeutische Unternehmen nach Durchlaufen eines aufwendigen Prüfverfahrens für Wirksamkeit und Verträglichkeit anhand klinischer Studien. Informationen zur Zulassung liefert u. a. die Gebrauchsinformation („label"). Dieses Verfahren muss der Hersteller für jedes Produkt, jede Indikation und jede Patientengruppe separat beantragen, es ist aufwendig und teuer. Daher werden für viele Medikamente nur die häufigsten Anwendungsgebiete beantragt. „Off-Label-Use" ist der zulassungsüberschreitende Einsatz eines Arzneimittels, insbesondere die Anwendung eines zugelassenen Arzneimittels außerhalb der von den Zulassungsbehörden genehmigten Anwendungsgebieten (Gemeinsamer Bundesausschuss).

Da für viele hier beschriebene Substanzen die Tabakentwöhnung nur eine Nebenindikation darstellt oder die Wirksamkeit in der Tabakentwöhnung erst nach der Zulassung für eine Hauptindikation des Arzneimittels untersucht wurde (z. B. Blutdruckmittel oder Antidepressiva), haben diese Präparate keine Zulassung und können für die Tabakentwöhnung nur off label verordnet werden. Damit hat keine behördliche Prüfung der Anwendung stattgefunden und es liegen meist auch nicht in umfassender Weise Daten zur Nutzen-Risiko-Bewertung des Arzneimittels vor. Damit bleibt bei nur begrenzten Erfahrungen ein gewisses Risiko zum Nutzen oder/und zu den Anwendungsrisiken.

Das Bundesministerium für Gesundheit (BMG) hat 2005 den Gemeinsamen Bundesausschuss (GBA) beauftragt, Gruppen von Expertinnen und Experten zur Bewertung des Wissensstandes zum Off-Label-Use einzelner Wirkstoffe bzw. Arzneimittel einzurichten. Hier finden sich viele Fragestellungen zum Einsatz häufig verwendeter Medikamente beispielsweise in der Onkologie, Neurologie und Kinderheilkunde, jedoch keine zur Tabakentwöhnung.

Die Verordnungs- (und Erstattungs-)fähigkeit von Arzneimitteln außerhalb der Zulassung hat das Bundessozialgericht in seinem Urteil vom 19. März 2002, Az.: B 1 KR 37/00 R, konkretisiert. Es erkennt die Notwendigkeit von eingeschränktem Off-Label-Use unter engen Voraussetzungen an:

„Die Verordnung eines Medikaments in einem von der Zulassung nicht umfassten Anwendungsgebiet kommt deshalb nur in Betracht, wenn es

1. um die Behandlung einer schwerwiegenden (lebensbedrohlichen oder die Lebensqualität auf Dauer nachhaltig beeinträchtigenden) Erkrankung geht, wenn
2. keine andere Therapie verfügbar ist und wenn
3. aufgrund der Datenlage die begründete Aussicht besteht, dass mit dem betreffenden Präparat ein Behandlungserfolg (kurativ oder palliativ) erzielt werden kann. Damit Letzteres angenommen werden kann, müssen Forschungsergebnisse vorliegen, die erwarten lassen, dass das Arzneimittel für die betreffende Indikation zugelassen werden kann. Davon kann ausgegangen werden, wenn entweder

- die Erweiterung der Zulassung bereits beantragt ist und die Ergebnisse einer kontrollierten klinischen Prüfung der Phase III (gegenüber Standard oder Placebo) veröffentlicht sind und eine klinisch relevante Wirksamkeit respektive einen klinisch relevanten Nutzen bei vertretbaren Risiken belegen
- oder außerhalb eines Zulassungsverfahrens gewonnene Erkenntnisse veröffentlicht sind, die über Qualität und Wirksamkeit des Arzneimittels in dem neuen Anwendungsgebiet zuverlässige, wissenschaftlich nachprüfbare Aussagen zulassen und auf Grund derer in den einschlägigen Fachkreisen Konsens über einen voraussichtlichen Nutzen in dem vorgenannten Sinne besteht." (Gemeinsamer Bundesausschuss).

In dieser Leitlinie werden Wirksamkeitsbeurteilungen anhand klinischer Studien in der Tabakentwöhnung und daraus bekannte Anwendungsrisiken vorgestellt. Oft ist die Datenbasis für seltene Anwendungen wie Tabakentwöhnung geringer als für die Hauptindikation des Präparates.

Die Entscheidung über den Einsatz einzelner Medikamente liegt in jedem Einzelfall beim verschreibenden Arzt. Der Arzt kann für die Folgen haftbar gemacht werden, wenn ein Patient durch ein im Off-Label-Use verordnetes Arzneimittel zu Schaden kommt. Nur beim zulassungsgemäßen Einsatz von Arzneimitteln ist eine Gefährdungshaftung durch den pharmazeutischen Unternehmer nach § 84 Abs. 1 Nr. 1 Arzneimittelgesetz eindeutig gegeben (Gemeinsamer Bundesausschuss). Der verschreibende Arzt muss den Patienten über die fehlende Zulassung des Medikamentes in seiner konkreten Indikation und in besonderer Weise über Anwendungsrisiken und Nebenwirkungen aufklären. Eine Erstattungsfähigkeit durch die gesetzlichen Krankenkassen besteht nur in Ausnahmefällen.

Quelle: https://www.g-ba.de/themen/arzneimittel/arzneimittel-richtlinie-anlagen/off-label-use/ 26.07.2020

Anhang 2 Vorschlag eines Anamnese-/Befundbogens für Raucherinnen und Raucher

Anamnese

Allgemeine Anamnese

Bestehende Erkrankungen

☐ Herz-Kreislauf/Gefäße
- ☐ Hypertonie
- ☐ Koronare Herzkrankheit
- ☐ Herzinfarkt
- ☐ Schlaganfall
- ☐ periphere arterielle Verschlusskrankheit
- ☐ sonstiges:

☐ Lungenerkrankung
- ☐ Asthma bronchiale
- ☐ Chronisch obstruktive Lungenerkrankung/COPD
- ☐ Lungenemphysem
- ☐ sonstiges:

☐ Krebserkrankungen
- ☐ Lungenkrebs
- ☐ Rachen-/Speiseröhrenkrebs
- ☐ Magenkrebs
- ☐ sonstiges:

☐ Allergien

☐ Depressionen

☐ Diabetes

Anhang

☐ Krampfleiden

☐ Sonstige Erkrankungen:

Risikofaktoren

☐ Schwangerschaft

☐ Familiäre Belastung   ☐ Herz-Kreislauf/Gefäße

☐ Lungenerkrankung

☐ Krebserkrankungen

☐ Depression

Einnahme von Medikamenten

_____
_____
_____
_____
_____

Raucheranamnese

☐ Zigaretten   ☐ Zigarillo   ☐ Pfeife   ☐

☐ Shisha   ☐ E-Zigarette   ☐ Heat-not-burn Produkte   ☐

Lebensjahr Rauchbeginn: Anzahl Raucherjahre:

Durchschnittlich geraucht Zahl pro Tag: Packungsjahre:

Durchschnittlicher Konsum heute:

Raucher zu Hause:

Raucher im Betrieb:

Frühere Abstinenzversuche:

Nikotinersatz ☐   Bupropion ☐   Vareniclin ☐   Verhaltenstherapie ☐   ohne Hilfen ☐
sonstige Hilfen: Anzahl bisheriger Versuche:

Diagnostik zur Zigarettenabhängigkeit

Fagerströmtest (FTZA*)

Wann nach dem Erwachen rauchen Sie Ihre erste Zigarette?	Innerhalb von 5 Minuten	☐ 3
	Innerhalb von 6 – 30 Minuten	☐ 2
	Innerhalb von 31 – 60 Minuten	☐ 1
	Nach 60 Minuten	☐ 0
Finden Sie es schwierig, an Orten, wo das Rauchen verboten ist (Kino, Bücherei usw.) darauf zu verzichten?	Ja	☐ 1
	Nein	☐ 0
Auf welche Zigarette würden Sie nicht verzichten wollen?	Die erste nach dem Erwachen	☐ 1
	Eine andere	☐ 0
Wie viele Zigaretten rauchen Sie im Allgemeinen pro Tag?	0 - 10	☐ 0
	11 - 20	☐ 1
	21 - 30	☐ 2
	> 30	☐ 3
Rauchen Sie in den ersten Stunden nach dem Erwachen im Allgemeinen mehr als am Rest des Tages?	Ja	☐ 1
	Nein	☐ 0
Kommt es vor, dass Sie rauchen, wenn Sie krank sind und tagsüber im Bett bleiben müssen?	Ja	☐ 1
	Nein	☐ 0

*Fagerström Test for Nicotine Dependence (FTND), deutsch: Fagerström Test für Zigarettenabhängigkeit

(Heatherton TF, Kozlowski LT, Frecker RC, et al. Br J Addiction 1991; 86:1119-27)

Erreichte Punktzahl:

Bewertung:

☐ keine bis geringe Abhängigkeit (0-2 Punkte)
☐ mittlere Abhängigkeit (3-5 Punkte)
☐ mittlere bis starke Abhängigkeit (6-7 Punkte)
☐ starke Abhängigkeit (8-10 Punkte)

Heaviness of Smoking Index (HSI)

Wann nach dem Erwachen rauchen Sie Ihre erste Zigarette?	Innerhalb von 5 Minuten	☐ 3
	Innerhalb von 6 – 30 Minuten	☐ 2
	Innerhalb von 31 – 60 Minuten	☐ 1
	Nach 60 Minuten	☐ 0
Wie viele Zigaretten rauchen Sie im Allgemeinen pro Tag?	0 - 10	☐ 0
	11 - 20	☐ 1
	21 - 30	☐ 2
	> 30	☐ 3

Bewertung: Erreichte Punktzahl:

☐ keine bis geringe Abhängigkeit (0-2 Punkte)
☐ mittlere Abhängigkeit (3-4 Punkte)
☐ starke Abhängigkeit (5-6 Punkte)

Kriterien der Abhängigkeit nach ICD-10 F17.2 **

☐ *Starker Wunsch oder Zwang*, Tabak zu konsumieren

☐ *Eingeschränkte Kontrolle* über Beginn, Beendigung und Menge des Konsums

☐ *Entzugserscheinungen* bei Reduktion oder Beendigung des Konsums; Konsum, um die Entzugssymptome zu mildern

☐ *Toleranzentwicklung*: Um eine gleichbleibende Wirkung zu erzielen, sind zunehmend höhere Dosen erforderlich

☐ Zunehmende *Vernachlässigung* anderer Aktivitäten und Interessen zugunsten des Konsums

☐ *Anhaltender Konsum trotz* des Nachweises von *Folgeschäden*

**WHO: International statistical classification of diseases and related health problems (ICD-10). 10th rev.,vol.1 Geneva: World Health Organization 1992

Anzahl erfüllter Kriterien:

Tabakabhängigkeit ☐ besteht / ☐ besteht nicht.

(Tabakabhängigkeit besteht bei drei oder mehr von sechs Kriterien gleichzeitig.)

Bestimmung von Kohlenmonoxid in der Ausatmungsluft

Kohlenmonoxid (CO) in der Ausatmungsluft (ppm)   COHb (%)

CO-Wert	Rauchverhalten	Beurteilung
0-5	Nichtraucher	Werte von 0-5 ppm sind typische Nichtraucherwerte. Der durchschnittliche CO-Wert eines Nichtrauchers liegt bei 2 ppm.
0-5	Raucher	Eigentlich das Ergebnis eines Nichtrauchers 1) der Raucher hat an dem Messtag noch gar nicht geraucht 2) der Raucher hat am Messtag nur 1-2 Zigaretten geraucht, Zeitpunkt des Rauchens liegt aber schon einige Stunden zurück.
5-10	Nichtraucher	Kommt bei Nichtrauchern seltener vor, ist aber noch im normalen Bereich. Ergebnis lässt auf eine Belastung durch Luftverschmutzung oder Passivrauch schließen.
5-10	Raucher	Typisch für einen Raucher, der an dem Messtag bis zum Messzeitpunkt etwa 2 bis zu 4 Zigaretten geraucht hat. Zeitpunkt der zuletzt gerauchten Zigarette liegt schon einige Zeit (ca. 1 Stunde) zurück
10-20	Nichtraucher	Bei Nichtrauchern sind Werte über 10 ppm äußerst selten, lassen immer auf eine erhöhte CO-Belastung in der Umgebungsluft schließen. Werte deutlich über 10 ppm sind bei Nichtrauchern bedenklich, hier sollte eine Anamnese der möglichen Umweltbelastungen vorgenommen werden, damit der Teilnehmer diese Belastung ausschließen kann. Ursache können z.B. schlecht abziehende Ofenheizungen / Kamine oder auch schlecht belüftete Garagen oder Autowerkstätten sein.
10-20	Raucher	Eigentlich Ergebnis eines leichten Rauchers oder eines Rauchers, der am Messtag noch nicht mehr als 10 Zigaretten geraucht hat.

Anhang

21-40	Raucher	Ergebnis eines Rauchers, der bis zu 20 Zigaretten täglich raucht und auch am Testtag schon mindestens 10 Zigaretten geraucht hat.
40-70	Raucher	Ergebnis eines starken Rauchers, der am Testtag wahrscheinlich mindestens 20 Zigaretten geraucht hat.
>70	Raucher	Diese Werte kommen äußerst selten vor, lassen auf einen extrem stark rauchenden Teilnehmer schließen. Frage, ob Teilnehmer Pfeife, Zigarren oder Zigarillos raucht, dessen Rauch er inhaliert, ist angeraten. Das wäre eine Erklärung für dieses hohe Messergebnis

Anhang 3 Mitglieder der Konsensusgruppe

Tab. A3.1 50 Mitglieder der Konsensusgruppe (in alphabetischer Reihenfolge)

Fachgesellschaft/ Organisation		Vertreter	Stell-vertreter
ACKPA	Arbeitskreis der Chefärztinnen und Chefärzte der Kliniken für Psychiatrie und Psychotherapie an Allgemeinkrankenhäusern in Deutschland	Dr. Timo Krüger	
BAG KJPP	Bundesarbeitsgemeinschaft der Leitenden Klinikärzte für Kinder- und Jugendpsychiatrie, Psychosomatik und Psychotherapie e.V.	Dr. Marianne Klein	
BAG KT	Bundesarbeitsgemeinschaft Künstlerische Therapien	Patric Driessen	Dr. Undine Uhlig
BAS	Bayerische Akademie für Suchtfragen in Forschung und Praxis	Prof. Dr. Oliver Pogarell	
BÄK	Bundesärztekammer	Prof. Dr. Norbert Wodarz	
BDK	Bundesdirektorenkonferenz, Verband leitender Ärztinnen und Ärzte der Kliniken für Psychiatrie und Psychotherapie	Prof. Dr. Ulrich Preuss	
BDP	Berufsverband Deutscher Psychologinnen und Psychologen	Dr. Johanna Thünker	Inge Neiser
BKJ	Berufsverband der Kinder- und Jugendlichen-Psychotherapeutinnen und -therapeuten e.V.	Katrin Schwibinger	
BPtK	Bundespsychotherapeuten-kammer	Dr. Tina Wessels	Beate Mühlroth
BUSS	Bundesverband für Stationäre Suchtkrankenhilfe	Dr. Clemens Veltrup	
BVDN	Berufsverband Deutscher Nervenärzte	Dr. Andreas Jähne	
DBCS	Deutscher Bundesverband der Chefärztinnen und Chefärzte von Suchtfachkliniken	Dr. Isabel Englert	
DEGAM	Deutsche Gesellschaft für Allgemeinmedizin und Familienmedizin	Prof. Dr. Daniel Kotz	Dr. Stephan Hoffmann
DG SPS	Deutsche Gesellschaft für Suchtpsychologie e.V.	Dr. Gallus Bischof	Oliver Kreh, Michael Müller-Mohnsen, Nikolaus Lange
DGAI	Deutsche Gesellschaft für Anästhesiologie und Intensivmedizin	PD Dr. Tim Neumann	

Tab. A3.1 (Fortsetzung)

Fachgesellschaft/ Organisation		Vertreter	Stell-vertreter
DGAUM	Deutsche Gesellschaft für Arbeitsmedizin und Umweltmedizin	Dr. Kristin Hupfer	
DGBP	Deutsche Gesellschaft für Biologische Psychiatrie	Dr. Thomas Polak	
DGGG	Deutsche Gesellschaft für Gynäkologie und Geburtshilfe	Dr. Julia Jückstock	
DGGPP	Deutsche Gesellschaft für Gerontopsychiatrie und –psychotherapie e.V.	Dr. Dirk Wolter	
DGHWi	Deutsche Gesellschaft für Hebammenwissenschaft	Prof. Dr. Christiane Schwarz	Evelyn Lesta
DGIM	Deutsche Gesellschaft für Innere Medizin	Prof. Dr. Stefan Andreas	
DGK	Deutsche Gesellschaft für Kardiologie, Herz- und Kreislauf-forschung e. V.	Prof. Dr. Helmut Gohlke	Prof. Dr. Rainer Hambrecht Prof. Dr. Harm Wienbergen
DGKJP	Deutsche Gesellschaft für Kinder- und Jugendpsychiatrie, Psychosomatik und Psychotherapie e.V.	Prof. Dr. Rainer Thomasius	
DGNTF	Deutsche Gesellschaft für Nikotin- und Tabakforschung e.V.	Prof. Dr. David Groneberg	Prof. Dr. Dr. Dörthe Brüggmann
DGMKG	Deutsche Gesellschaft für Mund-, Kiefer- und Gesichtschirurgie	Dr. Dr. Monika Krönes	
DGP	Deutsche Gesellschaft für Pneumologie und Beatmungsmedizin	Prof. Dr. Stefan Andreas	Dr. Thomas Hering
DGPM	Deutsche Gesellschaft für Psychosomatische Medizin und Ärztliche Psychotherapie	PD Dr. Johannes Lindenmeyer	Gerhard Reyman
DGPPN	Deutsche Gesellschaft für Psychiatrie und Psychotherapie, Psychosomatik und Nervenheilkunde	Prof. Dr. Anil Batra	
DGP	Deutsche Gesellschaft für Pflegewissenschaft e.V.	Prof. Dr. Susanne Grundke	Anne Schmitt
DGPs	Deutsche Gesellschaft für Psychologie	Prof. Dr. Stephan Mühlig	
DGRW	Deutsche Gesellschaft für Rehabilitationswissenschaften	PD Dr. Michael Köhnke	

(Fortsetzung)

Tab. A3.1 (Fortsetzung)

Fachgesellschaft/ Organisation		Vertreter	Stell-vertreter
DG-SAS	Deutsche Gesellschaft für Soziale Arbeit in der Suchthilfe	Dipl. Sozialpädagogin Ulrike Dickenhorst	Prof. Dr. Rita Hans-jürgens
DG-Sucht	Deutsche Gesellschaft für Suchtforschung	Prof. Dr. Falk Kiefer	
DGS	Deutsche Gesellschaft für Suchtmedizin	Prof. Dr. Tobias Rüther	
DGSMP	Deutsche Gesellschaft für Sozialmedizin und Prävention	Prof. Dr. Sabina Ulbricht	
DGVT	Deutsche Gesellschaft für Verhaltenstherapie	Prof. Dr. Irmgard Vogt	Renate Hannak-Zeltner
DHS	Deutsche Hauptstelle für Suchtfragen	Dr. Martina Pötschke-Langer	Dr. Heribert Fleisch-mann
DKFZ	Deutsches Krebsforschungszentrum	PD Dr. Ute Mons	
DRV	Deutsche Rentenversicherung Bund	Dr. Ariane Schulte	
DS	Deutsche Suchtstiftung	Prof. Dr. Jens Reimer	
DSMG	Deutsche Suchtmedizinische Gesellschaft	Dr. Dieter Geyer	
DVE	Deutscher Verband der Ergotherapeuten	Werner Höhl	Luisa Brings
DVSG	Deutsche Vereinigung für Sozialarbeit im Gesundheitswesen	Corinna Nels-Lindemann	Elke Cosanne
DVT	Deutscher Fachverband für Verhaltenstherapie	Prof. Dr. Christoph Kröger	
FACT	Frauen aktiv contra Tabak	Christa Rustler	
FVS	Fachverband Sucht	Dr. Volker Weissinger	Dr. Wilma Funke
GVS	Gesamtverband für Suchthilfe	Corinna Mäder-Linke	
ÖGS	Österreichischen Gesellschaft für Suchtforschung und Suchttherapie	Prof. Dr. Friedrich Wurst	
MEG	Milton Erickson Gesellschaft für klinische Hypnose	Dr. Cornelie Schweizer	Dr. Kristina Fuhr
WAT	Wissenschaftlicher Aktionskreis Tabakentwöhnung	Peter Lindinger	

Literatur

Abdullah AS, Simon JL. Health promotion in older adults: evidence-based smoking cessation programs for use in primary care settings. Geriatrics. 2006;61(3):30–4.
Abdullah AS, Simon JL. Evidence-based smoking cessation programs for use in primary care settings. Geriatrics. 2006;61(3).
Adelman WP. Tobacco use cessation for adolescents. Adolesc Med Clin. 2006;17(3):697–717.
Agboola S, McNeill A, Coleman T, Leonardi Bee J. A systematic review of the effectiveness of smoking relapse prevention interventions for abstinent smokers. Addiction. 2010;105(8):1362–80.
Akanbi MO, Carroll AJ, Achenbach C, O'Dwyer LC, Jordan N, Hitsman B, et al. The efficacy of smoking cessation interventions in low-and middle-income countries: a systematic review and meta-analysis. Addiction. 2019;114(4):620–35.
Alba LH, Murillo R, Becerra N, Páez N, Cañas A, Mosquera C, et al. Recommendations for smoking cessation in Colombia. Biomedica. 2013;33(2):186–204.
Albertson TE, Chenoweth J, Ford J, Owen K, Sutter ME. Is it prime time for alpha2-adrenocepter agonists in the treatment of withdrawal syndromes? J Med Toxicol. 2014;10(4):369–81.
Aldi GA, Bertoli G, Ferraro F, Pezzuto A, Cosci F. Effectiveness of pharmacological or psychological interventions for smoking cessation in smokers with major depression or depressive symptoms: A systematic review of the literature. Subst Abus. 2018;39(3):289–306.
Alghamdi F, Alhussien A, Alohali M, Alatawi A, Almusned T, Fecteau S, et al. Effect of transcranial direct current stimulation on the number of smoked cigarettes in tobacco smokers. PLoS One. 2019;14(2):e0212312.
Allen S. What determines the ability to stop smoking in old age? Age Ageing. 2008;37(5):490–1.
Andreas S, Rittmeyer A, Hinterthaner M, Huber RM. Smoking cessation in lung cancer-achievable and effective. Dtsch Arztebl Int. 2013;110(43):719.
Andreas S, Batra A, Behr J, Chenot JF, Gillissen A, Hering T, et al. Tabakentwöhnung bei COPD. Pneumologie. 2014;68(4):237–58.
Anthenelli RM, Morris C, Ramey TS, Dubrava SJ, Tsilkos K, Russ C, et al. Effects of varenicline on smoking cessation in adults with stably treated current or past major depression: a randomized trial. Ann Intern Med. 2013;159(6):390–400.
Anthenelli RM, Benowitz NL, West R, St Aubin L, McRae T, Lawrence D, et al. Neuropsychiatric safety and efficacy of varenicline, bupropion, and nicotine patch in smokers with and without psychiatric disorders (EAGLES): a double-blind, randomised, placebo-controlled clinical trial. Lancet. 2016;387(10037):2507–20.
Anthonisen NR, Skeans MA, Wise RA, Manfreda J, Kanner RE, Connett JE. The effects of a smoking cessation intervention on 14.5-year mortality: a randomized clinical trial. Ann Intern Med. 2005;142(4):233–9.

Antoniewicz L, Brynedal A, Hedman L, Lundbäck M, Bosson JA. Acute effects of electronic cigarette inhalation on the vasculature and the conducting airways. Cardiovasc Toxicol. 2019;19(5):441–50.

Apollonio D, Philipps R, Bero L. Interventions for tobacco use cessation in people in treatment for or recovery from substance use disorders. Cochrane Database Syst Rev. 2016;(11):Art. No.: CD010274. https://doi.org/10.1002/14651858.CD010274.pub2.

Arzneimittelkommission der deutschen Ärzteschaft. Therapieempfehlungen Tabakabhängigkeit. Berlin;2010.

Asfar T, Ebbert JO, Klesges RC, Relyea GE. Do smoking reduction interventions promote cessation in smokers not ready to quit? Addict Behav. 2011;36(7):764–8.

Aspect Consortium. Tobacco or health in the European Union: Past, present and future. Luxembourg: Office for Official Publications of the European Communities;2004.

Aubin HJ, Luquiens A, Berlin I. Pharmacotherapy for smoking cessation: pharmacological principles and clinical practice. Br J Clin Pharmacol. 2014;77(2):324–36.

Audrain-McGovern J, Stevens S, Murray PJ, Kinsman S, Zuckoff A, Pletcher J, et al. The efficacy of motivational interviewing versus brief advice for adolescent smoking behavior change. Pediatrics. 2011;128(1):e101–e11.

ÄZQ. 2007. https://www.awmf.org/fileadmin/user_upload/Leitlinien/Werkzeuge/ll-glossar.pdf.

Bahl V, Lin S, Xu N, Davis B, Wang Y-H, Talbot P. Comparison of electronic cigarette refill fluid cytotoxicity using embryonic and adult models. Reprod Toxicol. 2012;34(4):529–37.

Baraona LK, Lovelace D, Daniels JL, McDaniel L. Tobacco harms, nicotine pharmacology, and pharmacologic tobacco cessation interventions for women. J Midwifery Women's Health. 2017;62(3):253–69.

Barnes J, McRobbie H, Dong CY, Walker N, Hartmann-Boyce J. Hypnotherapy for smoking cessation. Cochrane Database Syst Rev. 2019;(6):Art. No.: CD001008. https://doi.org/10.1002/14651858.CD001008.pub3.

Barth J, Jacob T, Daha I, Critchley JA. Psychosocial interventions for smoking cessation in patients with coronary heart disease. Cochrane Database Syst Rev. 2015;(7):Art. No.: CD006886. https://doi.org/10.1002/14651858.CD006886.pub2.

Baser S, Shannon VR, Eapen GA, Jimenez CA, Onn A, Lin E, et al. Smoking cessation after diagnosis of lung cancer is associated with a beneficial effect on performance status. Chest. 2006;130(6):1784–90.

Batra A. Tabakabhängigkeit: Biologische und psychosoziale Entstehungsbedingungen und Therapiemöglichkeiten. Darmstadt: Steinkopf;2000.

Batra A. Therapie der Tabakabhängigkeit. Dtsch Ärzteb. 2011;108(38):555–64.

Batra A, Kröger C, Lindinger P, Pötschke-Langer M. Qualitätsmerkmale von Raucherbehandlungen – die Notwendigkeit für definierte Standards. Sucht. 2008;54(2):95–100.

Batra A, Collins SE, Schröter M, Eck S, Torchalla I, Buchkremer G. A cluster-randomized effectiveness trial of smoking cessation modified for at-risk smoker subgroups. J Subst Abus Treat. 2010;38(2):128–40.

Batra A, Jähne A, Rüther T. In: Voderholzer U, Hohagen F, Herausgeber. Therapie psychischer Erkrankungen. 15. Aufl. Heidelberg: Springer; 2020.

Bauld L, Brandling T, Templeton L. Facilitators and barriers to the delivery of school-based interventions to prevent the uptake of smoking among children: a systematic review of qualitative research: 2009. Res Gate. 2017. https://www.researchgate.net/profile/Linda-Bauld/publication/241631445_Facilitators_and_barriers_to_the_delivery_of_schoolbased_interventions_to_prevent_the_uptake_of_smoking_among_children_A_systematic_review_of_qualitative_research/links/0deec52fdf8b090129000000/Facilitatorsand-barriers-to-the-delivery-of-school-based-interventions-to-prevent-the-uptake-of-smoking-among-children-A-systematic-review-of-qualitative-research.pdf.

Beard E, Shahab L, Cummings DM, Michie S, West R. New pharmacological agents to aid smoking cessation and tobacco harm reduction: what has been investigated, and what is in the pipeline? CNS Drugs. 2016;30(10):951–83.

Bechara A. Decision making, impulse control and loss of willpower to resist drugs: a neurocognitive perspective. Nat Neurosci. 2005;8(11):1458–63.

Behnam SG, Mousavi SA, Emamian MH. The effects of transcranial direct current stimulation compared to standard bupropion for the treatment of tobacco dependence: A randomized sham-controlled trial. Eur Psychiatry. 2019;60:41–8.

Benowitz NL, Fraiman JB. Cardiovascular effects of electronic cigarettes. Nat Rev Cardiol. 2017;14(8):447.

Benowitz NL, Bernert JT, Foulds J, Hecht SS, Jacob P III, Jarvis MJ, et al. Biochemical verification of tobacco use and abstinence: 2019 update. Nicotine Tob Res. 2020;22(7):1086–97.

Berlin I, Saïd S, Spreux-Varoquaux O, Launay JM, Olivares R, Millet V, et al. A reversible monoamine oxidase A inhibitor (moclobemide) facilitates smoking cessation and abstinence in heavy, dependent smokers. Clini Pharmacol Ther. 1995;58(4):444–52.

Berlin N, Cutter C, Battaglia C. Will preoperative smoking cessation programs generate long-term cessation? A systematic review and meta-analysis. Am J Manag Care. 2016;21:e623–e31.

Bernard P, Ninot G, Cyprien F, Courtet P, Guillaume S, Georgescu V, et al. Exercise and counseling for smoking cessation in smokers with depressive symptoms: a randomized controlled pilot trial. J Dual Diagn. 2015;11(3-4):205–16.

Bhatt SP, Anderson JA, Brook RD, Calverley PMA, Celli BR, Cowans Nicholas J, et al. Cigarette smoking and response to inhaled corticosteroids in COPD. Eur Respir J. 2018;51(1):1701393.

Biberman R, Neumann R, Katzir I, Gerber Y. A randomized controlled trial of oral selegiline plus nicotine skin patch compared with placebo plus nicotine skin patch for smoking cessation. Addiction. 2003;98(10):1403–7.

Blondal T, Gudmundsson LJ, Tomasson K, Jonsdottir D, Hilmarsdottir H, Kristjansson F, et al. The effects of fluoxetine combined with nicotine inhalers in smoking cessation-a randomized trial. Addiction. 1999a;94(7):1007–15.

Blondal T, Stapleton J, Gudmundsson LJ, Olafsdottir I, Gustavsson G, Westin A. Nicotine nasal spray with nicotine patch for smoking cessation: randomised trial with six year follow upCommentary: Progress on nicotine replacement therapy for smokers. BMJ. 1999b;318(7179):285–9.

Bolliger CT, Zellweger J-P, Danielsson T, van Biljon X, Robidou A, Westin Å, et al. Influence of long-term smoking reduction on health risk markers and quality of life. Nicotine Tob Res. 2002;4(4):433–9.

Bolt DM, Piper ME, McCarthy DE, Japuntich SJ, Fiore MC, Smith SS, et al. The Wisconsin Predicting Patients' Relapse questionnaire. Nicotine Tob Res. 2009;11(5):481–92.

Borland R, Partos TR, Cummings KM. Systematic biases in cross-sectional community studies may underestimate the effectiveness of stop-smoking medications. Nicotine Tob Res. 2012;14(12):1483–7.

van den Brand FA, Nagelhout GE, Reda AA, Winkens B, Evers SM, Kotz D, et al. Healthcare financing systems for increasing the use of tobacco dependence treatment. Cochrane Database Syst Rev. 2017;(9):Art. No.: CD004305. https://doi.org/10.1002/14651858.CD004305.pub5.

Bricker JB, Liu J, Comstock BA, Peterson AV, Kealey KA, Marek PM. Social cognitive mediators of adolescent smoking cessation: Results from a large randomized intervention trial. Psychol Addict Behav. 2010;24(3):436.

Brose LS, Simonavicius E, McNeill A. Maintaining abstinence from smoking after a period of enforced abstinence-systematic review, meta-analysis and analysis of behaviour change techniques with a focus on mental health. Psychol Med. 2018;48(4):669–78.

Brown RA, Kahler CW, Niaura R, Abrams DB, Sales SD, Ramsey SE, et al. Cognitive-behavioral treatment for depression in smoking cessation. J Consult Clin Psychol. 2001;69(3):471.

Brown RA, Niaura R, Lloyd-Richardson EE, Strong DR, Kahler CW, Abrantes AM, et al. Bupropion and cognitive-behavioral treatment for depression in smoking cessation. Nicotine Tob Res. 2007;9(7):721–30.

Brown RA, Abrantes AM, Strong DR, Niaura R, Kahler CW, Miller IW, et al. Efficacy of sequential use of fluoxetine for smoking cessation in elevated depressive symptom smokers. Nicotine Tob Res. 2014;16(2):197–207.

Brown TJ, Todd A, O'Malley CL, Moore HJ, Husband AK, Bambra C, et al. Community pharmacy interventions for public health priorities: a systematic review of community pharmacy-delivered smoking, alcohol and weight management interventions. Public Health Res. 2016;4(2):1–162.

Brown TJ, Hardeman W, Bauld L, Holland R, Maskrey V, Naughton F, et al. A systematic review of behaviour change techniques within interventions to prevent return to smoking postpartum. Addict Behav. 2019;92:236–43.

Bundesministerium für Gesundheit (BMG). Nationales Gesundheitsziel. Tabakkonsum reduzieren. Berlin: Bundesministerium für Gesundheit;2015.

Byars JA, Frost-Pineda K, Jacobs WS, Gold MS. Naltrexone augments the effects of nicotine replacement therapy in female smokers. J Addict Dis. 2005;24(2):49–60.

Byerley BM, Haas DM. A systematic overview of the literature regarding group prenatal care for high-risk pregnant women. BMC Pregnancy Childbirth. 2017;17(1):329.

Cadham CJ, Jayasekera JC, Advani SM, Fallon SJ, Stephens JL, Braithwaite D, et al. Smoking cessation interventions for potential use in the lung cancer screening setting: A systematic review and meta-analysis. Lung Cancer. 2019;135:205–16.

Cahill K, Perera R. Quit and win contests for smoking cessation. Cochrane Database Syst Rev. 2008;(4):Art. No.: CD004986. https://doi.org/10.1002/14651858.CD004986.pub3.

Cahill K, Ussher MH. Cannabinoid type 1 receptor antagonists for smoking cessation. Cochrane Database Syst Rev. 2011;(3):Art. No.: CD005353. https://doi.org/10.1002/14651858.CD005353.pub4.

Cahill K, Lancaster T, Green N. Stage-based interventions for smoking cessation. Cochrane Database Syst Rev. 2010;(11):Art. No.: CD004492. https://doi.org/10.1002/14651858.CD004492.pub4.

Cahill K, Stevens S, Perera R, Lancaster T. Pharmacological interventions for smoking cessation: an overview and network meta-analysis. Cochrane Database Syst Rev. 2013;(5):Art. No.: CD009329. https://doi.org/10.1002/14651858.CD009329.pub2.

Cahill K, Lindson-Hawley N, Thomas KH, Fanshawe TR, Lancaster T. Nicotine receptor partial agonists for smoking cessation. Cochrane Database Syst Rev. 2016; 5. Art. No.: CD006103. https://doi.org/10.1002/14651858.CD006103.pub7.

Cañas A, Alba L-H, Becerra N, Murillo R, Páez N, Mosquera C, et al. Efficacy and safety of medication use for the cessation of tobacco addiction: a review of Clinical Practice Guidelines. Revista de Salud Públ. 2014;16(5):772–85.

Cappelleri JC, Bushmakin AG, Baker CL, Merikle E, Olufade AO, Gilbert DG. Multivariate framework of the brief questionnaire of smoking urges. Drug Alcohol Depend. 2007;90(2-3):234–42.

Carmody TP, Duncan C, Simon JA, Solkowitz S, Huggins J, Lee S, et al. Hypnosis for smoking cessation: a randomized trial. Nicotine Tob Res. 2008;10(5):811–8.

Carson KV, Verbiest MEA, Crone MR, Brinn MP, Esterman AJ, Assendelft WJJ, et al. Training health professionals in smoking cessation. Cochrane Database Syst Rev. 2012;(5):Art. No.: CD000214. https://doi.org/10.1002/14651858.CD000214.pub2.

Carson-Chahhoud KV, Livingstone-Banks J, Sharrad KJ, Kopsaftis Z, Brinn MP, To-A-Nan R, et al. Community pharmacy personnel interventions for smoking cessation. Cochrane Database Syst Rev. 2019;(10):Art. No.: CD003698. https://doi.org/10.1002/14651858.CD003698.pub3.

Cataldo J. Clinical implications of smoking and aging: breaking through the barriers. J Gerontol Nurs. 2007;33(8):32–41.

Centers for Disease Control and Prevention (CDC). Quitting smoking among adults-United States, 2001–2010. MMWR Morb Mortal Wkly Rep. 2011;60(44):1513–9.

Cerimele JM, Durango A. Does varenicline worsen psychiatric symptoms in patients with schizophrenia or schizoaffective disorder? A review of published studies. J Clin Psychiatry. 2012;73(8):1039–47.

Chae Y, Park H-J, Kang O-S, Lee H-J, Kim S-Y, Yin C-S, et al. Acupuncture attenuates autonomic responses to smoking-related visual cues. Compl Ther Med. 2011;19:S1–7.

Chamberlain C, O'Mara-Eves A, Porter J, Coleman T, Perlen SM, Thomas J, et al. Psychosocial interventions for supporting women to stop smoking in pregnancy. Cochrane Database Syst Rev. 2017;(2):Art. No.: CD001055. https://doi.org/10.1002/14651858.CD001055.pub5.:CD001055.

Chang P-H, Chiang C-H, Ho W-C, Wu P-Z, Tsai J-S, Guo F-R. Combination therapy of varenicline with nicotine replacement therapy is better than varenicline alone: a systematic review and meta-analysis of randomized controlled trials. BMC Public Health. 2015;15(1):1–8.

Chen D, Wu L-T. Smoking cessation interventions for adults aged 50 or older: a systematic review and meta-analysis. Drug Alcohol Depend. 2015;154:14–24.

Chiamulera C. Cue reactivity in nicotine and tobacco dependence: a „multiple-action" model of nicotine as a primary reinforcement and as an enhancer of the effects of smoking-associated stimuli. Brain Res Rev. 2005;48(1):74–97.

Chu T-P, Chen M-L, Lin Y-C, Chen M-Y. The impact of innovative smoking reduction education at hospital entrances: a prospective pre-and post-test study design. Int J Environ Res Public Health. 2018;15(9):1922.

Cinciripini PM, Tsoh JY, Wetter DW, Lam C, De Moor C, Cinciripini L, et al. Combined effects of venlafaxine, nicotine replacement, and brief counseling on smoking cessation. Exp Clin Psychopharmacol. 2005;13(4):282.

Clair C, Mueller Y, Livingstone-Banks J, Burnand B, Camain JY, Cornuz J, et al. Biomedical risk assessment as an aid for smoking cessation. Cochrane Database Syst Rev. 2019;(3):Art. No.: CD004705. https://doi.org/10.1002/14651858.CD004705.pub5.

Claire R, Chamberlain C, Davey MA, Cooper SE, Berlin I, Leonardi-Bee J, et al. Pharmacological interventions for promoting smoking cessation during pregnancy. Cochrane Database Syst Rev. 2020;(3):Art. No.: CD010078. https://doi.org/10.1002/14651858.CD010078.pub3.

Clemente Jiménez ML, Pérez Trullén A, Rubio Aranda E, Marrón Tundidor R, Rodríguez Ibáñez ML, Herrero LI. A version of DSM-IV criteria adapted for adolescents and applied to young smokers. Arch Bronconeumol. 2003;39(7):303–9.

Cornuz J, Zwahlen S, Jungi WF, Osterwalder J, Klingler K, van Melle G, et al. A vaccine against nicotine for smoking cessation: a randomized controlled trial. PLoS One. 2008;3(6):e2547.

Courvoisier D, Etter J-F. Using item response theory to study the convergent and discriminant validity of three questionnaires measuring cigarette dependence. Psychol Addict Behav. 2008;22(3):391.

Courvoisier DS, Etter J-F. Comparing the predictive validity of five cigarette dependence questionnaires. Drug Alcohol Depend. 2010;107(2-3):128–33.

Covey LS, Glassman AH, Stetner F. Naltrexone effects on short-term and long-term smoking cessation. J Addict Dis. 1999;18(1):31–40.

Covey LS, Glassman AH, Stetner F, Rivelli S, Stage K. A randomized trial of sertraline as a cessation aid for smokers with a history of major depression. Am J Psychiatr. 2002;159(10):1731–7.

Covey LS, Glassman AH, Jiang H, Fried J, Masmela J, LoDuca C, et al. A randomized trial of bupropion and/or nicotine gum as maintenance treatment for preventing smoking relapse. Addiction. 2007;102(8):1292–302.

Cox LS, Tiffany ST, Christen AG. Evaluation of the brief questionnaire of smoking urges (QSU-brief) in laboratory and clinical settings. Nicotine Tob Res. 2001;3(1):7–16.

Cox LS, Patten CA, Niaura RS, Decker PA, Rigotti N, Sachs DP, et al. Efficacy of bupropion for relapse prevention in smokers with and without a past history of major depression. J Gen Intern Med. 2004;19(8):828–34.

Critchley JA, Capewell S. Mortality risk reduction associated with smoking cessation in patients with coronary heart disease: a systematic review. JAMA. 2003;290(1):86–97.

Czoli CD, Fong GT, Goniewicz ML, Hammond D. Biomarkers of exposure among „dual users" of tobacco cigarettes and electronic cigarettes in Canada. Nicotine Tob Res. 2019;21(9):1259–66.

Dalack GW, Becks L, Hill E, Pomerleau OF, Meador-Woodruff JH. Nicotine withdrawal and psychiatric symptoms in cigarette smokers with schizophrenia. Neuropsychopharmacology. 1999;21(2):195–202.

Dalum P, Paludan-Müller G, Engholm G, Kok G. A cluster randomised controlled trial of an adolescent smoking cessation intervention: short and long-term effects. Scand J Public Health. 2012;40(2):167–76.

David SP, Lancaster T, Stead LF, Evins AE, Cahill K. Opioid antagonists for smoking cessation. Cochrane Database Syst Rev. 2006;(4):Art. No.: CD003086. https://doi.org/10.1002/14651858.CD003086.pub2.

Delgado-Charro MB, Guy RH. Effective use of transdermal drug delivery in children. Adv Drug Deliv Rev. 2014;73:63–82.

Desai HD, Seabolt J, Jann MW. Smoking in patients receiving psychotropic medications. CNS Drugs. 2001;15(6):469–94.

Deutsche Hauptstelle für Suchtfragen (DHS). Jahrbuch Sucht. Lengerich: Pabst Science Publishers;2020.

Deutsche Krebsgesellschaft. Leitlinienprogramm Onkologie: Prävention, Diagnostik, Therapie und Nachsorge des Lungenkarzinoms 2018 [Lang-version 1.0, AWMF-Registernummer: 020/07OL]. http://leitlinienprogramm-onkologie.de/Lungenkarzinom.98.0.html. Zugegriffen am 04.10.2020.

Deutsches Krebsforschungszentrum (DKFZ). E-Zigaretten: Konsumverhalten in Deutschland 2014–2018. Aus der Wissenschaft – für die Politik. Heidelberg: Deutsches Krebsforschungszentrum;2018.

Deutsches Krebsforschungszentrum (DKFZ). E-Zigaretten und Tabakerhitzer – ein Überblick. Heidelberg: Deutsches Krebsforschungszentrum;2020.

Dhippayom T, Chaiyakunapruk N, Jongchansittho T. Safety of nortriptyline at equivalent therapeutic doses for smoking cessation. Drug Saf. 2011;34(3):199–210.

DiChiara G, Imperato A, Herausgeber . Drugs abused by humans preferentially increase synaptic dopamine concentrations in the mesolimbic dopamine system of freely moving rats. Proc Natl Acad Sci; 1988.85(14):5274

Diehl A, Nakovics H, Mutschler J, Hermann D, Kiefer F. Rivastigmine reduces tobacco craving in alcohol-dependent smokers. Pharmacopsychiatry. 2009;42(03):89–94.

DiFranza JR, Savageau JA, Fletcher K, Ockene JK, Rigotti NA, McNeill AD, et al. Measuring the loss of autonomy over nicotine use in adolescents: the DANDY (Development and Assessment of Nicotine Dependence in Youths) study. Arch Pediatr Adolesc Med. 2002;156(4):397–403.

Dilling H, Mombour W, Schmidt M. Internationale Klassifikation psychischer Störungen: ICD-10, Kapitel V (F): Klinisch-diagnostische Leitlinien. 9. Aufl. Bern: Huber;2014.

Doll R, Peto R, Boreham J, Sutherland I. Mortality in relation to smoking: 50 years' observations on male British doctors. BMJ. 2004;328(7455):1519.

Donny EC, Dierker LC. The absence of DSM-IV nicotine dependence in moderate-to-heavy daily smokers. Drug Alcohol Depend. 2007;89(1):93–6.

Donzé J, Ruffieux C, Cornuz J. Determinants of smoking and cessation in older women. Age Ageing. 2007;36(1):53–7.

Doolan DM, Froelicher ES. Smoking cessation interventions and older adults. Prog Cardiovasc Nurs. 2008;23(3):119–27.

Doolan DM, Stotts NA, Benowitz NL, Covinsky KE, Froelicher ES. The women's initiative for nonsmoking (WINS) XI: age-related differences in smoking cessation responses among women with cardiovascular disease. Am J Geriatr Cardiol. 2008;17(1):37–47.

Druss BG, Bradford WD, Rosenheck RA, Radford MJ, Krumholz HM. Quality of medical care and excess mortality in older patients with mental disorders. Arch Gen Psychiatry. 2001;58(6):565–72.

Due DL, Huettel SA, Hall WG, Rubin DC. Activation in mesolimbic and visuospatial neural circuits elicited by smoking cues: evidence from functional magnetic resonance imaging. Am J Psychiatr. 2002;159(6):954–60.

Duffy SA, Kilbourne AM, Austin KL, Dalack GW, Woltmann EM, Waxmonsky J, et al. Risk of smoking and receipt of cessation services among veterans with mental disorders. Psychiatr Serv. 2012;63(4):325–32.

Durlak JA, DuPre EP. Implementation matters: A review of research on the influence of implementation on program outcomes and the factors affecting implementation. Am J Community Psychol. 2008;41(3-4):327.

Ebbert JO, Elrashidi MY, Stead LF. Interventions for smokeless tobacco use cessation. Cochrane Database Syst Rev. 2015;(10):Art. No.: CD004306. https://doi.org/10.1002/14651858.CD004306.pub5.

Ebbert J, Montori VM, Erwin PJ, Stead LF. Interventions for smokeless tobacco use cessation. Cochrane Database of Systematic Reviews 2011;(2):Art. No.: CD004306. https://doi.org/10.1002/14651858.CD004306.pub4.

van Eerd EA, van der Meer RM, van Schayck OC, Kotz D. Smoking cessation for people with chronic obstructive pulmonary disease. Cochrane Database Syst Rev. 2016;(8):Art. No.: CD010744. https://doi.org/10.1002/14651858.CD010744.pub2.

Effertz T. Die volkswirtschaftlichen Kosten gefährlichen Konsums: eine theoretische und empirische Analyse für Deutschland am Beispiel Alkohol, Tabak und Adipositas. PL Academic Research. Frankfurt am Main: Imprint der Peter Lang GmbH;2015.

Effertz T. Die Kosten des Rauchens in Deutschland im Jahr 2018 – aktuelle Situation und langfristige Perspektive. Atemwegs- Lungenkrankheiten. 2019;45(7):307.

Eisenberg MJ, Blum LM, Filion KB, Rinfret S, Pilote L, Paradis G, et al. The efficacy of smoking cessation therapies in cardiac patients: a meta-analysis of randomized controlled trials. Can J Cardiol. 2010;26(2):73–9.

Elkins G, Marcus J, Bates J, Hasan Rajab M, Cook T. Intensive hypnotherapy for smoking cessation: a prospective study. Int J Clin Exp Hypn. 2006;54(3):303–15.

Elrashidi MY, Ebbert JO. Emerging drugs for the treatment of tobacco dependence: 2014 update. Expert Opin Emerg Drugs. 2014;19(2):243–60.

Etter J-F. A comparison of the content-, construct-and predictive validity of the cigarette dependence scale and the Fagerström test for nicotine dependence. Drug Alcohol Depend. 2005;77(3):259–68.

Etter J-F. Comparing the validity of the cigarette dependence scale and the Fagerström test for nicotine dependence. Drug Alcohol Depend. 2008;95(1-2):152–9.

Etter JF, Ussher M, Hughes JR. A test of proposed new tobacco withdrawal symptoms. Addiction. 2013;108(1):50–9.

Etter J-F, Le Houezec J, Perneger TV. A self-administered questionnaire to measure dependence on cigarettes: the cigarette dependence scale. Neuropsychopharmacology. 2003;28(2):359–70.

Etter J-F, Le Houezec J, Huguelet P, Etter M. Testing the cigarette dependence scale in 4 samples of daily smokers: psychiatric clinics, smoking cessation clinics, a smoking cessation website and in the general population. Addict Behav. 2009;34(5):446–50.

European Network for Smoking and Tobacco Prevention (ENSP). Guidelines for treating tobacco dependence. Brüssel: European Network for Smoking and Tobacco Prevention;2018.

Evans JSB, Coventry K. Approach to behavioral addiction: the case of gambling. In:Handbook of Implicit Cognition and Addiction herausgegeben von Reinout W. Wiers, Alan W. Stacy Thousand Oaks. California: Sage: 2006. S. 29.

Evins AE, Culhane MA, Alpert JE, Pava J, Liese BS, Farabaugh A, et al. A controlled trial of bupropion added to nicotine patch and behavioral therapy for smoking cessation in adults with unipolar depressive disorders. J Clin Psychopharmacol. 2008;28(6):660.

Evins AE, Pachas G, Mischoulon D, Urbanoski K, Carlini S, Sousa J, et al. A double-blind, placebo-controlled trial of the NMDA glycine site antagonist, GW468816, for prevention of relapse to smoking in females. J Clin Psychopharmacol. 2011;31(5):597.

Faessel H, Ravva P, Williams K. Pharmacokinetics, safety, and tolerability of varenicline in healthy adolescent smokers: a multicenter, randomized, double-blind, placebo-controlled, parallel-group study. Clin Ther. 2009;31(1):177–89.

Fagerström K. Determinants of tobacco use and renaming the FTND to the Fagerström Test for Cigarette Dependence. Nicotine Tob Res. 2012;14(1):75–8.

Fagerström K, Furberg H. A comparison of the Fagerström Test for Nicotine Dependence and smoking prevalence across countries. Addiction. 2008;103(5):841–5.

Fagerström K, Rutqvist LE, Hughes JR. Snus as a smoking cessation aid: a randomized placebo-controlled trial. Nicotine Tob Res. 2012;14(3):306–12.

Fagerström K-O. Measuring degree of physical dependence to tobacco smoking with reference to individualization of treatment. Addict Behav. 1978;3(3-4):235–41.

Fagerström K-O, Schneider NG. Measuring nicotine dependence: a review of the Fagerstrom Tolerance Questionnaire. J Behav Med. 1989;12(2):159–82.

Falcone M, Bernardo L, Wileyto EP, Allenby C, Burke AM, Hamilton R, et al. Lack of effect of transcranial direct current stimulation (tDCS) on short-term smoking cessation: Results of a randomized, sham-controlled clinical trial. Drug Alcohol Depend. 2019;194:244–51.

Fanshawe TR, Halliwell W, Lindson N, Aveyard P, Livingstone-Banks J, Hartmann-Boyce J. Tobacco cessation interventions for young people. Cochrane Database Syst Rev. 2017;(11):Art. No.: CD003289. https://doi.org/10.1002/14651858.CD003289.pub6.

Farley AC, Hajek P, Lycett D, Aveyard P. Interventions for preventing weight gain after smoking cessation. Cochrane Datab Syst Rev. 2012;(1):Art. No.: CD006219. https://doi.org/10.1002/14651858.CD006219.pub3.

Faseru B, Richter KP, Scheuermann TS, Park EW. Enhancing partner support to improve smoking cessation. Cochrane Database Syst Rev. 2018;(8):Art. No.: CD002928. https://doi.org/10.1002/14651858.CD002928.pub4.

Ferguson J, Bauld L, Chesterman J, Judge K. The English smoking treatment services: one-year outcomes. Addiction. 2005;100:59–69.

Ferguson J, Docherty G, Bauld L, Lewis S, Lorgelly P, Boyd KA, et al. Effect of offering different levels of support and free nicotine replacement therapy via an English national telephone quitline: randomised controlled trial. BMJ 2012;344:e1696.

Fernández E, Lugo A, Clancy L, Matsuo K, La Vecchia C, Gallus S. Smoking dependence in 18 European countries: hard to maintain the hardening hypothesis. Prev Med. 2015;81:314–9.

Fidler JA, Shahab L, West R. Strength of urges to smoke as a measure of severity of cigarette dependence: comparison with the Fagerström Test for Nicotine Dependence and its components. Addiction. 2011;106(3):631–8.

Fihn SD, Gardin JM, Abrams J, Berra K, Blankenship JC, Dallas AP, et al. ACCF/AHA/ACP/AATS/PCNA/SCAI/STS guideline for the diagnosis and management of patients with stable ischemic heart disease: a report of the American College of Cardiology Foundation/American Heart Association task force on practice guidelines, and the American College of Physicians, American Association for Thoracic Surgery, Preventive Cardiovascular Nurses Association, Society for Cardiovascular Angiography and Interventions, and Society of Thoracic Surgeons. J Am Coll Cardiol. 2012;60(24):e44–e164.

Fiore M, Bailey W, Cohen S, Dorfman S, Goldstein M, Gritz E, et al. Smoking cessation. Clinical practice guideline No. 18; 1996.

Fiore MC, Keller PA, Curry SJ. Health system changes to facilitate the delivery of tobacco-dependence treatment. Am J Prev Med. 2007;33(6):S349–S56.

Fiore MC, Jaén C, Baker TB, Bailey WC, Benowitz NL, Curry SJ, et al. Treating tobacco use and dependence: 2008 update. Clinical practice guideline. Departement of Health and Human Services Public Health Service; 2008.

Fitzgerald PJ. Elevated norepinephrine may be a unifying etiological factor in the abuse of a broad range of substances: alcohol, nicotine, marijuana, heroin, cocaine, and caffeine. Subs Abuse Res Treat. 2013;7:SART. S13019.

Fixsen DL, Naoom SF, Blase KA, Friedman RM, Wallace F, Burns B, et al. Implementation research: a synthesis of the literature. Tampa, Florida: Louis de la Parte Florida Mental Health Institute Publication; 2005.

Flanders WD, Lally CA, Zhu B-P, Henley SJ, Thun MJ. Lung cancer mortality in relation to age, duration of smoking, and daily cigarette consumption: results from Cancer Prevention Study II. Cancer Res. 2003;63(19):6556–62.

Franzen KF, Willig J, Cayo Talavera S, Meusel M, Sayk F, Reppel M, et al. E-cigarettes and cigarettes worsen peripheral and central hemodynamics as well as arterial stiffness: a randomized, double-blinded pilot study. Vasc Med. 2018;23(5):419–25.

Frazer K, Callinan JE, McHugh J, van Baarsel S, Clarke A, Doherty K, et al. Legislative smoking bans for reducing harms from secondhand smoke exposure, smoking prevalence and tobacco consumption. Cochrane Datab Syst Rev. 2016;(2):Art. No.: CD005992. https://doi.org/10.1002/14651858.CD005992.pub3.

Fucito LM, Czabafy S, Hendricks PS, Kotsen C, Richardson D, Toll BA. Pairing smoking-cessation services with lung cancer screening: a clinical guideline from the association for the treatment of tobacco use and dependence and the society for research on nicotine and tobacco. Cancer. 2016;122(8):1150–9.

Gallagher SM, Penn PE, Schindler E, Layne W. A comparison of smoking cessation treatments for persons with schizophrenia and other serious mental illnesses. J Psychoactive Drugs. 2007;39(4):487–97.

Garces YI, Yang P, Parkinson J, Zhao X, Wampfler JA, Ebbert JO, et al. The relationship between cigarette smoking and quality of life after lung cancer diagnosis. Chest. 2004;126(6):1733–41.

Gellert C, Schöttker B, Holleczek B, Stegmaier C, Müller H, Brenner H. Using rate advancement periods for communicating the benefits of quitting smoking to older smokers. Tob Control. 2013;22(4):227–30.

George J, Hussain M, Vadiveloo T, Ireland S, Hopkinson P, Struthers AD, et al. Cardiovascular effects of switching from tobacco cigarettes to electronic cigarettes. J Am Coll Cardiol. 2019;74(25):3112–20.

George TP, Vessicchio JC, Termine A, Jatlow PI, Kosten TR, O'Malley SS. A preliminary placebo-controlled trial of selegiline hydrochloride for smoking cessation. Biol Psychiatry. 2003;53(2):136–43.

Gierisch JM, Bastian LA, Calhoun PS, McDuffie JR, Williams JW. Smoking cessation interventions for patients with depression: a systematic review and meta-analysis. J Gen Intern Med. 2012;27(3):351–60.

Goecke M, Duhme K. Tabakprävention am Beispiel der „rauchfrei "-Kampagne. Bundesgesundheitsblatt Gesundheitsforschung Gesundheitsschutz. 2018;61(11):1439–45.

Gohlke H, Yusuf S. Quantitating loss of life by smoking a single cigarette. Clin Res Cardiol. 2007;96(7):522–3.

Goldberg RW, Kreyenbuhl JA, Medoff DR, Dickerson FB, Wohlheiter K, Fang LJ, et al. Quality of diabetes care among adults with serious mental illness. Psychiatr Serv. 2007;58(4):536–43.

Gómez-Coronado N, Walker AJ, Berk M, Dodd S. Current and emerging pharmacotherapies for cessation of tobacco smoking. Pharmacother J Hum Pharmacol Drug Ther. 2018;38(2):235–58.

Goniewicz ML, Smith DM, Edwards KC, Blount BC, Caldwell KL, Feng J, et al. Comparison of nicotine and toxicant exposure in users of electronic cigarettes and combustible cigarettes. JAMA Netw Open. 2018;1(8):e185937-e.

Gorelick DA, Zangen A, George MS. Transcranial magnetic stimulation (TMS) in the treatment of substance addiction. Ann N Y Acad Sci. 2014;1327(1):79.

Gourlay SG, Stead LF, Benowitz N. Clonidine for smoking cessation. Cochrane Database Syst Rev. 2004;(3):Art. No.: CD000058. https://doi.org/10.1002/14651858.CD000058.pub2.

Graham AL, Carpenter KM, Cha S, Cole S, Jacobs MA, Raskob M, et al. Systematic review and meta-analysis of Internet interventions for smoking cessation among adults. Subst Abus Rehabil. 2016;7:55.

Gray KM, Carpenter MJ, Lewis AL, Klintworth EM, Upadhyaya HP. Varenicline versus bupropion XL for smoking cessation in older adolescents: a randomized, double-blind pilot trial. Nicotine Tob Res. 2012;14(2):234–9.

Green JP, Jay Lynn S, Montgomery GH. A meta-analysis of gender, smoking cessation, and hypnosis: a brief communication. Int J Clin Exp Hypn. 2006;54(2):224–33.

Green JP, Lynn SJ, Montgomery GH. Gender-related differences in hypnosis-based treatments for smoking: a follow-up meta-analysis. Am J Clin Hypn. 2008;50(3):259–71.

Griffiths SE, Parsons J, Naughton F, Fulton EA, Tombor I, Brown KE. Are digital interventions for smoking cessation in pregnancy effective? A systematic review and meta-analysis. Health Psychol Rev. 2018;12(4):333–56.

Gupta H, Babu R. Transdermal delivery: product and patent update. Recent Pat Drug Deliv Formul. 2013;7(3):184–205.

Haas AL, Muñoz RF, Humfleet GL, Reus VI, Hall SM. Influences of mood, depression history, and treatment modality on outcomes in smoking cessation. J Consult Clin Psychol. 2004;72(4):563.

Hajek P, Stead LF. Aversive smoking for smoking cessation. Cochrane Database Syst Rev. 2001;(3):Art. No.: CD000546. https://doi.org/10.1002/14651858.CD000546.pub2.

Hajek P, Phillips-Waller A, Przulj D, Pesola F, Myers Smith K, Bisal N, et al. A randomized trial of e-cigarettes versus nicotine-replacement therapy. N Engl J Med. 2019;380(7):629–37.

Hall SM, Prochaska JJ. Treatment of smokers with co-occurring disorders: emphasis on integration in mental health and addiction treatment settings. Annu Rev Clin Psychol. 2009;5:409–31.

Hall SM, Muñoz RF, Reus VI. Cognitive-behavioral intervention increases abstinence rates for depressive-history smokers. J Consult Clin Psychol. 1994;62(1):141.

Hall SM, Muñoz RF, Reus VI, Sees KL, Duncan C, Humfleet GL, et al. Mood management and nicotine gum in smoking treatment: a therapeutic contact and placebo-controlled study. J Consult Clin Psychol. 1996;64(5):1003.

Hall SM, Humfleet GL, Reus VI, Munoz RF, Hartz DT, Maude-Griffin R. Psychological intervention and antidepressant treatment in smoking cessation. Arch Gen Psychiatry. 2002;59(10):930–6.

Hall SM, Tsoh JY, Prochaska JJ, Eisendrath S, Rossi JS, Redding CA, et al. Treatment for cigarette smoking among depressed mental health outpatients: a randomized clinical trial. Am J Public Health. 2006;96(10):1808–14.

Hall SM, Humfleet GL, Muñoz RF, Reus VI, Prochaska JJ, Robbins JA. Using extended cognitive behavioral treatment and medication to treat dependent smokers. Am J Public Health. 2011;101(12):2349–56.

Hanewinkel R, Isensee B. Risk factors for e-cigarette, conventional cigarette, and dual use in German adolescents: a cohort study. Prev Med. 2015;74:59–62.

Hanna N, Mulshine J, Wollins DS, Tyne C, Dresler C. Tobacco cessation and control a decade later: American society of clinical oncology policy statement update. J Clin Oncol. 2013;31(25):3147–57.

Hartmann-Boyce J, Cahill K, Hatsukami D, Cornuz J. Nicotine vaccines for smoking cessation. Cochrane Database Syst Rev. 2012;(8):Art. No.: CD007072. https://doi.org/10.1002/14651858.CD007072.pub2.

Hartmann-Boyce J, Stead LF, Cahill K, Lancaster T. Efficacy of interventions to combat tobacco addiction: Cochrane update of 2013 reviews. Addiction. 2014;109(9):1414–25.

Hartmann-Boyce J, McRobbie H, Bullen C, Begh R, Stead LF, Hajek P. Electronic cigarettes for smoking cessation. Cochrane Database Syst Rev. 2016;(9):Art. No.: CD010216. https://doi.org/10.1002/14651858.CD010216.pub3.

Hartmann-Boyce J, Chepkin SC, Ye W, Bullen C, Lancaster T. Nicotine replacement therapy versus control for smoking cessation. Cochrane Database Syst Rev. 2018;(5):Art. No.: CD000146. https://doi.org/10.1002/14651858.CD000146.pub5.

Hartmann-Boyce J, Hong B, Livingstone-Banks J, Wheat H, Fanshawe TR. Additional behavioural support as an adjunct to pharmacotherapy for smoking cessation. Cochrane Database Syst Rev. 2019;(6):Art. No.: CD009670. https://doi.org/10.1002/14651858.CD009670.pub4.

Haskins BL, Lesperance D, Gibbons P, Boudreaux ED. A systematic review of smartphone applications for smoking cessation. Transl Behav Med. 2017;7(2):292–9.

Haslemo T, Eikeseth PH, Tanum L, Molden E, Refsum H. The effect of variable cigarette consumption on the interaction with clozapine and olanzapine. Eur J Clin Pharmacol. 2006;62(12):1049–53.

Hatsukami DK, Jorenby DE, Gonzales D, Rigotti NA, Glover ED, Oncken CA, et al. Immunogenicity and smoking-cessation outcomes for a novel nicotine immunotherapeutic. Clini Pharmacol Ther. 2011;89(3):392–9.

Hauer L, Scarano GI, Brigo F, Golaszewski S, Lochner P, Trinka E, et al. Effects of repetitive transcranial magnetic stimulation on nicotine consumption and craving: a systematic review. Psychiatry Res. 2019;281:112562.

Haustein K, Krause J, Haustein H, Rasmussen T, Cort N. Changes in hemorheological and biochemical parameters following short-term and long-term smoking cessation induced by nicotine replacement therapy (NRT). Int J Clin Pharmacol Ther. 2004;42(2):83–92.

Hayford KE, Patten CA, Rummans TA, Schroeder DR, Offord KP, Croghan IT, et al. Efficacy of bupropion for smoking cessation in smokers with a former history of major depression or alcoholism. Br J Psychiatry. 1999;174:173–8.

Heatherton TF, Kozlowski LT, Frecker RC, Rickert W, Robinson J. Measuring the heaviness of smoking: using self-reported time to the first cigarette of the day and number of cigarettes smoked per day. Br J Addict. 1989;84(7):791–800.

Heatherton TF, Kozlowski LT, Frecker RC, Fagerstöm KO. The Fagerström test for nicotine dependence: a revision of the Fagerstrom Tolerance Questionnaire. Br J Addict. 1991;86(9):1119–27.

Hecht SS, Carmella SG, Murphy SE, Riley WT, Le C, Luo X, et al. Similar exposure to a tobacco-specific carcinogen in smokeless tobacco users and cigarette smokers. Cancer Epidemiol Prev Biomarkers. 2007;16(8):1567–72.

Heckman CJ, Egleston BL, Hofmann MT. Efficacy of motivational interviewing for smoking cessation: a systematic review and meta-analysis. Tob Control. 2010;19(5):410–6.

Heinz A, Batra A, Scherbaum N, Gouzoulis-Mayfrank E. Neurobiologie der Abhängigkeit: Grundlagen und Konsequenzen für Diagnose und Therapie von Suchterkrankungen. Stuttgart: Kohlhammer;2012.

Hendricks PS, Prochaska JJ, Humfleet GL, Hall SM. Evaluating the validities of different DSM-IV-based conceptual constructs of tobacco dependence. Addiction. 2008;103(7):1215–23.

Herold R, Schiekirka S, Brown J, Bobak A, McEwen A, Raupach T. Structured smoking cessation training for medical students: a prospective study. Nicotine Tob Res. 2016;18(12):2209–15.

Herr C, Beisswenger C, Hess C, Kandler K, Suttorp N, Welte T, et al. Suppression of pulmonary innate host defence in smokers. Thorax. 2009;64(2):144.

Herth F, Reinmuth N, Wormanns D, Antoch G, Biederer J, Vogel-Claussen J, et al. Positionspapier der Deutschen Röntgengesellschaft und der Deutschen Gesellschaft für Pneumologie und Beatmungsmedizin zu einem qualitätsgesicherten Früherkennungsprogramm des Lungenkarzinoms mittels Niedrigdosis-CT. Pneumologie. 2019;73(10):573–7.

Hippisley-Cox J, Parker C, Coupland C, Vinogradova Y. Inequalities in the primary care of patients with coronary heart disease and serious mental health problems: a cross-sectional study. Heart. 2007;93(10):1256–62.

Ho MK, Mwenifumbo JC, Al Koudsi N, Okuyemi KS, Ahluwalia JS, Benowitz NL, et al. Association of nicotine metabolite ratio and CYP2A6 genotype with smoking cessation treatment in African-American light smokers. Clin Pharmacol Ther. 2009;85(6):635–43.

Hoch E, Muehlig S, Höfler M, Lieb R, Wittchen HU. How prevalent is smoking and nicotine dependence in primary care in Germany? Addiction. 2004;99(12):1586–98.

Hollands GJ, French DP, Griffin SJ, Prevost AT, Sutton S, King S, et al. The impact of communicating genetic risks of disease on risk-reducing health behaviour: systematic review with meta-analysis. BMJ. 2016;352:i11202.

Hollands GJ, Naughton F, Farley A, Lindson N, Aveyard P. Interventions to increase adherence to medications for tobacco dependence. Cochrane Database Syst Rev. 2019;(8):Art. No.: CD009164. https://doi.org/10.1002/14651858.CD009164.pub3.

Hollis JF, Polen MR, Whitlock EP, Lichtenstein E, Mullooly JP, Velicer WF, et al. Teen reach: outcomes from a randomized, controlled trial of a tobacco reduction program for teens seen in primary medical care. Pediatrics. 2005;115(4):981–9.

Horst WD, Klein MW, Williams D, Werder SF. Extended use of nicotine replacement therapy to maintain smoking cessation in persons with schizophrenia. Neuropsychiatr Dis Treat. 2005;1(4):349.

Howes S, Hartmann-Boyce J, Livingstone-Banks J, Hong B, Lindson N. Antidepressants for smoking cessation. Cochrane Database Syst Rev. 2020;(4):Art. No.: CD000031. https://doi.org/10.1002/14651858.CD000031.pub5.

Hughes JR, Carpenter MJ. The feasibility of smoking reduction: an update. Addiction. 2005;100(8):1074–89.

Hughes JR, Carpenter MJ. Does smoking reduction increase future cessation and decrease disease risk? A qualitative review. Nicotine Tob Res. 2006;8(6):739–49.

Hughes JR, Stead LF, Lancaster T. Anxiolytics for smoking cessation. Cochrane Database Syst Rev. 2000;(4):Art. No.: CD002849. https://doi.org/10.1002/14651858.CD002849.

Hughes JR, Keely J, Naud S. Shape of the relapse curve and long-term abstinence among untreated smokers. Addiction. 2004a;99(1):29–38.

Hughes JR, Oliveto AH, Riggs R, Kenny M, Liguori A, Pillitteri JL, et al. Concordance of different measures of nicotine dependence: two pilot studies. Addict Behav. 2004b;29(8):1527–39.

Hughes JR, Helzer JE, Lindberg SA. Prevalence of DSM/ICD-defined nicotine dependence. Drug Alcohol Depend. 2006;85(2):91–102.

Hughes JR, Stead LF, Lancaster T. Antidepressants for smoking cessation. Cochrane Database Syst Rev. 2007;(1):Art. No.: CD000031. https://doi.org/10.1002/14651858.CD000031.pub3.

Hughes JR, Stead LF, Hartmann-Boyce J, Cahill K, Lancaster T. Antidepressants for smoking cessation. Cochrane Database Syst Rev. 2014;(1):Art. No.: CD000031. https://doi.org/10.1002/14651858.CD000031.pub4.

Huh J, Timberlake DS. Do smokers of specialty and conventional cigarettes differ in their dependence on nicotine? Addict Behav. 2009;34(2):204–11.

Hummel K, Nagelhout GE, Fong GT, Vardavas CI, Papadakis S, Herbeć A, et al. Quitting activity and use of cessation assistance reported by smokers in eight European countries: findings from the EUREST-PLUS ITC Europe Surveys. Tob Induc Dis. 2018;16. https://doi.org/10.18332/tid/98912.

Huttunen-Lenz M, Song F, Poland F. Are psychoeducational smoking cessation interventions for coronary heart disease patients effective? Meta-analysis of interventions. Br J Health Psychol. 2010;15(4):749–77.

Japuntich SJ, Smith SS, Jorenby DE, Piper ME, Fiore MC, Baker TB. Depression predicts smoking early but not late in a quit attempt. Nicotine Tob Res. 2007;9(6):677–86.

Javitz HS, Swan GE, Lerman C. The dynamics of the urge-to-smoke following smoking cessation via pharmacotherapy. Addiction. 2011;106(10):1835–45.

Jha P, Ramasundarahettige C, Landsman V, Rostron B, Thun M, Anderson RN, et al. 21st-Century Hazards of Smoking and Benefits of Cessation in the United States. N Engl J Med. 2013;368(4):341–50.

Jiménez-Ruiz CA, Andreas S, Lewis KE, Tonnesen P, van Schayck CP, Hajek P, et al. Statement on smoking cessation in COPD and other pulmonary diseases and in smokers with comorbidities who find it difficult to quit. Eur Respir J. 2015;46(1):61–79.

Jit M, Barton P, Chen Y, Uthman O, Aveyard P, Meads C. School-based interventions to prevent the uptake of smoking among children and young people: cost-effectiveness model. Birmingham: West Midlands Health Technology Assessment Collaboration;2009.

Jones HA, Heffner JL, Mercer L, Wyszynski CM, Vilardaga R, Bricker JB. Web-based acceptance and commitment therapy smoking cessation treatment for smokers with depressive symptoms. J Dual Diagn. 2015;11(1):56–62.

Joossens L, Feliu A, Fernandez E. The tobacco control scale 2019 in Europe Brussels: association of European Cancer Leagues, Catalan Institute of Oncology. Brüssel: Association of European Cancer Leagues (ECL); 2020.

Jorenby D. Clinical efficacy of bupropion in the management of smoking cessation. Drugs. 2002;62(2):25–35.

Jorenby DE, Leischow SJ, Nides MA, Rennard SI, Johnston JA, Hughes AR, et al. A controlled trial of sustained-release bupropion, a nicotine patch, or both for smoking cessation. N Engl J Med. 1999;340(9):685–91.

Joseph AM, Norman SM, Ferry LH, Prochazka AV, Westman EC, Steele BG, et al. The safety of transdermal nicotine as an aid to smoking cessation in patients with cardiac disease. N Engl J Med. 1996;335(24):1792–8.

Judge K, Bauld L, Chesterman J, Ferguson J. The English smoking treatment services: short-term outcomes. Addiction. 2005;100:46–58.

Juliano LM, Houtsmuller EJ, Stitzer ML. A preliminary investigation of rapid smoking as a lapse-responsive treatment for tobacco dependence. Exp Clin Psychopharmacol. 2006;14(4):429.

Kandel D, Schaffran C, Griesler P, Samuolis J, Davies M, Galanti R. On the measurement of nicotine dependence in adolescence: Comparisons of the mFTQ and a DSM-IV-based scale. J Pediatr Psychol. 2005;30(4):319–32.

Kastaun S, Kotz D. Ärztliche Kurzberatung zur Tabakentwöhnung – Ergebnisse der DEBRA Studie. Sucht. 2019;65(1):34–41.

Kastaun S, Scholz E, Kotz D. Hängt Tabakrauchen mit ängstlich-depressiver Symptomatik zusammen? Ergebnisse einer repräsentativen Befragung der Bevölkerung Deutschlands (DEBRA Studie). Das Gesundheitswesen. 2019;81(08/09):7D–5.

Kastaun S, Leve V, Hildebrandt J, Funke C, Klosterhalfen S, Lubisch D, et al. Training general practitioners in the ABC versus 5As method of delivering stop-smoking advice: a pragmatic, two-arm cluster randomised controlled trial. ERJ Open Res. 2020;7:00621-2020. https://doi.org/10.1183/23120541.

Keith RJ, Fetterman JL, Orimoloye OA, Dardari Z, Lorkiewicz PK, Hamburg NM, et al. Characterization of volatile organic compound metabolites in cigarette smokers, electronic nicotine device users, dual users, and nonusers of tobacco. Nicotine Tob Res. 2020;22(2):264–72.

Kerr S, Watson H, Tolson D, Lough M, Brown M. Smoking after the age of 65 years: a qualitative exploration of older current and former smokers' views on smoking, stopping smoking, and smoking cessation resources and services. Health Soc Care Commun. 2006;14(6):572–82.

Kerr S, Watson H, Tolson D, Lough M, Brown M. An exploration of the knowledge, attitudes and practice of members of the primary care team in relation to smoking and smoking cessation in later life. Prim Health Care Res Dev. 2007;8(1):68–79.

Killen JD, Fortmann SP, Schatzberg AF, Hayward C, Sussman L, Rothman M, et al. Nicotine patch and paroxetine for smoking cessation. J Consult Clin Psychol. 2000;68(5):883.

Killen JD, Robinson TN, Ammerman S, Hayward C, Rogers J, Stone C, et al. Randomized clinical trial of the efficacy of bupropion combined with nicotine patch in the treatment of adolescent smokers. J Consult Clin Psychol. 2004;72(4):729.

Killen JD, Fortmann SP, Schatzberg AF, Arredondo C, Murphy G, Hayward C, et al. Extended cognitive behavior therapy for cigarette smoking cessation. Addiction. 2008;103(8):1381–90.

Killen JD, Fortmann SP, Murphy GM Jr, Hayward C, Fong D, Lowenthal K, et al. Failure to improve cigarette smoking abstinence with transdermal selegiline+ cognitive behavior therapy. Addiction. 2010;105(9):1660–8.

Kim Y, Myung S-K, Jeon Y-J, Lee E-H, Park C-H, Seo HG, et al. Effectiveness of pharmacologic therapy for smoking cessation in adolescent smokers: Meta-analysis of randomized controlled trials. Am J Health Syst Pharm. 2011;68(3):219–26.

King A, de Wit H, Riley RC, Cao D, Niaura R, Hatsukami D. Efficacy of naltrexone in smoking cessation: a preliminary study and an examination of sex differences. Nicotine Tob Res. 2006;8(5):671–82.

King AC, Smith LJ, McNamara PJ, Matthews AK, Fridberg DJ. Passive exposure to electronic cigarette (e-cigarette) use increases desire for combustible and e-cigarettes in young adult smokers. Tob Control. 2015;24(5):501–4.

Kinnunen T, Doherty K, Militello FS, Garvey AJ. Depression and smoking cessation: characteristics of depressed smokers and effects of nicotine replacement. J Consult Clin Psychol. 1996;64(4):791.

Kinnunen T, Korhonen T, Garvey AJ. Role of nicotine gum and pretreatment depressive symptoms in smoking cessation: twelve-month results of a randomized placebo controlled trial. Int J Psychiatr Med. 2008;38(3):373–89.

Kishi T, Iwata N. Varenicline for smoking cessation in people with schizophrenia: systematic review and meta-analysis. Eur Arch Psychiatry Clin Neurosci. 2015;265(3):259–68.

Klemp I, Steffenssen M, Bakholdt V, Thygesen T, Sørensen JA. Counseling is effective for smoking cessation in head and neck cancer patients-a systematic review and meta-analysis. J Oral Maxillofac Surg. 2016;74(8):1687–94.

Knuuti J, Wijns W, Saraste A, Capodanno D, Barbato E, Funck-Brentano C, et al. 2019 ESC Guidelines for the diagnosis and management of chronic coronary syndromes. Eur Heart J. 2020;41(3):407–77.

Kotz D, Böckmann M, Kastaun S. Nutzung von Tabak und E-Zigaretten sowie Methoden zur Tabakentwöhnung in Deutschland. Eine repräsentative Befragung in 6 Wellen über 12 Monate (die DEBRA-Studie). Dtsch Arztebl Int. 2018;115:235–42.

Kotz D, Batra A, Kastaun S. Rauchstoppversuche und genutzte Entwöhnungsmethoden. Dtsch Arztebl Int. 2020;117(1-2):7–13.

Kralikova E, Kozak JT, Rasmussen T, Gustavsson G, Le Houezec J. Smoking cessation or reduction with nicotine replacement therapy: a placebo-controlled double blind trial with nicotine gum and inhaler. BMC Public Health. 2009;9(1):433.

Krishnan-Sarin S, Duhig AM, McKee SA, McMahon TJ, Liss T, McFetridge A, et al. Contingency management for smoking cessation in adolescent smokers. Exp Clin Psychopharmacol. 2006;14(3):306.

Kröger C, Mons U, Klärs G, Orth B, Maschewsky-Schneider U, Lampert T. Evaluation des Gesundheitsziels „Tabakkonsum reduzieren". Bundesgesundheitsblatt Gesundheitsforschung Gesundheitsschutz. 2010;53(2):91–102.

Kröger C, de Matos EG, Piontek D, Wenig J. Ausstiegsversuche und Hilfsmittelnutzung unter Rauchern in Deutschland: Ergebnisse aus dem Epidemiologischen Suchtsurvey 2012. Das Gesundheitswesen. 2016;78(11):752–8.

Kumar R, Prasad R. Smoking cessation: an update. Indian J Chest Dis Allied Sci. 2014;56:161–9.

Kumar S, Kodela S, Detweiler JG, Kim KY, Detweiler MB. Bupropion-induced psychosis: folklore or a fact? A systematic review of the literature. Gen Hosp Psychiatry. 2011;33(6):612–7.

Lampert T, von der Lippe E, Muters S. Prevalence of smoking in the adult population of Germany: results of the German Health Interview and Examination Survey for Adults (DEGS1). Bundesgesundheitsbl Gesundheitsforsch Gesundheitsschutz. 2013;56(5-6):802–8.

Lancaster T, Stead LF. Silver acetate for smoking cessation. Cochrane Database Syst Rev. 2012;(9):Art. No.: CD000191. https://doi.org/10.1002/14651858.CD000191.pub2.

Lancaster T, Stead LF. Individual behavioural counselling for smoking cessation. Cochrane Database Syst Rev. 2017;(3):Art. No.: CD001292. https://doi.org/10.1002/14651858.CD001292.pub3.

Laniado-Laborín R. Smoking cessation intervention: an evidence-based approach. Postgrad Med. 2010;122(2):74–82.

Le Houezec J, Aubin H-J. Pharmacotherapies and harm-reduction options for the treatment of tobacco dependence. Expert Opin Pharmacother. 2013;14(14):1959–67.

Leaviss J, Sullivan W, Ren S, Everson-Hock E, Stevenson M, Stevens JW, et al. What is the clinical effectiveness and cost-effectiveness of cytisine compared with varenicline for smoking cessation? A systematic review and economic evaluation. Health Technol Assess. 2014;18(33):1–120.

Lee EB, An W, Levin ME, Twohig MP. An initial meta-analysis of acceptance and commitment therapy for treating substance use disorders. Drug Alcohol Depend. 2015;155:1–7.

Lee S-H, Ahn S-H, Cheong Y-S. Effect of electronic cigarettes on smoking reduction and cessation in Korean male smokers: a randomized controlled study. J Am Board Fam Med. 2019;32(4):567–74.

Lightwood JM, Glantz SA. Declines in acute myocardial infarction after smoke-free laws and individual risk attributable to secondhand smoke. Circulation. 2009;120(14):1373–9.

Lindinger P, Strunk M, Nübling M, Lang P. Arbeitsweise und Wirksamkeit einer Telefonberatung für Tabakentwöhnung. Sucht. 2012;58(1):33–43.

Lindson N, Thompson TP, Ferrey A, Lambert JD, Aveyard P. Motivational interviewing for smoking cessation. Cochrane Database Syst Rev. 2019a;(7):Art. No.: CD006936. https://doi.org/10.1002/14651858.CD006936.pub4.

Lindson N, Klemperer E, Hong B, Ordóñez-Mena JM, Aveyard P. Smoking reduction interventions for smoking cessation. Cochrane Database Syst Rev. 2019b;(9):Art. No.: CD013183. https://doi.org/10.1002/14651858.CD013183.pub2.

Lindson-Hawley N, Thompson TP, Begh R. Motivational interviewing for smoking cessation. Cochrane Database Syst Rev. 2015;(3):Art. No.: CD006936. https://doi.org/10.1002/14651858.CD006936.pub3.

Lindson-Hawley N, Hartmann-Boyce J, Fanshawe TR, Begh R, Farley A, Lancaster T. Interventions to reduce harm from continued tobacco use. Cochrane Database Syst Rev. 2016;(10):Art. No.: CD005231. https://doi.org/10.1002/14651858.CD005231.pub3.

Livingstone-Banks J, Ordóñez-Mena JM, Hartmann-Boyce J. Print-based self-help interventions for smoking cessation. Cochrane Database Syst Rev. 2019a;(1) Art. No.: CD001118. https://doi.org/10.1002/14651858.CD001118.pub4.

Livingstone-Banks J, Norris E, Hartmann-Boyce J, West R, Jarvis M, Chubb E, et al. Relapse prevention interventions for smoking cessation. Cochrane Database Syst Rev. 2019b;(10):Art. No.: CD003999. https://doi.org/10.1002/14651858.CD003999.pub6.

Lucchiari C, Masiero M, Mazzocco K, Veronesi G, Maisonneuve P, Jemos C, et al. Benefits of e-cigarettes in smoking reduction and in pulmonary health among chronic smokers undergoing a lung cancer screening program at 6 months. Addict Behav. 2020;103:106222.

Maci E, Comito F, Frezza AM, Tonini G, Pezzuto A. Lung nodule and functional changes in smokers after smoking cessation short-term treatment. Cancer Investig. 2014;32(8):388–93.

MacPherson L, Tull MT, Matusiewicz AK, Rodman S, Strong DR, Kahler CW, et al. Randomized controlled trial of behavioral activation smoking cessation treatment for smokers with elevated depressive symptoms. J Consult Clin Psychol. 2010;78(1):55.

Maglione MA, Maher AR, Ewing B, Colaiaco B, Newberry S, Kandrack R, et al. Efficacy of mindfulness meditation for smoking cessation: a systematic review and meta-analysis. Addict Behav. 2017;69:27–34.

Mallock N, Pieper E, Hutzler C, Henkler-Stephani F, Luch A. Heated tobacco products: a review of current knowledge and initial assessments. Front Public Health. 2019;7:287.

Mannelli P, Wu L-T, Peindl KS, Gorelick DA. Smoking and opioid detoxification: behavioral changes and response to treatment. Nicotine Tob Res. 2013;15(10):1705–13.

Marques-Vidal P, Melich-Cerveira J, Paccaud F, Waeber G, Vollenweider P, Cornuz J. High expectation in non-evidence-based smoking cessation interventions among smokers – the CoLaus study. Prev Med. 2011;52(3-4):258–61.

Matkin W, Ordóñez-Mena JM, Hartmann-Boyce J. Telephone counselling for smoking cessation. Cochrane Database Syst Rev. 2019;(5):Art. No.: CD002850. https://doi.org/10.1002/14651858.CD002850.pub4.

Maurer P, Jennings GT, Willers J, Rohner F, Lindman Y, Roubicek K, et al. A therapeutic vaccine for nicotine dependence: preclinical efficacy, and Phase I safety and immunogenicity. Eur J Immunol. 2005;35(7):2031–40.

McCullough A, Fisher M, Goldstein AO, Kramer KD, Ripley-Moffitt C. Smoking as a vital sign: prompts to ask and assess increase cessation counseling. J Am Board Fam Med. 2009;22(6):625–32.

McKee SA, Weinberger AH, Harrison EL, Coppola S, George TP. Effects of the nicotinic receptor antagonist mecamylamine on ad-lib smoking behavior, topography, and nicotine levels in smokers with and without schizophrenia: a preliminary study. Schizophr Res. 2009;115(2-3):317–24.

McKee SA, Smith PH, Kaufman M, Mazure CM, Weinberger AH. Sex differences in varenicline efficacy for smoking cessation: a meta-analysis. Nicotine Tob Res. 2016;18(5):1002–11.

McMurray JJ, Adamopoulos S, Anker SD, Auricchio A, Böhm M, Dickstein K, et al. ESC guidelines for the diagnosis and treatment of acute and chronic heart failure 2012: The task force for the diagnosis and treatment of acute and chronic heart failure 2012 of the European Society of Cardiology. Developed in collaboration with the Heart Failure Association (HFA) of the ESC. Eur Heart J. 2012;33(14):1787–847.

McRobbie H, Bullen C, Glover M, Whittaker R, Wallace-Bell M, Fraser T. New Zealand smoking cessation guidelines. N Z Med J. 2008;121(1276):57–70.

McRobbie H, Thornley S, Bullen C, Lin RB, Senior H, Laugesen M, et al. A randomized trial of the effects of two novel nicotine replacement therapies on tobacco withdrawal symptoms and user satisfaction. Addiction. 2010;105(7):1290–8.

McRobbie H, Bullen C, Hartmann-Boyce J, Hajek P. Electronic cigarettes for smoking cessation and reduction. Cochrane Database Syst Rev. 2014;12:Art. No.: CD010216. https://doi.org/10.1002/14651858.CD010216.pub2.

McVay MA, Copeland AL. Smoking cessation in peri- and postmenopausal women: a review. Exp Clin Psychopharmacol. 2011;19(3):192–202.

van der Meer RM, Willemsen MC, Smit F, Cuijpers P. Smoking cessation interventions for smokers with current or past depression. Cochrane Database Syst Rev. 2013;(8):Art. No.: CD006102. https://doi.org/10.1002/14651858.CD006102.pub2.

Meneses-Gaya ICD, Zuardi AW, Loureiro SR, Crippa JADS. Psychometric properties of the Fagerström test for nicotine dependence. J Bras Pneumol. 2009;35(1):73–82.

Meyer C, Rumpf HJ, Schumann A, Hapke U, John U. Intentionally reduced smoking among untreated general population smokers: prevalence, stability, prediction of smoking behaviour change and differences between subjects choosing either reduction or abstinence. Addiction. 2003;98(8):1101–10.

Meyers DG, Neuberger JS, He J. Cardiovascular effect of bans on smoking in public places: a systematic review and meta-analysis. J Am Coll Cardiol. 2009;54(14):1249–55.

Michie S, Van Stralen MM, West R. The behaviour change wheel: a new method for characterising and designing behaviour change interventions. Implement Sci. 2011;6(1):42.

Miller W, Rollnick S. Motivational interviewing: Preparing people for change. New York: Guilford Press;2002.

Mills E, Eyawo O, Lockhart I, Kelly S, Wu P, Ebbert JO. Smoking cessation reduces postoperative complications: a systematic review and meta-analysis. Am J Med. 2011;124(2):144–54.

Mitchell AJ, Vancampfort D, De Hert M, Stubbs B. Do people with mental illness receive adequate smoking cessation advice? A systematic review and meta-analysis. Gen Hosp Psychiatry. 2015;37(1):14–23.

Mohiuddin SM, Mooss AN, Hunter CB, Grollmes TL, Cloutier DA, Hilleman DE. Intensive smoking cessation intervention reduces mortality in high-risk smokers with cardiovascular disease. Chest. 2007;131(2):446–52.

Mons U, Kahnert S. Neuberechnung der tabakattributablen Mortalität – Nationale und regionale Daten für Deutschland. Gesundheitswesen. 2019;81(01):24–33.

Monuteaux MC, Spencer TJ, Faraone SV, Wilson AM, Biederman J. A randomized, placebo-controlled clinical trial of bupropion for the prevention of smoking in children and adolescents with attention-deficit/hyperactivity disorder. J Clin Psychiatry. 2007;68(7):1094–101.

Moolchan ET, Robinson ML, Ernst M, Cadet JL, Pickworth WB, Heishman SJ, et al. Safety and efficacy of the nicotine patch and gum for the treatment of adolescent tobacco addiction. Pediatrics. 2005;115(4):e407–e14.

Morrison MF, Ceesay P, Gantz I, Kaufman KD, Lines CR. Randomized, controlled, double-blind trial of taranabant for smoking cessation. Psychopharmacology. 2010;209(3):245–53.

Mottillo S, Filion KB, Belisle P, Joseph L, Gervais A, O'Loughlin J, et al. Behavioural interventions for smoking cessation: a meta-analysis of randomized controlled trials. Eur Heart J. 2009;30(6):718–30.

Muilenburg JL, Laschober TC, Eby LT. Substance use disorder counselors' reports of tobacco cessation services availability, implementation, and tobacco-related knowledge. J Adolesc Health. 2015;57(3):327–33.

Mullen KA, Walker KL, Hobler LA, Wells GA, Moroz IA, Pipe AL, et al. Performance obligations to improve delivery of hospital-initiated smoking cessation interventions: a before-and-after evaluation. Nicotine Tob Res. 2019:77–84. https://doi.org/10.1093/ntr/ntz186.

Müller V, Mucha RF, Ackermann K, Pauli P. Die Erfassung des Cravings bei Rauchern mit einer deutschen Version des „Questionnaire on Smoking Urges" (QSU-G). Z Klin Psychol Psychother. 2001;30(3):164–71.

Muramoto ML, Leischow SJ, Sherrill D, Matthews E, Strayer LJ. Randomized, double-blind, placebo-controlled trial of 2 dosages of sustained-release bupropion for adolescent smoking cessation. Arch Pediatr Adolesc Med. 2007;161(11):1068–74.

National Academies of Sciences, Engineering, and Medicine (NASEM). Public health consequences of e-cigarettes. Washington DC: The National Academies Press 2018.

National Institute for Health and Care Excellence (NICE). Stop Smoking Interventions and Services. London: NICE;2018.

Nelson PR, Chen P, Battista DR, Pillitteri JL, Shiffman S. Randomized trial to compare smoking cessation rates of snus, with and without smokeless tobacco health-related information, and a nicotine lozenge. Nicotine Tob Res. 2019;21(1):88–94.

Niaura R. Nonpharmacologic therapy for smoking cessation: characteristics and efficacy of current approaches. Am J Med. 2008;121(4, Supplement):S11–S9.

Niaura R, Abrams DB. Smoking cessation: Progress, priorities, and prospectus. J Consult Clin Psychol. 2002;70(3):494.

Notley C, Gentry S, Livingstone-Banks J, Bauld L, Perera R, Hartmann-Boyce J. Incentives for smoking cessation. Cochrane Database Syst Rev. 2019;(7):Art. No.: CD004307. https://doi.org/10.1002/14651858.CD004307.pub6.

O'Gara PT, Kushner FG, Ascheim DD, Casey DE, Chung MK, De Lemos JA, et al. ACCF/AHA guideline for the management of ST-elevation myocardial infarction: executive summary: a report of the American College of Cardiology Foundation/American Heart Association Task Force on Practice Guidelines. J Am Coll Cardiol. 2013;61(4):485–510.

Oikonomou MT, Arvanitis M, Sokolove RL. Mindfulness training for smoking cessation: a meta-analysis of randomized-controlled trials. J Health Psychol. 2017;22(14):1841–50.

Olivier D, Lubman DI, Fraser R. Tobacco smoking within psychiatric inpatient settings: biopsychosocial perspective. Austr N Z J Psychiatry. 2007;41(7):572–80.

Orth B, Merkel C. Rauchen bei Jugendlichen und jungen Erwachsenen in Deutschland. Ergebnisse des Alkoholsurveys 2018 und Trends. BZgA-Forschungsbericht. Bundeszentrale für gesundheitliche Aufklärung: Köln; 2019.

Pabst A, Piontek D, Kraus L, Müller S. Substanzkonsum und substanzbezogene Störungen. Sucht. 2010;56(5):327–36.

Pan A, Wang Y, Talaei M, Hu FB. Relation of smoking with total mortality and cardiovascular events among patients with diabetes mellitus: a meta-analysis and systematic review. Circulation. 2015;132(19):1795–804.

Panday S, Reddy SP, Ruiter RA, Bergström E, de Vries H. Nicotine dependence and withdrawal symptoms among occasional smokers. J Adolesc Health. 2007;40(2):144–50.

Pandeya N, Williams GM, Sadhegi S, Green AC, Webb PM, Whiteman DC. Associations of duration, intensity, and quantity of smoking with adenocarcinoma and squamous cell carcinoma of the esophagus. Am J Epidemiol. 2008;168(1):105–14.

Park E, Drake E. Systematic review: internet-based program for youth smoking prevention and cessation. J Nurs Scholarsh. 2015;47(1):43–50.

Parsons A, Ingram J, Inglis J, Aveyard P, Johnstone E, Brown K, et al. A proof of concept randomised placebo controlled factorial trial to examine the efficacy of St John's wort for smoking cessation and chromium to prevent weight gain on smoking cessation. Drug Alcohol Depend. 2009;102(1-3):116–22.

Patten CA, Bronars CA, Vickers Douglas KS, Ussher MH, Levine JA, Tye SJ, et al. Supervised, vigorous intensity exercise intervention for depressed female smokers: a pilot study. Nicotine Tob Res. 2016;19(1):77–86.

Pbert L, Druker S, DiFranza JR, Gorak D, Reed G, Magner R, et al. Effectiveness of a school nurse-delivered smoking-cessation intervention for adolescents. Pediatrics. 2011;128(5):926–36.

Peckham E, Brabyn S, Cook L, Tew G, Gilbody S. Smoking cessation in severe mental ill health: what works? an updated systematic review and meta-analysis. BMC psychiatry. 2017;17(1):252.

Pedersen W, Von Soest T. Smoking, nicotine dependence and mental health among young adults: a 13-year population-based longitudinal study. Addiction. 2009;104(1):129–37.

Peirson L, Ali MU, Kenny M, Raina P, Sherifali D. Interventions for prevention and treatment of tobacco smoking in school-aged children and adolescents: a systematic review and meta-analysis. Prev Med. 2016;85:20–31.

Pérez-Ríos M, Santiago-Pérez MI, Alonso B, Malvar A, Hervada X, de Leon J. Fagerstrom test for nicotine dependence vs heavy smoking index in a general population survey. BMC Public Health. 2009;9(1):493.

Perkins KA, Scott J. Sex differences in long-term smoking cessation rates due to nicotine patch. Nicotine Tob Res. 2008;10(7):1245–50.

Perkins KA, Gerlach D, Broge M, Grobe JE, Sanders M, Fonte C, et al. Dissociation of nicotine tolerance from tobacco dependence in humans. J Pharmacol Exp Ther. 2001;296(3):849–56.

Pieper E, Mallock N, Henkler-Stephani F, Luch A. Tabakerhitzer als neues Produkt der Tabakindustrie: Gesundheitliche Risiken. Bundesgesundheitsblatt Gesundheitsforschung Gesundheitsschutz. 2018;61(11):1422–8.

Piné-Abata H, McNeill A, Murray R, Bitton A, Rigotti N, Raw M. A survey of tobacco dependence treatment services in 121 countries. Addiction. 2013;108(8):1476–84.

Piñeiro B, Simmons VN, Palmer AM, Correa JB, Brandon TH. Smoking cessation interventions within the context of low-dose computed tomography lung cancer screening: a systematic review. Lung Cancer. 2016;98:91–8.

Piper ME, Federman EB, McCarthy DE, Bolt DM, Smith SS, Fiore MC, et al. Efficacy of bupropion alone and in combination with nicotine gum. Nicotine Tob Res. 2007;9(9):947–54.

Piper ME, McCarthy DE, Bolt DM, Smith SS, Lerman C, Benowitz N, et al. Assessing dimensions of nicotine dependence: an evaluation of the Nicotine Dependence Syndrome Scale (NDSS) and the Wisconsin Inventory of Smoking Dependence Motives (WISDM). Nicotine Tob Res. 2008;10(6):1009–20.

Piper ME, Baker TB, Benowitz NL, Kobinsky KH, Jorenby DE. Dual users compared to smokers: demographics, dependence, and biomarkers. Nicotine Tob Res. 2019;21(9):1279–84.

Pirie K, Peto R, Reeves GK, Green J, Beral V. The 21st century hazards of smoking and benefits of stopping: a prospective study of one million women in the UK. Lancet. 2013;381(9861):133–41.

Pisinger C, Døssing M. A systematic review of health effects of electronic cigarettes. Prev Med. 2014;69:248–60.

Polosa R, Morjaria JB, Caponnetto P, Caruso M, Campagna D, Amaradio MD, et al. Persisting long term benefits of smoking abstinence and reduction in asthmatic smokers who have switched to electronic cigarettes. Discov Med. 2016a;21(114):99–108.

Polosa R, Morjaria JB, Caponnetto P, Prosperini U, Russo C, Pennisi A, et al. Evidence for harm reduction in COPD smokers who switch to electronic cigarettes. Respir Res. 2016b;17(1):166.

Prestwich A, Moore S, Kotze A, Budworth L, Lawton R, Kellar I. How can smoking cessation be induced before surgery? A systematic review and meta-analysis of behavior change techniques and other intervention characteristics. Front Psychol. 2017;8:915.

Prochaska JO. Stages of change model for smoking prevention and cessation in schools: authors applied adult dose for smoking to adolescents when smoking behaviour is different in the two. BMJ. 2000;320(7232):447.

Prokhorov AV, Koehly LM, Pallonen UE, Hudmon KS. Adolescent nicotine dependence measured by the modified Fagerström Tolerance Questionnaire at two time points. J Child Adolesc Subst Abuse. 1998;7(4):35–47.

Prokhorov AV, Warneke C, de Moor C, Emmons KM, Jones MM, Rosenblum C, et al. Self-reported health status, health vulnerability, and smoking behavior in college students: implications for intervention. Nicotine Tob Res. 2003;5(4):545–52.

Prokopowicz A, Sobczak A, Szuła-Chraplewska M, Ochota P, Kośmider L. Exposure to cadmium and lead in cigarette smokers who switched to electronic cigarettes. Nicotine Tob Res. 2019;21(9):1198–205.

Rahman MA, Edward K-L, Montgomery L, McEvedy S, Wilson A, Worrall-Carter L. Is there any gender difference for smoking persistence or relapse following diagnosis or hospitalization for coronary heart disease? Evidence from a systematic review and meta-analysis. Nicotine Tob Res. 2016;18(6):1399–407.

Ramos M, Ripoll J, Estrades T, Socias I, Fe A, Duro R, et al. Effectiveness of intensive group and individual interventions for smoking cessation in primary health care settings: a randomized trial. BMC Public Health. 2010;10(1):1–6.

Rasch A, Greiner W. Efficacy and cost-effectiveness of smoking cessation courses in the statutory health insurance: a review. Gesundheitswesen. 2009;71(11):732–8.

Raupach T, Schäfer K, Konstantinides S, Andreas S. Secondhand smoke as an acute threat for the cardiovascular system: a change in paradigm. Eur Heart J. 2006;27(4):386–92.

Raupach T, Strobel L, Beard E, Krampe H, Anders S, West R. German medical students' beliefs about the effectiveness of different methods of stopping smoking. Nicotine Tob Res. 2013;15(11):1892–901.

Raupach T, Krampe H, Brown J. Does research into medical education on tobacco and alcohol get the respect it deserves. Addiction. 2014;109(2):173–4.

Reda AA, Kotz D, Evers S, van Schayck CP. Healthcare financing systems for increasing the use of tobacco dependence treatment. Cochrane Database Syst Rev. 2012;(6):Art. No.: CD004305. https://doi.org/10.1002/14651858.CD004305.pub4.

Rennard SI, Glover ED, Leischow S, Daughton DM, Glover PN, Muramoto M, et al. Efficacy of the nicotine inhaler in smoking reduction: a double-blind, randomized trial. Nicotine Tob Res. 2006;8(4):555–64.

Revenstorf D. Schaden durch Hypnose. Hypnose-ZHH. 2011;6(1):2.

Rice VH, Heath L, Livingstone-Banks J, Hartmann-Boyce J. Nursing interventions for smoking cessation. Cochrane Database Syst Rev. 2017;(12):Art. No.: CD001188. https://doi.org/10.1002/14651858.CD001188.pub5.

Rigotti NA, Gonzales D, Dale LC, Lawrence D, Chang Y. A randomized controlled trial of adding the nicotine patch to rimonabant for smoking cessation: efficacy, safety and weight gain. Addiction. 2009;104(2):266–76.

Rigotti NA, Clair C, Munafò MR, Stead LF. Interventions for smoking cessation in hospitalised patients. Cochrane Database Syst Rev. 2012;(5):Art. No.: CD001837. https://doi.org/10.1002/14651858.CD001837.pub3.

Roberts E, Eden Evins A, McNeill A, Robson D. Efficacy and tolerability of pharmacotherapy for smoking cessation in adults with serious mental illness: a systematic review and network meta-analysis. Addiction. 2016;111(4):599–612.

Rohsenow DJ, Tidey JW, Miranda R Jr, McGeary JE, Swift RM, Hutchison KE, et al. Olanzapine reduces urge to smoke and nicotine withdrawal symptoms in community smokers. Exp Clin Psychopharmacol. 2008;16(3):215–22.

Rojas NL, Killen JD, Haydel KF, Robinson TN. Nicotine dependence among adolescent smokers. Arch Pediatr Adolesc Med. 1998;152(2):151–6.

van Rossem C, Spigt M, Viechtbauer W, Lucas AE, van Schayck OC, Kotz D. Effectiveness of intensive practice nurse counselling versus brief general practitioner advice, both combined with varenicline, for smoking cessation: a randomized pragmatic trial in primary care. Addiction. 2017;112(12):2237–47.

Rostron BL, Corey CG, Chang JT, van Bemmel DM, Miller ME, Chang CM. Associations of cigarettes smoked per day with biomarkers of exposure among US adult cigarette smokers in the Population Assessment of Tobacco and Health (PATH) Study Wave 1 (2013–2014). Cancer Epidemiol Prev Biomarkers. 2019;28(9):1443–53.

Rubinstein ML, Benowitz NL, Auerback GM, Moscicki A-B. A randomized trial of nicotine nasal spray in adolescent smokers. Pediatrics. 2008;122(3):e595–600.

Rüther T, Bobes J, De Hert M, Svensson T, Mann K, Batra A, et al. EPA guidance on tobacco dependence and strategies for smoking cessation in people with mental illness. Eur Psychiatry. 2014;29(2):65–82.

Saba M, Diep J, Saini B, Dhippayom T. Meta-analysis of the effectiveness of smoking cessation interventions in community pharmacy. J Clin Pharm Ther. 2014;39(3):240–7.

Salize HJ, Merkel S, Reinhard I, Twardella D, Mann K, Brenner H. Cost-effective primary care-based strategies to improve smoking cessation: more value for money. Arch Intern Med. 2009;169(3):230–5.

Santos JDPD, Silveira DV, Oliveira DFD, Caiaffa WT. Instrumentos para avaliação do tabagismo: uma revisão sistemática. Ciência Saúde Coletiva. 2011;16(12):4707–20.

Sargent JD, Demidenko E, Malenka DJ, Li Z, Gohlke H, Hanewinkel R. Smoking restrictions and hospitalization for acute coronary events in Germany. Clin Res Cardiol. 2012;101(3):227–35.

Saules KK, Schuh LM, Arfken CL, Reed K, Kilbey MM, Schuster CR. Double-blind placebo-controlled trial of fluoxetine in smoking cessation treatment including nicotine patch and cognitive-behavioral group therapy. Am J Addict. 2004;13(5):438–46.

Schaller K, Mons U. E-Zigaretten: gesundheitliche Bewertung und potenzieller Nutzen für Raucher. Pneumologie. 2018;72(06):458–72.

Schepis TS, Rao U. Smoking cessation for adolescents: a review of pharmacological and psychosocial treatments. Curr Drug Abuse Rev. 2008;1(2):142–54.

Schleicher HE, Harris KJ, Campbell DG, Harrar SW. Mood management intervention for college smokers with elevated depressive symptoms: a pilot study. J Am Coll Heal. 2012;60(1):37–45.

Schmelzle J, Rosser WW, Birtwhistle R. Update on pharmacologic and nonpharmacologic therapies for smoking cessation. Can Fam Physician. 2008;54(7):994–9.

Schneider NG, Olmstead R, Nilsson F, Mody FV, Franzon M, Doan K. Efficacy of a nicotine inhaler in smoking cessation: a double-blind, placebo-controlled trial. Addiction. 1996;91(9):1293–306.

Schofield I. Supporting older people to quit smoking. Nurs Older People. 2006;18(6):29–34.

Schofield I, Kerr S, Tolson D. An exploration of the smoking-related health beliefs of older people with chronic obstructive pulmonary disease. J Clin Nurs. 2007;16(9):1726–35.

Schumann A, Rumpf HJ, Hapke U, John U. Deutsche Version des Fagerström-Test for Nicotine Dependence (FTND)(FTND-d) und des Heaviness of Smoking Index (HIS) (HIS-d). In: Glöckner-Rist A, Rist F, Küfner H, editors. Elektronisches Handbuch zu Erhebungsinstrumenten im Suchtbereich (EHES). 3. Aufl. Mannheim: Institut für Umfragen, Methoden und Analysen (ZUMA) e. V;2002.

Scott-Sheldon LA, Lantini RC, Jennings EG, Thind H, Rosen RK, Salmoirago-Blotcher E, et al. Text messaging-based interventions for smoking cessation: a systematic review and meta-analysis. JMIR mHealth uHealth. 2016;4(2):e49.

Secades-Villa R, González-Roz A, García-Pérez Á, Becoña E. Psychological, pharmacological, and combined smoking cessation interventions for smokers with current depression: a systematic review and meta-analysis. PLoS One. 2017;12(12):e0188849.

Seitz N-N, John L, Atzendorf J, Rauschert C, Kraus L. Kurzbericht Epidemiologischer Suchtsurvey 2018. Tabellenband: Tabakkonsum und Hinweise auf Konsumabhängigkeit nach Geschlecht und Alter im Jahr 2018. München: IFT Institut für Therapieforschung; 2019.

Seitz N-N, Böttcher L, Atzendorf J, Rauschert C, Kraus L. Kurzbericht Epidemiologischer Suchtsurvey 2015. Tabellenband: Trends der Prävalenz des Tabakkonsums und Nikotinabhängigkeit nach Geschlecht und Alter 1990–2018. München: IFT Institut für Therapieforschung;2019b.

Seitz N-N, Rauschert C, Kraus L. Europäische Schülerstudie zu Alkohol und anderen Drogen 2019(ESPAD)Befragung von Schülerinnen und Schülern der 9. und 10. Klasse in Bayern. München: IFT – Institut für Therapieforschung; 2020.

Shahab L, Goniewicz ML, Blount BC, Brown J, McNeill A, Alwis KU, et al. Nicotine, carcinogen, and toxin exposure in long-term e-cigarette and nicotine replacement therapy users: a cross-sectional study. Ann Intern Med. 2017;166(6):390–400.

Shields PG, Berman M, Brasky TM, Freudenheim JL, Mathe E, McElroy JP, et al. A review of pulmonary toxicity of electronic cigarettes in the context of smoking: a focus on inflammation. Cancer Epidemiol Prev Biomarkers. 2017;26(8):1175–91.

Shiffman S, Waters AJ, Hickcox M. The nicotine dependence syndrome scale: a multidimensional measure of nicotine dependence. Nicotine Tob Res. 2004;6(2):327–48.

Simonavicius E, McNeill A, Shahab L, Brose LS. Heat-not-burn tobacco products: a systematic literature review. Tob Control. 2019;28(5):582–94.

Sliwińska-Mossoń M, Zieleń I, Milnerowicz H. New trends in the treatment of nicotine addiction. Acta Pol Pharm. 2014;71(4):525–30.

Smith SC Jr, Benjamin EJ, Bonow RO, Braun LT, Creager MA, Franklin BA, et al. AHA/ACCF secondary prevention and risk reduction therapy for patients with coronary and other atherosclerotic vascular disease: 2011 update: a guideline from the American Heart Association and American College of Cardiology Foundation. Circulation. 2011;124(22):2458–73.

Smith PH, Bessette AJ, Weinberger AH, Sheffer CE, McKee SA. Sex/gender differences in smoking cessation: a review. Prev Med. 2016;92:135–40.

Smith PH, Weinberger AH, Zhang J, Emme E, Mazure CM, McKee SA. Sex differences in smoking cessation pharmacotherapy comparative efficacy: a network meta-analysis. Nicotine Tob Res. 2017;19(3):273–81.

Smith SS, Jorenby DE, Leischow SJ, Nides MA, Rennard SI, Johnston JA, et al. Targeting smokers at increased risk for relapse: treating women and those with a history of depression. Nicotine Tob Res. 2003;5(1):99–109.

Soneji S, Barrington-Trimis JL, Wills TA, Leventhal AM, Unger JB, Gibson LA, et al. Association between initial use of e-cigarettes and subsequent cigarette smoking among adolescents and young adults: a systematic review and meta-analysis. JAMA Pediatr. 2017;171(8):788–97.

Sood A, Ebbert JO, Sood R, Stevens SR. Complementary treatments for tobacco cessation: a survey. Nicotine Tob Res. 2006;8(6):767–71.

Sood A, Ebbert J, Prasad K. J Altern Complement Med: a randomized clinical trial of St. John's wort for smoking cessation. Altern Med Rev. 2010a;15(4):376–7.

Sood A, Ebbert JO, Wyatt KD, Croghan IT, Schroeder DR, Sood R, et al. Gabapentin for smoking cessation. Nicotine Tob Res. 2010b;12(3):300–4.

de Souza ICW, de Barros VV, Gomide HP, Miranda TCM, de Paula MV, Kozasa EH, et al. Mindfulness-based interventions for the treatment of smoking: a systematic literature review. J Altern Complement Med. 2015;21(3):129–40.

Sozialgesetzbuch (SGB) Fünftes Buch (V) – Gesetzliche Krankenversicherung – (Artikel 1 des Gesetzes v. 20.12.1988, BGBl. I S. 2477).

Spek V, Lemmens F, Chatrou M, van Kempen S, Pouwer F, Pop V. Development of a smoking abstinence self-efficacy questionnaire. Int J Behav Med. 2013;20(3):444–9.

Spring B, Doran N, Pagoto S, McChargue D, Cook JW, Bailey K, et al. Fluoxetine, smoking, and history of major depression: a randomized controlled trial. J Consult Clin Psychol. 2007;75(1):85.

Stanton A, Grimshaw G. Tobacco cessation interventions for young people. Cochrane Database Syst Rev. 2013;(8):Art. No.: CD003289. https://doi.org/10.1002/14651858.CD003289.pub5.

Stapleton J, West R, Hajek P, Wheeler J, Vangeli E, Abdi Z, et al. Randomized trial of nicotine replacement therapy (NRT), bupropion and NRT plus bupropion for smoking cessation: effectiveness in clinical practice. Addiction. 2013;108(12):2193–201.

Stapleton JA, Russell MA, Feyerabend C, Wiseman SM, Gustavsson G, Sawe U, et al. Dose effects and predictors of outcome in a randomized trial of transdermal nicotine patches in general practice. Addiction. 1995;90(1):31–42.

Statistisches Bundesamt. Mikrozensus – Fragen zur Gesundheit – Rauchgewohnheiten der Bevölkerung 2017. 02.08.2019 ed. Wiesbaden: Statistisches Bundesamt; 2018. 28.08.2020.

Stead LF, Lancaster T. Nicobrevin for smoking cessation. Cochrane Database Syst Rev. 2006;(2):Art. No.: CD005990. https://doi.org/10.1002/14651858.CD005990.

Stead LF, Perera R, Bullen C, Mant D, Hartmann-Boyce J, Cahill K, et al. Nicotine replacement therapy for smoking cessation. Cochrane Database Syst Rev. 2012;11:Art. No.: CD000146. https://doi.org/10.1002/14651858.CD000146.pub4.

Stead LF, Buitrago D, Preciado N, Sanchez G, Hartmann-Boyce J, Lancaster T. Physician advice for smoking cessation. Cochrane Database Syst Rev. 2013;(5):Art. No.: CD000165. https://doi.org/10.1002/14651858.CD000165.pub4.

Stead LF, Koilpillai P, Lancaster T. Additional behavioural support as an adjunct to pharmacotherapy for smoking cessation. Cochrane Database Syst Rev. 2015;(10):Art. No.: CD009670. https://doi.org/10.1002/14651858.CD009670.pub3.

Stead LF, Koilpillai P, Fanshawe TR, Lancaster T. Combined pharmacotherapy and behavioural interventions for smoking cessation. Cochrane Database Syst Rev. 2016;(3):Art. No.: CD008286. https://doi.org/10.1002/14651858.CD008286.pub3.

Stead LF, Carroll AJ, Lancaster T. Group behaviour therapy programmes for smoking cessation. Cochrane Database Syst Rev. 2017;(3):Art. No.: CD001007. https://doi.org/10.1002/14651858.CD001007.pub3.

Stephens WE. Comparing the cancer potencies of emissions from vapourised nicotine products including e-cigarettes with those of tobacco smoke. Tob Control. 2018;27(1):10–7.

Strassmann R, Bausch B, Spaar A, Kleijnen J, Braendli O, Puhan MA. Smoking cessation interventions in COPD: a network meta-analysis of randomised trials. Eur Respir J. 2009;34(3):634–40.

Suissa K, Larivière J, Eisenberg MJ, Eberg M, Gore GC, Grad R, et al. Efficacy and safety of smoking cessation interventions in patients with cardiovascular disease: a network meta-analysis of randomized controlled trials. Circ Cardiovasc Qual Outcomes. 2017;10:e002458.

Sussman S, Sun P, Dent CW. A meta-analysis of teen cigarette smoking cessation. Health Psychol. 2006;25(5):549.

Szatkowski L, McNeill A. The delivery of smoking cessation interventions to primary care patients with mental health problems. Addiction. 2013;108(8):1487–94.

Tahiri M, Mottillo S, Joseph L, Pilote L, Eisenberg MJ. Alternative smoking cessation aids: a meta-analysis of randomized controlled trials. Am J Med. 2012;125(6):576–84.

Tait RJ, Hulse GK, Waterreus A, Flicker L, Lautenschlager NT, Jamrozik K, et al. Two-year outcomes from a cessation of smoking intervention in older adults. J Smok Cessat. 2008;3(2):101.

Tanner NT, Kanodra NM, Gebregziabher M, Payne E, Halbert CH, Warren GW, et al. The association between smoking abstinence and mortality in the national lung screening trial. Am J Respir Crit Care Med. 2016;193(5):534–41.

Tashkin DP, Rennard S, Hays JT, Ma W, Lawrence D, Lee TC. Effects of varenicline on smoking cessation in patients with mild to moderate COPD: a randomized controlled trial. Chest. 2011;139(3):591–9.

Taylor GMJ, Dalili MN, Semwal M, Civljak M, Sheikh A, Car J. Internet-based interventions for smoking cessation. Cochrane Database Syst Rev. 2017;(9):Art. No.: CD007078. https://doi.org/10.1002/14651858.CD007078.pub5.

Taylor DH Jr, Hasselblad V, Henley SJ, Thun MJ, Sloan FA. Benefits of smoking cessation for longevity. Am J Public Health. 2002;92(6):990–6.

The Joint Task Force on the Management of Valvular Heart Disease of the European Society of Cardiology (ESC) and the European Association for Cardio-Thoracic Surgery (EACTS) (Eds.). Guidelines on the management of valvular heart disease (version 2012). European Heart Journal 2012;(33):2451–2496. https://doi.org/10.1093/eurheartj/ehs109.

Thomas D, Abramson MJ, Bonevski B, George J. System change interventions for smoking cessation. Cochrane Database Syst Rev. 2017;(2):Art. No.: CD010742. https://doi.org/10.1002/14651858.CD010742.pub2.

Thomsen T, Villebro N, Møller AM. Interventions for preoperative smoking cessation. Cochrane Database Syst Rev. 2014;(3):Art. No.: CD002294. https://doi.org/10.1002/14651858.CD002294.pub4.

Thorsteinsson HS, Gillin JC, Patten CA, Golshan S, Sutton LD, Drummond S, et al. The effects of transdermal nicotine therapy for smoking cessation on depressive symptoms in patients with major depression. Neuropsychopharmacology. 2001;24(4):350–8.

Thurgood SL, McNeill A, Clark-Carter D, Brose LS. A systematic review of smoking cessation interventions for adults in substance abuse treatment or recovery. Nicotine Tob Res. 2016;18(5):993–1001.

Tiffany ST, Drobes DJ. The development and initial validation of a questionnaire on smoking urges. Br J Addict. 1991;86(11):1467–76.

Tønnesen P, Mikkelsen K, Bremann L. Smoking cessation with smokeless tobacco and group therapy: an open, randomized, controlled trial. Nicotine Tob Res. 2008;10(8):1365–72.

Torchalla I, Okoli CT, Bottorff JL, Qu A, Poole N, Greaves L. Smoking cessation programs targeted to women: a systematic review. Women Health. 2012;52(1):32–54.

Trtchounian A, Williams M, Talbot P. Conventional and electronic cigarettes (e-cigarettes) have different smoking characteristics. Nicotine Tob Res. 2010;12(9):905–12.

Tsao AS, Scagliotti GV, Bunn PA Jr, Carbone DP, Warren GW, Bai C, et al. Scientific Advances in Lung Cancer 2015. J Thorac Oncol. 2016;11(5):613–38.

Tsoi DT, Porwal M, Webster AC. Interventions for smoking cessation and reduction in individuals with schizophrenia. Cochrane Database Syst Rev. 2013;(2):Art. No.: CD007253. https://doi.org/10.1002/14651858.CD007253.pub3.

Turner E, Jones M, Vaz LR, Coleman T. Systematic review and meta-analysis to assess the safety of bupropion and varenicline in pregnancy. Nicotine Tob Res. 2019;21(8):1001–10.

Tverdal A, Bjartveit K. Health consequences of reduced daily cigarette consumption. Tob Control. 2006;15(6):472–80.

U.S. Department of Health and Human Services. The health consequences of smoking50 years of progress: a report of the surgeon general. Rockville: U.S. Department of Health and Human Services;2014a.

U.S. Department of Health and Human Services. The health consequences of smoking – 50 years of progress: a report of the surgeon general. Atlanta: US Department of Health and Human Services, Centers for Disease Control and Prevention, National Center for Chronic Disease Prevention and Health Promotion, Office on Smoking and Health;2014b.

Uysal MA, Kadakal F, Karşidağ C, Bayram NG, Uysal O, Yilmaz V. Fagerstrom test for nicotine dependence: reliability in a Turkish sample and factor analysis. Tuberk Toraks. 2004;52(2):115–21.

Veldheer S, Yingst J, Midya V, Hummer B, Lester C, Krebs N, et al. Pulmonary and other health effects of electronic cigarette use among adult smokers participating in a randomized controlled smoking reduction trial. Addict Behav. 2019;91:95–101.

Vickers KS, Patten CA, Lewis BA, Clark MM, Ussher M, Ebbert JO, et al. Feasibility of an exercise counseling intervention for depressed women smokers. Nicotine Tob Res. 2009;11(8):985–95.

Vineis P, Kogevinas M, Simonato L, Brennan P, Boffetta P. Levelling-off of the risk of lung and bladder cancer in heavy smokers: an analysis based on multicentric case-control studies and a metabolic interpretation. Mutat Res. 2000;463(1):103–10.

Vogeler T, McClain C, Evoy KE. Combination bupropion SR and varenicline for smoking cessation: a systematic review. Am J Drug Alcohol Abuse. 2016;42(2):129–39.

Vogelmeier C, Buhl R, Burghuber O, Criée C-P, Ewig S, Godnic-Cvar J, et al. Leitlinie zur Diagnostik und Therapie von Patienten mit chronisch obstruktiver Bronchitis und Lungenemphysem (COPD). Pneumologie. 2018;72(04):253–308.

Wagena EJ, de Vos A, Horwith G, van Schayck CP. The immunogenicity and safety of a nicotine vaccine in smokers and nonsmokers: results of a randomized, placebo-controlled phase 1/2 trial. Nicotine Tob Res. 2008;10(1):213–8.

Walker N, Parag V, Verbiest M, Laking G, Laugesen M, Bullen C. Nicotine patches used in combination with e-cigarettes (with and without nicotine) for smoking cessation: a pragmatic, randomised trial. Lancet Respir Med. 2020;8(1):54–64.

Walsh Z, Epstein A, Munisamy G, King A. The impact of depressive symptoms on the efficacy of naltrexone in smoking cessation. J Addict Dis. 2008;27(1):65–72.

Wang J-H, van Haselen R, Wang M, Yang G-L, Zhang Z, Friedrich ME, et al. Acupuncture for smoking cessation: a systematic review and meta-analysis of 24 randomized controlled trials. Tob Induc Dis. 2019;17:48.

Wang J-W, Cao S-S, Hu R-Y. Smoking by family members and friends and electronic-cigarette use in adolescence: a systematic review and meta-analysis. Tob Induc Dis. 2018;16:05.

Wasem J, Jung M, May U, Ochotta T, Hessel F, Wegner C, et al. Nutzen und Kosteneffektivität der Nikotinersatztherapie zur Raucherentwöhnung-eine entscheidungsanalytische Modellierung der direkten medizinischen Kosten. Gesundheitsökonomie Qualitätsmanagement. 2008;13(02):99–108.

van der Weide J, Steijns LS, van Weelden MJ. The effect of smoking and cytochrome P450 CYP1A2 genetic polymorphism on clozapine clearance and dose requirement. Pharmacogenet Genomics. 2003;13(3):169–72.

Weinberger AH, Reutenauer EL, Jatlow PI, O'Malley SS, Potenza MN, George TP. A double-blind, placebo-controlled, randomized clinical trial of oral selegiline hydrochloride for smoking cessation in nicotine-dependent cigarette smokers. Drug Alcohol Depend. 2010;107(2–3):188–95.

Weinberger AH, Smith PH, Kaufman M, McKee SA. Consideration of sex in clinical trials of transdermal nicotine patch: a systematic review. Exp Clin Psychopharmacol. 2014;22(5):373–83.

West R, Brown J. Theory of addiction. Chichester: Wiley;2013.

West R, McEwen A, Bolling K, Owen L. Smoking cessation and smoking patterns in the general population: a 1-year follow-up. Addiction. 2001;96(6):891–902.

Westerdahl E, Engman KO, Arne M, Larsson M. Spirometry to increase smoking cessation rate: A systematic review. Tob Induc Dis. 2019;17.

White AR, Rampes H, Liu JP, Stead LF, Campbell J. Acupuncture and related interventions for smoking cessation. Cochrane Database Syst Rev. 2011;(1):Art. No.: CD000009. https://doi.org/10.1002/14651858.CD000009.pub3.

Whitson HE, Heflin MT, Burchett BM. Patterns and predictors of smoking cessation in an elderly cohort. J Am Geriatr Soc. 2006;54(3):466–71.

Whittaker R, McRobbie H, Bullen C, Rodgers A, Gu Y. Mobile phone-based interventions for smoking cessation. Cochrane Database Syst Rev. 2016;(4):Art. No.: CD006611. https://doi.org/10.1002/14651858.CD006611.pub4.

Whyte S, Penny C, Phelan M, Hippisley-Cox J, Majeed A. Quality of diabetes care in patients with schizophrenia and bipolar disorder: cross-sectional study. Diabet Med. 2007;24(12):1442–8.

Wiers RW, Stacy AW. Implicit cognition and addiction. Curr Dir Psychol Sci. 2006;15(6):292–6.

Wiggers LC, Smets EM, Oort FJ, Peters RJ, Storm-Versloot MN, Vermeulen H, et al. The effect of a minimal intervention strategy in addition to nicotine replacement therapy to support smoking cessation in cardiovascular outpatients: a randomized clinical trial. Eur J Cardiovasc Prev Rehabil. 2006;13(6):931–7.

Williams M, Talbot P. Variability among electronic cigarettes in the pressure drop, airflow rate, and aerosol production. Nicotine Tob Res. 2011;13(12):1276–83.

Wilson SM, Newins AR, Medenblik AM, Kimbrel NA, Dedert EA, Hicks TA, et al. Contingency management versus psychotherapy for prenatal smoking cessation: a meta-analysis of randomized controlled trials. Womens Health Issues. 2018;28(6):514–23.

Windle SB, Filion KB, Mancini JG, Adye-White L, Joseph L, Gore GC, et al. Combination therapies for smoking cessation: a hierarchical Bayesian meta-analysis. Am J Prev Med. 2016;51(6):1060–71.

World Health Organization. Tobacco or health: a global status report. 1997.

World Health Organization. WHO report on the global tobacco epidemic 2019: Offer help to quit tobacco use. 2019.

Wu L, Sun S, He Y, Zeng J. Effect of smoking reduction therapy on smoking cessation for smokers without an intention to quit: an updated systematic review and meta-analysis of randomized controlled. Int J Environ Res Public Health. 2015;12(9):10235–53.

Wu Q, Gilbody S, Peckham E, Brabyn S, Parrott S. Varenicline for smoking cessation and reduction in people with severe mental illnesses: systematic review and meta-analysis. Addiction. 2016;111(9):1554–67.

Wu T-P, Chen F-P, Liu J-Y, Lin M-H, Hwang S-J. A randomized controlled clinical trial of auricular acupuncture in smoking cessation. J Chin Med Assoc. 2007;70(8):331–8.

Wynd CA. Guided health imagery for smoking cessation and long-term abstinence. J Nurs Scholarsh. 2005;37(3):245–50.

Yoong SL, Stockings E, Chai LK, Tzelepis F, Wiggers J, Oldmeadow C, et al. Prevalence of electronic nicotine delivery systems (ENDS) use among youth globally: a systematic review and meta-analysis of country level data. Aust N Z J Public Health. 2018;42(3):303–8.

Young CL, Trapani K, Dawson S, O'Neil A, Kay-Lambkin F, Berk M, et al. Efficacy of online lifestyle interventions targeting lifestyle behaviour change in depressed populations: a systematic review. Austr N Z J Psychiatry. 2018;52(9):834–46.

Zbikowski SM, Magnusson B, Pockey JR, Tindle HA, Weaver KE. A review of smoking cessation interventions for smokers aged 50 and older. Maturitas. 2012;71(2):131–41.

Zeiher J, Kuntz B. Rauchen bei Erwachsenen in Deutschland. J Health Monitor. 2017;2(2):6.

Zeiher J, Starker A, Kuntz B. Rauchverhalten von Kindern und Jugendlichen in Deutschland – Querschnittergebnisse aus KiGGS Welle2 und Trends. J Health Monitor. 2018;3(1):7.

Zeng L, Yu X, Yu T, Xiao J, Huang Y. Interventions for smoking cessation in people diagnosed with lung cancer. Cochrane Database Syst Rev. 2019;(6):Art. No.: CD011751. https://doi.org/10.1002/14651858.CD011751.pub3.

Zernig G, Wallner R, Grohs U, Kriechbaum N, Kemmler G, Saria A. A randomized trial of short psychotherapy versus sustained-release bupropion for smoking cessation. Addiction. 2008;103(12):2024–31.

Zhang JJ, Fong KN, Rg O, Siu AM, Kranz GS. Effects of repetitive transcranial magnetic stimulation (rTMS) on craving and substance consumption in patients with substance dependence: a systematic review and meta-analysis. Addiction. 2019;114(12):2137–49.

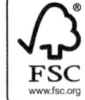

MIX
Papier aus verantwortungsvollen Quellen
Paper from responsible sources
FSC® C105338

If you have any concerns about our products,
you can contact us on
ProductSafety@springernature.com

In case Publisher is established outside the EU,
the EU authorized representative is:
**Springer Nature Customer Service Center GmbH
Europaplatz 3, 69115 Heidelberg, Germany**

Printed by Libri Plureos GmbH
in Hamburg, Germany